中医名家年谱资料汇编

朱建平　甄艳　主编

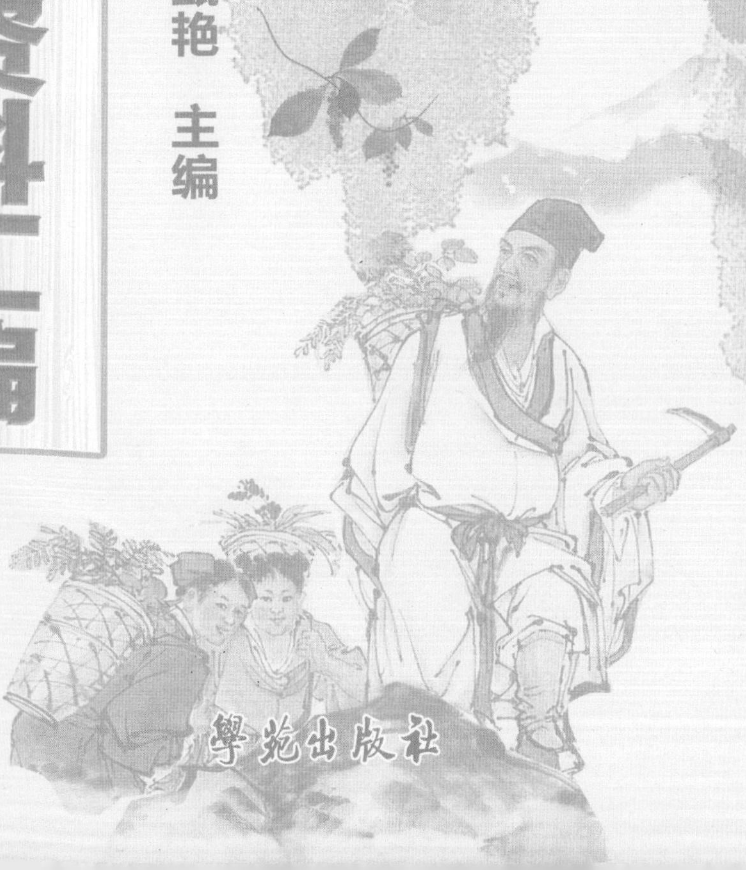

學苑出版社

图书在版编目(CIP)数据

中医名家年谱资料汇编/朱建平，甄艳主编. —北京：学苑出版社，2017.10
ISBN 978-7-5077-5366-0

Ⅰ.①中…　Ⅱ.①朱…②甄…　Ⅲ.①中医学-医学家-年谱-汇编-中国-魏晋南北朝时代-民国　Ⅳ.①K826.2

中国版本图书馆 CIP 数据核字(2017)第 260724 号

责任编辑：付国英
出版发行：学苑出版社
社　　址：北京市丰台区南方庄 2 号院 1 号楼
邮政编码：100079
网　　址：www.book001.com
电子信箱：xueyuanpress@163.com
销售电话：010-67601101(销售部)、87611703(医药卫生编辑室)
经　　销：新华书店
印 刷 厂：保定市彩虹艺雅印刷有限公司
开本尺寸：710×1000　1/16
印　　张：18.75
字　　数：355 千字
版　　次：2018 年 10 月第 1 版
印　　次：2018 年 10 月第 1 次印刷
定　　价：168.00 元

《中医名家年谱资料汇编》编委会

主　　编　朱建平　甄　艳

副 主 编　曹丽娟　刘玉玮　朱定华

编　　委　（以姓氏笔画为序）

马红治　王凤兰　王　体　朱定华
朱建平　任　旭　伊广谦　刘玉玮
农汉才　孙孟章　李　君　肖永芝
邱　功　张丽君　张海鹏　罗大中
赵　艳　胡晓峰　胡颖翀　侯如艳
曹丽娟　韩国正　甄　艳　廖　果

编写说明

1. 本书是《中医名家传略》的姐妹篇，共收录45位中医名家的年谱资料，以医家生年先后为序，书后附有“引用书目”，正文中仅注书名。

2. 由于历史上扁鹊、华佗、张仲景、孙思邈、金元四大家、李时珍、张景岳这一级别的著名医家以往的研究比较多，成果亦多，本研究立项时就不再重复这些工作，而是将研究的重点放在那些曾在中医发展史中起过重要作用，但目前尚未开展深入研究的医家上。

3. 本研究遴选医家标准和过程是：首先，以《中国医学百科全书·医学史》《中国当代医学家荟萃》《中国古代科学家传记》《中国科学技术专家传略·医学编·中医学卷1》以及“新编清史”项目中收载的医家为遴选基础，首批选出243名医家；之后，分批删去研究较多的医家、目前尚健在的医家、西医医家、1951年后（不含1951年）逝世的医家以及资料相对不足的医家，形成“终选稿”，共收载医家44人，补选藏医医家1人，最终明确年谱资料收录的医家共45人。

4. 《中医名家传略》中朱肱、陈言、尤怡、陆懋修、贾马力丁·阿克萨拉依和毛拉·阿日甫·和田尼6位医家，由于资料缺乏，故难以成编。

5. 引用书目使用第一手资料，均按国标2015年版《信息与文献　参考文献著录规则》著录。

目　录

医家传记研究的继承与创新

传记是以人物为主线的史书，医家传记则是以医学人物为主线的医学史书。在承担中国中医科学院基本科研业务费自主选题创新团队项目“历代名医传记资料调研与编纂”时，有必要认真思考医家传记的意义、价值、性质、分类，评述我国历代医家传记成果，在继承前人成果的基础上开拓创新，写出反映新时代的中医人物传记，弘扬中医药文化，促进中医药发展。

一、医家传记的意义和价值

1．医家传记是医学史的重要内容，具有不可替代的作用

医学首先是作为医家的人的活动，就此而言，医学史是一群从事医学活动的人的历史再现，医家或者医学家是历史上从事医学活动人群的代表，因此没有医家的医学史是不存在的，也是不可能的。所以，杰出医学家的传记是最早的医学史形式之一，换言之最古老的医学史也是医家传记式的，如汉代《史记·扁鹊仓公列传》、唐代《名医传》等，甚至16世纪问世的名为医史实为医家传记的著作，如明代李濂的《医史》，还有17世纪末清代王宏翰的《古今医史》。

由于医家传记的重要地位，它的作用一直备受学术界的重视。20世纪60年代比尔（Birr, K.）认为科学史研究有四种主要途径，而排在第一位的就是传记研究。20世纪后半叶，科学史研究由注重概括式的通史研究转向微观研究，其中个人传记研究可以展示科学家鲜明的个性、多彩的人生和丰富的工作。[①] 医学史也不例外，医家传记研究关注点主要在医家著书立说、创造发明等个人活动，多个相关医家传记的集合，将大体勾勒成一部医学断代史、专科史，甚至通史，因而它具有其他医史所无法取代的

---

① 刘兵．克里奥眼中的科学：科学编史学的初论［M］．上海：上海科技教育出版社，2009：153.

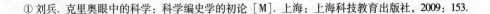

功能。

医史研究的对象是医学进程，医史研究追求的目标是呈现医学进程的完整画卷。医学的进程，不仅仅只有医学本身的发展，还应该有与医学密切相关的哲学、社会、科技、宗教诸因素互动发展的进程。一般的研究都很难将哲学、社会、科技、宗教等诸因素加以考虑，并综合起来分析，而医家个人传记研究有可能对其各种因素进行综合分析研究，从而有望获得较为真实的历史面貌。

可见，医家传记对于医学史研究具有重要的意义，是其他医史研究方法所不能替代的。

2. 人文价值

人们对名人包括名医的好奇心，是一种人性的本能。著名科学史家萨顿在《科学史研究》中指出："体育迷对他们崇拜的英雄有永不满足的好奇，而同样的本性使人文主义者对知识和文化做出贡献的伟大人物提出一个又一个的问题。为了满足这种健康本性，必须为他们写出在追求真理的过程中表现卓越的那些人物的详细可靠的传记。"[①] 人们对历史上名医的仰慕，同样也渴望知道名医生平所有的事迹。医家传记研究，可以满足人们这种健康本性的需要，因而具有人文主义的价值。如本课题组成员赴福建省同安县对名医吴瑞甫进行调研时，当地政协领导希望能以此推动同安县的人文建设，可以说是一个有力的例证。

3. 史鉴价值

较普通人来讲，从事医学尤其一些初学医者对名医、历史上的名医更有浓厚的兴趣，其中不少人不仅仅是兴趣，而是将名医作为自己学习的楷模。常常会问：他是怎样成为一位名医的？他是怎样看病的？是怎样对待病人的？他生长在一个怎样的家庭里的？他是跟谁学医的，又把医术传给了谁？当时的哲学、社会、科技、宗教对他产生怎样的影响？医家个人传记常常以一个个生动、具体的习医、行医、诊治案例给人以深刻的印象，一个个活脱脱的名医是后人直接可以模仿、学习的最好榜样，因此医家传记对于当今名医教育起到十分重要的历史借鉴作用。

编撰《中医名家传略》的目的是为我国历代著名传统医学专家立传，

① Sarton, G.The Study of the History of Science [M].Dover: Dover Publications, Inc, 1936: 42.

记载他们对祖国乃至世界医学发展做出的贡献，揭示医家成才之路、原创思维和原始创新，反映医家的精神面貌、性格特点和治学态度，客观地介绍其学术流派以及海内外的影响，并为中国医学史的研究提供材料。

二、医家传记的性质和分类

医家传记是医学史的重要内容，就其学术性质自然是属于医学史，因此，总的来说属于史学。

单个医家传记，按撰写者一般可分三类：传主自撰“自传”，如徐大椿的《征士洄溪府君自序》；与传主有关系的人根据第一手材料撰写的传记，如祝谌予的《施今墨》；与传主无关的人根据研究编写的传记。

第三类与传主无关的人根据研究编写的传记，占多数，又可分四种：

资料性传记：仅通过资料来展示传主的生平，除选择材料时可能存在的主观性外，最为客观，往往成为后来研究者的原始素材，如“人物年谱长编”。而本课题入选医家，由于资料尚不足以构成年谱长编，故称年谱资料汇编。

标准传记：在客观性与主观性之间保持一种均衡，是传记的主流，如高晞的《德贞传》。①

评传：按学术规范对原始材料进行细致的研究，重点在评价传主的工作和展示其生平，不允许虚构，如干祖望的《孙思邈评传》。②

小说式传记：根据二手材料，粗略研究，自由虚构而成传记，如杨忠的《丁甘仁传》。③

多个医家传记合集，大体分两类，一类是由传记性史实汇编而成的参考文集或多卷本的传记辞典，如何时希的《中国历代医家传录》④（三册）；另一类是人物传略专著，如施莫邦主编的《中国科学技术专家传略·医学

① 高晞. 德贞传：一个英国传教士与晚清医学近代化［M］. 上海：复旦大学出版社，2009.

② 干祖望. 孙思邈评传［M］. 南京：南京大学出版社，1995.

③ 杨忠. 丁甘仁传［M］. 上海：上海中医药大学出版社，2008.

④ 何时希. 中国历代医家传录［M］. 北京：人民卫生出版社，1991.

编·中医学卷1》。[①]

三、历代中医医家传记评述

我国有重视历史、后朝为前朝修史的优良传统，其中传记的历史也非常悠久，医家传记最早就见于我国第一部正史，这就是众所周知的西汉司马迁《史记·扁鹊仓公列传》。由此开始，我国历代正史中都有医家传记。经调研，医家传记不仅在历代正史中占有一定的篇幅，而且还有专著。对历代中医医家传记研究成果进行回顾，并加以评骘，吸取其精华，剔除其糟粕，有助于当今的医家传记研究。

1. 历代中医医家传记述略

（1）正史中的医家传记

正史中的医家传记，历代皆有。经初步统计，从《史记》到《清史稿》官方史书中专门立传的医家约有扁鹊、淳于意、华佗、皇甫谧、葛洪、徐之才、陶弘景、孙思邈、王焘、庞安时、刘完素、张从正、张元素、李杲、窦默、朱震亨、滑寿、倪维德、王履、戴思恭、李时珍、吴有性、戴天章、余霖、喻昌、张璐、周学海、张志聪、柯琴、尤怡、叶桂、薛雪、吴瑭、章楠、王士雄、徐大椿、王维德、吴谦、陆懋修、费伯雄、王清任、唐宗海等90多位医家。这类医家传记的内容和特点，后文将有讨论。

（2）医家传记专著

医家传记专著主要是多人传记汇编或传略。最早的有唐代甘伯宗《名医传》七卷，[②] 其书已佚。目前能见到的较早医家传记类专著是宋代周守忠《历代名医蒙求》[③]（1220），有2卷，记录了三皇至宋代202位名医的奇闻逸事和病案选编，部分医家的生平、籍贯、主要著作，以及部分药名考证和神话传说。该书以四言韵语概括要点作为标题，如卷首载“神农百草虑牺九针”。每题开始交代资料出处，如出自《史记》《神仙传》《夷坚志》

---

① 施莫邦主编. 中国科学技术专家传略·医学编·中医学卷1［M］. 北京：人民卫生出版社，1999.
② 刘昫等. 旧唐书·艺文志［M］. 缩印本. 北京：中华书局，1997：417.
③ 周守忠. 历代名医蒙求［M］. 1931年故宫博物院据临安本影印本.

等。值得注意的是，“道恭三千”关于沈道恭的资料来自《名医录》，而“仲景良医”来自《名医大传》，表明在这之前已有关于医家传记的文献《名医录》和《名医大传》。

查《全国中医图书联合目录》①，医家传记类书籍有宋代魏了翁《历代医师》（1293）、明代熊宗立《历代名医考》（1450）、未著撰人《神秘名医录》（1553）、聂尚恒《历代医学姓氏》（1616）、清代陈梦雷等《医术名流列传》（1723）、林钟《古代医家画像》（1816）、李炳芬《医林集传》（1856）、郭浚《历代名医小传》（1895）、马培之《纪恩录》（1892）、丁福保《历代名医列传》（1909）。其中《历代名医考》②，又名《医学源流》《原医图》，收载三皇至韦讯 13 位医家，首论学术特点，次考医家事迹，加以评价。《神秘名医录》③ 2 卷，卷上载王丞相介甫“议诊脉如神”等 35 则，卷下载“王叔和论摄生”等 39 则名医事迹。《医术名流列传》④ 载于《古今图书医部全录》卷 505～517。从史书、地方志及有关医学著作中收辑清初以前从上古僦贷季、岐伯到黄嘉章、曹建等 1200 多位著名医学家的传记，属于类书性质，资料出处不同，所以详略不一，体例不一。《古代医家画像》⑤ 绘有神农、雷公、张机、凤纲、吕洞宾、窦默 6 位医家及明堂仰伏脏腑图，色彩浅淡，附有简要图题、图注。

散在的单个医家传记，可见到的有明代李汛撰《石山居士传》（1523），清代余丽元撰《滑伯仁先生传》（1876），徐大椿《征士洄溪府君自序》（1759），以及近代黄维翰的《（医圣）张仲景应碑》（1933）、《医仙妙应孙真人　医学源流歌》（1947）、《唐代伟大医学家孙思邈事略》（1947）等。

明清时期还有名为医史实为医家传记的著作。如明代李濂《医史》⑥（1513）10 卷、清代王宏翰《古今医史》（1697）8 卷。其中李濂《医史》，前 5 卷辑自史志，有医和、医缓、扁鹊、太仓公、郭玉、华佗、吴普、樊阿、葛洪、徐文伯、徐熙、徐秋夫、徐道度、徐之才、王显、姚僧垣、许

---

① 薛清录. 全国中医图书联合目录［M］. 北京：中医古籍出版社，1991.
② 熊宗立. 历代名医考［M］. 日本宽永九年壬申（1632）刻本.
③ 未著撰人. 神秘名医录［M］. 明嘉靖三十二年癸丑（1553）黄鲁曾刻本.
④ 陈梦雷等. 医术名流列传［M］. 日本据古今图书集成皮纸抄本.
⑤ 林钟. 古代医家画像［M］. 清嘉庆二十一年丙辰（1816）稿本.
⑥ 李濂. 医史. 日本明治二十二年已丑（1889）抄本.

智藏、孙思邈、许胤宗、甄权、甄立言、张文仲、韦慈藏、孟诜、庞安时、僧智缘、皇甫谧、钱乙、刘完素、张从正、张元素、李杲等53人。后5卷采自文集，有张扩、吴源、丹溪翁、樱宁生、敕山老人、沧洲翁、抱一翁、蒋用文、橘泉翁、张养正等10人，另补传有张仲景、王叔和、启玄子（王冰）、王履、戴元礼、葛应雷、葛乾孙等6人，“方术醇正者”共68位医家传记。

有关医家传略的现代作品有4部，《中国当代医学家荟萃》《中国古代科学家传记》《中国科学技术专家传略·医学编》之《中医学卷1》《中医学卷2》。

1987年，崔月犁主编、吉林科学技术出版社出版的《中国当代医学家荟萃》收录中医、藏医专家29人，其中关幼波、邹云翔、罗元恺、姜春华、唐由之、尕布藏等6人当时健在，每人2000字左右，内容包括标题（××专家×××）、姓名（生卒年）、出生地、职称、学术职务、政治面貌、专业。学习经历，详细介绍临床特长、学术观点或突出事迹，著作，医德，科研成果。体例不甚相同，缺参考文献。

1992年，杜石然主编、科学出版社出版的《中国古代科学家传记》载录自扁鹊至恽铁樵共有62位医家的传记，体例统一，如传主姓名、编者署名、导言（传主姓名、字、号，籍贯、时代或生卒年）、家庭出身、成长过程、学习、行医经历、主要事迹（著作成就、学术观点、诊治特长）、影响，文末附文献（原始文献、研究文献）。

1999年，施奠邦主编、人民卫生出版社出版的《中国科学技术专家传略·医学编·中医学卷1》收录37位近现代中医专家，体例较为统一，如标题为医家姓名、生卒年、导言（100字的概括），传主照片，先论生平，然后分若干小标题各部分传主主要成就（编者署名），最后附传主简历、主要论著，平均每篇在7000字左右。其续编《中医学卷2》，2014年由王永炎、张伯礼主编，中国科学技术出版社出版，收录萧龙友、颜正华等45位近现代中医专家。

2. 中医医家传记内容分析

前人撰写的中医医家传记，是一笔宝贵财富，其中记载的史料以及写法，对于我们研究并编写《中医名家传略》具有直接的参考价值。

从总体来说，医家传记的基本格局是传主生平、医学成就及其他。不同朝代不同医家传记内容不尽相同，详略也不一样。从单个传记来看，不少传记运用了突出传主特点的写法，甚至有独特的视角，这些对于我们写好《中医名家传略》具有重要的启发作用。

（1）生平部分

医家传记的生平部分，记述传主的基本情况、成长经历等。

①基本情况主要有传主姓、名、字、号，籍里。传主姓名、籍里是传记的必备要素，字、号就不一定，有的没有，有的有，如《晋书·皇甫谧传》载皇甫谧，字士安，自号玄晏先生；《三国志·魏书·华佗传》载华佗，字元化，一名旉。

传主的具体生卒年，现代看来应该是传主基本情况的必备要素，遗憾的是在古代的传记中似乎很少受到过重视。研究表明，绝大多数传记不载传主生年，仅见陶弘景“宋孝建三年丙申岁夏至日生”。[①] 其他可以根据卒年推算出传主生年的也稀见，如甄权“贞观十七年，权年一百三岁”。[②] 甚至只有大概的生年，如吴有性“生于明季”。[③] 其次是，相当多的传记既不载传主生年，同时也不记其卒年，如正史中的扁鹊、淳于意、华佗、王焘、刘完素、张从正、张元素、李杲、滑寿、葛乾孙、王履、李时珍、王纶、王肯堂、戴天章、余霖、喻昌、周学海、张志聪、陈念祖、黄元御、柯琴、尤怡、叶桂、薛雪、吴瑭、章楠、王士雄、徐大椿、王维德、吴谦、费伯雄、王清任、唐宗海等63人。同时载有生、卒年者，仅见孙“思邈自云开皇辛酉岁生，至今年九十三矣……永淳元年卒”。[④] 再者，明确记载传主卒年的也很少，如盛寅“正统六年卒”，[⑤] 未说卒时几岁。相对来说，记载传主卒岁要多一点，如葛洪81岁卒，徐之才80岁卒，庞安时58岁卒，此类还有姚僧垣、许智藏、许胤宗、孟诜、钱乙、凌云、张璐等11人。而有明确的卒岁纪年者，如皇甫谧太康三年，68岁卒；甄权贞观十七年，103岁卒，此类还有王克明、赵自化、冯文智、沙门洪蕴、倪维德、戴思恭等6

---

① 李延寿. 南史·陶弘景传［M］. 缩印本. 北京：中华书局，1997：493.

② 刘昫等. 旧唐书·甄权传［M］. 缩印本. 北京：中华书局，1997：1300.

③ 赵尔巽等. 清史稿·吴有性传［M］. 北京：中华书局，1977：13866.

④ 刘昫等. 旧唐书·孙思邈传［M］. 缩印本. 北京：中华书局，1997：1301.

⑤ 张廷玉等. 明史·盛寅传［M］. 缩印本. 北京：中华书局，1997：1961.

人。甚至卒年只有大概的朝代，如陆懋修“光绪中卒”。①

②成长经历包括学习、学医、行医经历，但行医活动往往同时展示医家的高超医术，因而在医学成就部分讨论。这部分重点是学医经历，常常会论及学医动机和医术传承。

学医动机大体有因于疾病、因于仕途、因于兴趣。

学医因于疾病，有因于母病、已病、他人病。由于母病而学医的有许智藏、甄权、吕复、缪遵义等，如《旧唐书·甄权传》：“尝以母病，与弟立言专医方，得其旨趣。”②《明史·吕复传》：“以母病求医，遇名医衢人郑礼之，遂谨事之，因得其古先禁方及色脉药论诸书，试辄有验。乃尽购古今医书，晓夜研究，自是出而行世，取效若神。”③ 由于自己得病而学医的有王克明、黄元御等，如《宋史·王克明传》载：“初生时，母乏乳，饵以粥，遂得脾胃疾，长益甚，医以为不可治。克明自读《难经》《素问》以求其法，刻意处药，其病乃愈。始以术行江、准，入苏、湖，针灸尤精。”④《清史稿·黄元御传》：“因庸医误药损目，发愤学医。”⑤ 由于他人患病，如《明史·凌云传》：“北游泰山，古庙前遇病人，气垂绝，云嗟叹久之。一道人忽曰：‘汝欲生之乎？’曰：‘然。’道人针其左股，立苏，曰：‘此人毒气内侵，非死也，毒散自生耳。’因授云针术，治疾无不效。”⑥

学医因于仕途不顺，主要表现为科举不第，有李庆嗣、纪天锡、葛可久、柯琴、薛雪等，如《金史·李庆嗣纪天锡传》：李庆嗣“少举进士不第，弃而学医”，纪天锡传“早弃进士业，学医，精于其技，遂以医名世”。⑦ 另外，也有各种原因，仕途不顺而习医者，如张元素“八岁试童子举，二十七试经义进士，犯庙讳下第，乃去学医”。⑧ 还有像喻昌正值改朝换代之际，仕途不顺而剃发为僧学医的，“明崇祯中，以副榜贡生入都上书言事，寻诏征，不就。往来靖安间，披剃为僧，复蓄发游江南。顺治中，

---

① 赵尔巽等. 清史稿·陆懋修传［M］. 北京：中华书局，1977：13882.
② 刘昫等. 旧唐书·甄权传［M］. 缩印本. 北京：中华书局，1997：1300.
③ 张廷玉等. 明史·吕复传［M］. 缩印本. 北京：中华书局，1997：1958.
④ 脱脱. 宋史·王克明传［M］. 缩印本. 北京：中华书局，1997：3441-3442.
⑤ 赵尔巽等. 清史稿·黄元御传［M］. 北京：中华书局，1977：13872.
⑥ 张廷玉等. 明史·凌云传［M］. 缩印本. 北京：中华书局，1997：1962.
⑦ 脱脱. 金史·李庆嗣纪天锡传［M］. 缩印本. 北京：中华书局，1997：719.
⑧ 脱脱. 金史·张元素传［M］. 缩印本. 北京：中华书局，1997：719.

侨居常熟，以医名，治疗多奇中。”①

因为喜好而学医的不多见，只查到李东垣一例，如《元史·李杲传》：“杲幼岁好医药。”②

学医的途径或形式，多数医家学有渊源，术有传承。传记强调医术传承，大抵有师授、家传、自学三种，或兼而有之。

师授是古代很重要的学医途径，传记中有较多的案例。如《史记·扁鹊仓公列传》载扁鹊医术高明，“名闻天下”，③ 其医术传自长桑君。又载，淳于意先后拜公孙光、公乘阳庆为师，后又“出行游国中，问善为方数者事之久矣。见事数师，悉受其要事，尽其方书意”。④《后汉书·郭玉传》载，郭玉拜程高为师，程高医术又传自涪翁。《明史·戴思恭传》：“受学于义乌朱震亨。震亨师金华许谦，得朱子之传，又学医于宋内侍钱塘罗知悌。知悌得之荆山浮屠，浮屠则河间刘守真门人也。震亨医学大行，时称为丹溪先生。爱思恭才敏，尽以医术授之。”⑤ 史载师授医术者还有吴普、樊阿、洪蕴、滑寿、李杲、王履、葛应雷、凌云、徐彬等。

清代医家张志聪仿儒学书院在杭州开办医学讲堂“侣山堂”，高世栻等曾就读于此，这种师授与以往不同，是一种集体授课的模式。如《清史稿·高世栻传》：“读时医通俗诸书，年二十三即出疗病，颇有称。后自病，时医治之，益剧；久之，不药，幸愈。幡然悔曰：‘我治人，殆亦如是，是草菅人命也。’乃从志聪讲论轩岐仲景之学，历十年，悉窥精奥。”⑥ 当然也不同于近代医学校的教育。

家传是古代另一条重要的学医途径，姚僧垣、徐文伯、许智藏、刘翰、赵自化、冯文智、钱乙、葛可久、盛寅、凌云、张璐、叶桂、王士雄、王维德、陆懋修、费伯雄等传记中皆有记载。如《周书·姚僧垣传》载其“年二十四，即传家业”，⑦ 医术得自父亲姚菩提，传次子姚最。《南史·徐

---

① 赵尔巽等. 清史稿·喻昌传［M］. 北京：中华书局，1977：13868.
② 宋濂等. 元史·李杲传［M］. 缩印本. 北京：中华书局，1997：1163.
③ 司马迁. 史记·扁鹊仓公列传［M］. 缩印本. 北京：中华书局，1997：707.
④ 司马迁. 史记·扁鹊仓公列传［M］. 缩印本. 北京：中华书局，1997：712.
⑤ 张廷玉等. 明史·戴思恭传［M］. 缩印本. 北京：中华书局，1997：1960.
⑥ 赵尔巽等. 清史稿·高世栻传［M］. 北京：中华书局，1977：13872.
⑦ 令狐德棻等. 周书·姚僧垣传［M］. 缩印本. 北京：中华书局，1997：217.

文伯传》[①] 载：徐文伯精医业，有家学。曾祖徐熙“好黄老，隐于秦望山，有道士过求饮，留一瓠芦与之，曰：‘君子孙宜以道术救世，当得二千石。’熙开之，乃《扁鹊镜经》一卷，因精心学之，遂名震海内”。祖父徐秋夫，“弥工其术”，为鬼针治腰痛。父亲徐道度和叔父徐叔向“皆能精其业”（宋文帝云：“天下有五绝，而皆出钱塘”，其一即是“徐道度疗疾”），弟徐謇“善医药”，堂弟伯嗣亦为当时名医，医术传于其子徐雄，“尤工诊察”。

自学成才。多有文化基础，由儒而医。如《金史·李庆嗣纪天锡传》李庆嗣“少举进士不弟，弃而学医。读《素问》诸书，洞晓其义”，[②] 纪天锡传“早弃进士业，学医，精于其技，遂以医名世”。[②]《清史稿·张璐传》：“少颖悟，博贯儒业，专心医药之书。自轩岐迄近代方法，无不搜览。”[③] 此外，明代吕复、盛寅也是自学钻研而成名医。

私淑是指未能亲身受业但敬仰其学术并尊之为师。《清史稿·叶桂传》：“百余年来，私淑者众。最著者，吴瑭、章楠、王士雄。”[④]《清史稿·吴瑭传》：“学本于桂。”[⑤]《清史稿·吕震传》：“懋修持论多本（王）丙、（吕）震云。”[⑥]《清史稿·张志聪传》：“明末，杭州卢之颐、繇父子著书，讲明医学，志聪继之。……志聪之学，以《素》《灵》《金匮》为归，生平著书，必守经法。”[⑦] 张锡驹“其学本于志聪”。[⑧]《清史稿·陈念祖传》：“著《伤寒金匮浅注》，本志聪、锡驹之说。”[⑨]

此外，还有些人是通过多种途径学医的。家传兼师授，如《晋书·葛洪传》载包括医术在内的道术传承：从祖葛玄传郑隐，郑隐传葛洪，葛洪还师从鲍玄。家传兼自学，如《宋史·庞安时传》：“父，世医也，授以《脉诀》。安时曰：‘是不足为也。’独取黄帝、扁鹊之脉书治之。未久，已

---

① 李延寿. 南史·徐文伯传［M］. 缩印本. 北京：中华书局，1997：227.
② 脱脱. 金史·李庆嗣纪天锡传［M］. 缩印本. 北京：中华书局，1997：719.
③ 赵尔巽等. 清史稿·张璐传［M］. 北京：中华书局，1977：13869.
④ 赵尔巽等. 清史稿·叶桂传［M］. 北京：中华书局，1977：13876.
⑤ 赵尔巽等. 清史稿·吴瑭传［M］. 北京：中华书局，1977：13876.
⑥ 赵尔巽等. 清史稿·吕震传［M］. 北京：中华书局，1977：13882.
⑦ 赵尔巽等. 清史稿·张志聪传［M］. 北京：中华书局，1977：13871-13872.
⑧ 赵尔巽等. 清史稿·张锡驹传［M］. 北京：中华书局，1977：13872.
⑨ 赵尔巽等. 清史稿·陈念祖传［M］. 北京：中华书局，1977：13872.

能通其说，时出新意，辨诘不可屈。父大惊，时年犹未冠。"① 家传兼私淑，如《明史·倪维德传》："祖、父皆以医显。维德幼嗜学，已乃业医，以《内经》为宗。病大观以来，医者率用裴宗元、陈师文《和剂局方》，故方新病多不合。乃求金人刘完素、张从正、李杲三家书读之，出而治疾，无不立效。"② 私淑兼师授。如《南史·陶弘景传》载：弘景"至十岁，得葛洪《神仙传》，昼夜研寻，便有养生之志"，"始从东阳孙游岳受符图经法"。③

（2）医学成就部分

医家传记的医学成就部分，主要包括临床医术、学术造诣。

医家的临床医术，在传记中常常通过诊治病证的一个或多个典型案例来展示。这部分内容在有的传记中甚至占较大篇幅，譬如《史记·扁鹊仓公列传》的主要篇幅记录了扁鹊过虢之诊、望齐侯之色，淳于意的25个"诊籍"；《明史·周汉卿传》载有神膏敷眼、金针拨翳、药纳鼻中治赤虫、针刺按摩治腹中气冲、火烙瘰疬、药糁疣血、针刺肠痈背曲等10验案。这些临床诊治病案具体而生动，很能说明传主的医疗水平。如《清史稿·高斗魁传》："素精医，游杭，见舁棺者血沥地，曰：'是未死！'启棺，与药而苏。江湖间传其事，求治病者无宁晷。"④ 又如《宋史·许希传》："针心下包络之间……帝疾愈。"⑤ 也有例外，如皇甫谧、葛洪传中并没有这类病案，这可能在史家看来他们的主要贡献在史学和道教。

学术造诣的内容较为广泛，涉及临床特长、学术主张、著作撰述。记述医家防治特长，有时类似医案，不过医案相对较为详细，描述特长则较为简练。如养生有华佗"五禽戏"、陶弘景"善辟谷导引之法"。⑥ 更多的是临床诊治特长，如马嗣明的"练（炼）石法"，⑦ 张文仲"尤善疗风

① 脱脱. 宋史·庞安时传［M］. 缩印本. 北京：中华书局，1997：3439.
② 张廷玉等. 明史·倪维德传［M］. 缩印本. 北京：中华书局，1997：1958.
③ 李延寿. 南史·陶弘景传. 缩印本. 北京：中华书局，1997：493.
④ 赵尔巽等. 清史稿·高斗魁传［M］. 北京：中华书局，1977：13870.
⑤ 脱脱. 宋史·许希传［M］. 缩印本. 北京：中华书局，1997：3439.
⑥ 李延寿. 南史·陶弘景传［M］. 缩印本. 北京：中华书局，1997：494.
⑦ 李延寿. 北史·马嗣明传［M］. 缩印本. 北京：中华书局，1997：767.

疾”，[1] 许胤宗创黄芪防风汤熏治“柳太后病风不言”，[2] 凌云针刺难产，“取儿掌视之，有针痕”，“此抱心生也，手针痛则舒”，“孝宗闻云名，召至京，命太医官出铜人，蔽以衣而试之，所刺无不中。”[3]《宋史·王克明传》：“王安道风禁不语旬日，他医莫知所为。克明令炽炭烧地，洒药，置安道于上，须臾而苏。”李杲“其学于伤寒、痈疽、眼目病为尤长”。[4] 葛可久置病人于地坎中，配合丸药，治富女“脾为香气所蚀”致“四支痿痹”症。[5]《清史稿·叶桂传》：“切脉望色，如见五脏。……其治病多奇中，于疑难证，或就其平日嗜好而得救法；或他医之方，略与变通服法；或竟不与药，而使居处饮食消息之；或于无病时预知其病；或预断数十年后：皆验。”[6]

学术主张，如刘完素“好用凉剂，以降心火、益肾水为主”，[7] 张从正“法宗刘守真，用药多寒凉，然起疾救死多取效。……从正用之最精，号‘张子和汗下吐法’”，[8] 张元素“治病不用古方”，[9] 钱乙“为方不名一师，于书无不窥，不靳靳守古法”，[10] 倪维德“常言：‘刘、张二氏多主攻，李氏惟调护中气主补，盖随时推移，不得不然’，故其主方不执一说”。[11]《清史稿·吴有性传》：崇祯年间大疫，“有性推究病源，就所历验，著《瘟疫论》，谓‘伤寒自毫窍入，中于脉络，从表入里，故其传经有六，自阳至阴，以次而深。瘟疫自口鼻入，伏于膜原，其邪在不表不里之间。其传变有九……’……古无瘟疫专书，自有性书出，始有发明。”[12] 戴天章：“其论瘟疫，一宗有性之说。谓瘟疫之异于伤寒，尤慎辨于见证之始。辨气、

---

① 刘昫等. 旧唐书·张文仲传［M］. 缩印本. 北京：中华书局，1997：1300.
② 刘昫等. 旧唐书·许胤宗传［M］. 缩印本. 北京：中华书局，1997：1300.
③ 张廷玉等. 明史·凌云传［M］. 缩印本. 北京：中华书局，1997：1962.
④ 脱脱. 宋史·王克明传［M］. 缩印本. 北京：中华书局，1997：3442.
⑤ 张廷玉等. 明史·葛乾孙传［M］. 缩印本. 北京：中华书局，1997：1958.
⑥ 赵尔巽等. 清史稿·叶桂传［M］. 北京：中华书局，1977：13870.
⑦ 脱脱. 金史·刘完素传［M］. 缩印本. 北京：中华书局，1997：719.
⑧ 脱脱. 金史·张从正传［M］. 缩印本. 北京：中华书局，1997：719.
⑨ 脱脱. 金史·张元素传［M］. 缩印本. 北京：中华书局，1997：719.
⑩ 脱脱. 宋史·钱乙传［M］. 缩印本. 北京：中华书局，1997：3439.
⑪ 张廷玉等. 明史·倪维德传［M］. 缩印本. 北京：中华书局，1997：1958.
⑫ 赵尔巽等. 清史稿·吴有性传［M］. 北京：中华书局，1977：13866-13867.

辨色、辨舌、辨神、辨脉，益加详焉”，[①] 余霖：“乾隆中，桐城疫，霖谓病由热淫，投以石膏，辄愈。后数年，至京师，大暑，疫作……与大剂石膏，应手而愈。踵其法者，活人无算。霖所著曰《疫疹一得》，其论与有性有异同，取其辨证，而以用达原饮及三消、承气诸方，犹有附会表里之意云。”[②] 张“璐著书主博通，持论平实，不立新异。其治病，则取法薛已、张介宾为多”。[③] 《清史稿·黄元御传》：“其论治病，主于扶阳以抑阴。”[④]《清史稿·王维德传》：“凡治初起以消为贵，以托为畏，尤戒刀针毒药，与大椿说略同，医者宗之。”[⑤]《清史稿·费伯雄传》：“持脉知病，不待问。论医，戒偏戒杂。谓古医以‘和缓’命名，可通其意。”[⑥]

言论语录也反映医家的学术主张，如《史记·扁鹊仓公列传》的“六不治”；《后汉书·郭玉传》“医之为言意也”，[⑦] 疗有“四难”；《三国志·魏书·华佗传》“人体欲得劳动，但不当使极尔。动摇则谷气得消，血脉流通，病不得生，譬犹户枢不朽是也”；[⑧] 许胤宗“医者意也”；[⑨] 孙思邈“胆欲大而心欲小，智欲圆而行欲方”；[⑩] 孟诜“若能保身养性者，常须善言莫离口，良药莫离手”；[⑪] 张元素“运气不齐，古今异轨，古方新病，不相能也”；[⑫] 《清史稿·高世栻传》：“医理如剥蕉，剥至无可剥，方为至理。”[⑬]

著作撰述，如葛洪著《抱朴子》内外篇、《金匮药方》《肘后要急方》，陶弘景著《本草集注》《效验方》《肘后百一方》，甄权“撰《脉经》《针

---

① 赵尔巽等. 清史稿·戴天章传［M］. 北京：中华书局，1977：13867.
② 赵尔巽等. 清史稿·余霖传［M］. 北京：中华书局，1977：13867.
③ 赵尔巽等. 清史稿·张璐传［M］. 北京：中华书局，1977：13870.
④ 赵尔巽等. 清史稿·黄元御传［M］. 北京：中华书局，1977：13872-13873.
⑤ 赵尔巽等. 清史稿·王维德传［M］. 北京：中华书局，1977：13879.
⑥ 赵尔巽等. 清史稿·费伯雄传［M］. 北京：中华书局，1977：13883.
⑦ 范晔. 后汉书·郭玉传［M］. 缩印本. 北京：中华书局，1997：709.
⑧ 陈寿. 三国志·魏书·华佗传［M］. 缩印本. 北京：中华书局，1997：212.
⑨ 刘昫等. 旧唐书·许胤宗传［M］. 缩印本. 北京：中华书局，1997：1300.
⑩ 刘昫等. 旧唐书·孙思邈传［M］. 缩印本. 北京：中华书局，1997：1301.
⑪ 刘昫等. 旧唐书·孙思邈传［M］. 缩印本. 北京：中华书局，1997：1303.
⑫ 脱脱. 金史·张元素传［M］. 缩印本. 北京：中华书局，1997：719.
⑬ 赵尔巽等. 清史稿·高世栻传［M］. 北京：中华书局，1977：13873.

方》《明堂人形图》各一卷”,[①] 弟甄立言“撰《本草音义》七卷、《古今录验方》五十卷”。[②] 王焘“因以所学作书，号《外台秘要》”。《清史稿·周学海传》：“潜心医学，论脉尤详，著《脉义简摩》《脉简补义》《诊家直诀》《辨脉平脉章句》。引申旧说，参以实验，多心得之言。博览群籍，实事求是，不取依托附会。……宦游江淮间，时为人疗治，常病不异人，遇疑难，辄有奇效。刻古医书十二种，所据多宋元旧椠藏家秘籍，校勘精审，世称善本云。”[③]《清史稿·吴谦传》：“赐名《医宗金鉴》。虽出众手编辑，而订正《伤寒》《金匮》，本于谦所自撰。”[④] 尤为特别的是《明史·李时珍传》[⑤] 全文 315 字，其论述研究本草及《本草纲目》成就竟有 280 多字。此外，庞安时、滑寿、吕复、王履、戴思恭、倪维德、刘奎、张璐、张志聪、高世栻、陈念祖、黄元御、柯琴、尤怡、吴瑭、王士雄、徐大椿、王维德、陆懋修、王丙、吕震、费伯雄、王清任、唐宗海等 24 人传记亦载录传主著述及其活动。

其他医学贡献。如《清史稿·喻昌传》：著《伤寒尚论篇》《医门法律》“有功医术。后附《寓意草》，皆其所治医案。凡诊病，先议病，后用药。又与门人定议病之式，至详审。所载治验，反复推论，务阐审证用药之所以然，异于诸家医案但泛言某病用某药愈者，并为世所取法”。[⑥]《清史稿·张志聪传》：“构侣山堂，招同志讲论其中，参考经论，辨其是非。自顺治中至康熙之初，四十年间，谈轩岐之学者咸归之。”[⑦]

（3）其他部分

其他部分在传统传记中不是主要的，不是所有或者多数传记记述的内容。这部分内容较为广泛，涉及社会、家庭背景，蒙童求学、个性、喜恶、特长，游历、医德、简评、医学外成就等。从当代重视外史，提倡内史与外史研究结合的理念看，其他部分往往使得传主更为丰满、鲜活。现今的

---

① 刘昫等. 旧唐书·甄权传［M］. 缩印本. 北京：中华书局，1997：1300.
② 刘昫等. 旧唐书·甄立言传［M］. 缩印本. 北京：中华书局，1997：1300.
③ 赵尔巽等. 清史稿·周学海传［M］. 北京：中华书局，1977：13876.
④ 赵尔巽等. 清史稿·吴谦传［M］. 北京：中华书局，1977：13880.
⑤ 张廷玉等. 明史·李时珍传［M］. 缩印本. 北京：中华书局，1997：1962.
⑥ 赵尔巽等. 清史稿·喻昌传［M］. 北京：中华书局，1977：13868-13869.
⑦ 赵尔巽等. 清史稿·张志聪传［M］. 北京：中华书局，1977：13871.

传记编写者应当重视，认真继承，并发扬光大。

社会背景。如《宋史·王怀隐传》："初为道士……善医诊。……初，太宗在藩邸，暇日多留意医术，藏名方千余首，皆尝有验者。至是，诏翰林医官院各具家传经验方以献，又万余首，命怀隐与副使王祐、郑奇、医官陈昭遇参对编订。每部以隋太医令巢元方《病源候论》冠其首，而方药次之，成一百卷。太宗御制序，赐名曰《太平圣惠方》，仍令镂板颁行天下，诸州各置医博士掌之。"① 将王怀隐融入大的社会背景中，使其事迹更为完整。《清史稿·王清任传》载"清代医学，多重考古。当道光中，始译泰西医书"，② 为王清任创新、与西医解剖互动做好铺垫。

家庭背景。有的传记还记载传主的家庭情况，其前辈或在朝为官，或大户人家，如《晋书·葛洪传》载，葛洪"祖系，吴大鸿胪。父悌，吴平后入晋，为邵陵太守"。③《北齐书·徐之才传》载："父雄，事南齐，位兰陵太守，以医术为江左所称。"④《清史稿·尤怡传》："父有田千亩，至怡中落。贫甚，鬻字于佛寺。……好为诗……性淡荣利，隐于花溪，自号饲鹤山人，著书自得。"⑤ 还有家庭教育，如皇甫谧"汉太尉嵩之曾孙也。出后叔父，徙居新安。……后叔母任氏"⑥ 对他的教育，其教育成为皇甫谧浪子回头的转折点。

蒙童求学，多显示其非凡的能力或举措。如史载徐之才"幼而俊发，五岁诵《孝经》，八岁略通义旨……年十三，召为太学生……此神童也"；④《旧唐书·孙思邈传》：孙思邈"七岁就学，日诵千余言"；⑦《宋史·庞安时传》："儿时能读书，过目辄记。"⑧ 陶弘景"幼有异操，年四五岁，恒以荻为笔，画灰中学书"。⑨

① 脱脱. 宋史·王怀隐传［M］. 缩印本. 北京：中华书局，1997：3436.
② 赵尔巽等. 清史稿·王清任、唐宗海传［M］. 北京：中华书局，1977：13883.
③ 房玄龄等. 晋书·葛洪传［M］. 北京：中华书局，1974：1911.
④ 李百药. 北齐书·徐之才传［M］. 缩印本. 北京：中华书局，1997：116.
⑤ 赵尔巽等. 清史稿·尤怡传［M］. 北京：中华书局，1977：13874.
⑥ 房玄龄等. 晋书·皇甫谧传［M］. 北京：中华书局，1974：1409.
⑦ 刘昫等. 旧唐书·孙思邈传［M］. 缩印本. 北京：中华书局，1997：1301.
⑧ 脱脱. 宋史·庞安时传［M］. 缩印本. 北京：中华书局，1997：3439.
⑨ 李延寿. 南史·陶弘景传［M］. 缩印本. 北京：中华书局，1997：493.

个性，如史载郭玉“仁爱不矜”；[①] 皇甫谧“年二十，不好学，游荡无度，或以为痴……居贫，躬自稼穑，带经而农……沈静寡欲……耽玩典籍，忘寝与食，时人谓之‘书淫’”；[②] 葛洪“性寡欲，无所爱玩……为人木讷，不好荣利”；[③] 徐之才“历事诸帝，以戏狎得宠”；[④] 褚该“幼而谨厚……性淹和，不自矜尚”；[⑤] 徐文伯“倜傥不屈意于公卿，不以医自业”；[⑥] 徐嗣伯“有孝行，善清言”。[⑦] 王“焘，性至孝……母有疾，弥年不废带，视絜汤剂”。[⑧] 李杲“家既富厚，无事于技，操有余以自重，人不敢以医名之”。[⑨] 高斗魁“任侠，于遗民罹难者，破产营救”。[⑩] 医家个性，还有喜恶、特长的描述，会使传主更加有血有肉，令读者久久不能忘却。

喜恶，有时喜好可发展成为特长，如史载淳于意“少而喜医方术”。[⑪]《南史·陶弘景传》载：“读书万余卷，一事不知，以为深耻。善琴棋，工草隶”，“性爱山水”，于茅山立馆，“自号华阳陶隐居”，“为人圆通谦谨”，“特爱松风”，“性爱著述，尚奇异，顾惜光景，老而弥笃。”[⑫]《旧唐书·孙思邈传》：“弱冠，善谈庄老及百家之说，兼好释典。”[⑬]《明史·滑寿传》：“幼警敏好学，能诗。”王履“工诗文，兼善绘事。尝游华山绝顶，作图四十幅，记四篇，诗一百五十首，为时所称。”[⑭] 如《清史稿·戴天章传》：“好学强记。”[⑮]《清史稿·柯琴传》：“博学多闻，能诗古文辞。……家贫，游吴，栖息于虞山，不以医自鸣，当世亦鲜知者。”[⑯]《清史稿·薛雪传》：

---

① 范晔. 后汉书·郭玉传［M］. 缩印本. 北京：中华书局，1997：709.
② 房玄龄等. 晋书·皇甫谧传［M］. 北京：中华书局，1974：1409-1410.
③ 房玄龄等. 晋书·葛洪传［M］. 北京：中华书局，1974：1911.
④ 李百药. 北齐书·徐之才传［M］. 缩印本. 北京：中华书局，1997：116.
⑤ 令狐德棻等. 周书·褚该传［M］. 缩印本. 北京：中华书局，1997：219.
⑥ 李延寿. 南史·徐文伯传［M］. 缩印本. 北京：中华书局，1997：227.
⑦ 李延寿. 南史·徐嗣伯传［M］. 缩印本. 北京：中华书局，1997：227.
⑧ 欧阳修、宋祁. 唐书·王焘传［M］. 缩印本. 北京：中华书局，1997：1001.
⑨ 宋濂等. 元史·李杲传［M］. 缩印本. 北京：中华书局，1997：1163.
⑩ 赵尔巽等. 清史稿·高斗魁传［M］. 北京：中华书局，1977：13870.
⑪ 司马迁. 史记·扁鹊仓公列传［M］. 缩印本. 北京：中华书局，1997：707.
⑫ 李延寿. 南史·陶弘景传［M］. 缩印本. 北京：中华书局，1997：493.
⑬ 刘昫等. 旧唐书·孙思邈传［M］. 缩印本. 北京：中华书局，1997：1301.
⑭ 张廷玉等. 明史·滑寿传［M］. 缩印本. 北京：中华书局，1997：1957.
⑮ 赵尔巽等. 清史稿·戴天章传［M］. 北京：中华书局，1977：13867.
⑯ 赵尔巽等. 清史稿·柯琴传［M］. 北京：中华书局，1977：13873.

"少学诗……工画兰，善拳勇，博学多通，于医时有独见。"①

有的传记述及传主游历情况。如华佗"游学徐土"。②《南史·陶弘景传》："遍历名山，寻访仙药。"③ 王焘，"数从高医游，遂穷其术"。④《清史稿·吴瑭传》："乾、嘉之间游京师，有名。"⑤ 游历成为传主增加阅历、助推成长的举措之一。

有的传记还论述医家的医德。如《清史稿·戴天章传》："为人疗病，不受谢。"⑥《清史稿·陈念祖传》："嘉庆中，官直隶威县知县，有贤声。值水灾，大疫，亲施方药，活人无算。"⑦《清史稿·徐大椿传》："乾隆二十四年，大学士蒋溥病，高宗命征海内名医，以荐召入都。大椿奏溥病不可治，上嘉其朴诚，命入太医院供奉……"⑧《清史稿·薛雪传》："生平与桂不相能，自名所居曰'扫叶庄'，然每见桂处方而善，未尝不击节也。"⑨ 看来，清代之前传记中并没有太着意于医家的医德，是史家不重视还是在古代医德是医生必备的素质没必要着墨书写呢？有待进一步探讨。

对传主简要的评论，起到总结、概括的作用，在比较中突出传主的地位和影响。如扁鹊"至今天下言脉者，由扁鹊也"；⑩ 华佗"佗之绝技，凡此类也"；⑪ 葛洪"凡所著撰，皆精核是非，而才章富赡"，"博闻深洽，江左绝伦，著述篇章富于班、马，又精辨玄赜，析理入微"；⑫ 李"杲之设施多类此。当时之人，皆以神医目之"；⑬ 葛可久"名与金华朱丹溪埒"；⑭

---

① 赵尔巽等. 清史稿·薛雪传［M］. 北京：中华书局，1977：13876.
② 陈寿. 三国志·魏书·华佗传［M］. 缩印本. 北京：中华书局，1997：211.
③ 李延寿. 南史·陶弘景传［M］. 缩印本. 北京：中华书局，1997：493.
④ 欧阳修、宋祁. 唐书·王焘传［M］. 缩印本. 北京：中华书局，1997：1001.
⑤ 赵尔巽等. 清史稿·吴瑭传［M］. 北京：中华书局，1977：13876.
⑥ 赵尔巽等. 清史稿·戴天章传［M］. 北京：中华书局，1977：13867.
⑦ 赵尔巽等. 清史稿·陈念祖传［M］. 北京：中华书局，1977：13872.
⑧ 赵尔巽等. 清史稿·徐大椿传［M］. 北京：中华书局，1977：13877.
⑨ 赵尔巽等. 清史稿·薛雪传［M］. 北京：中华书局，1977：13876.
⑩ 司马迁. 史记·扁鹊仓公列传［M］. 缩印本. 北京：中华书局，1997：707.
⑪ 陈寿. 三国志·魏书·华佗传［M］. 缩印本. 北京：中华书局，1997：212.
⑫ 房玄龄等. 晋书·葛洪传［M］. 北京：中华书局，1974：1911.
⑬ 宋濂等. 元史·李杲传［M］. 缩印本. 北京：中华书局，1997：1164.
⑭ 张廷玉等. 明史·葛可久传［M］. 缩印本. 北京：中华书局，1997：1958.

《明史·凌云传》“海内称针法者，曰归安凌氏”；[①] 喻“昌通禅理，其医往往出于妙悟”；[②] 高斗魁“其论医宗旨，亦近于张介宾”；[③] 叶“桂神悟绝人，贯彻古今医术，而鲜有著述。……大江南北，言医辄以桂为宗”；[④]《清史稿·缪遵义传》：“用药每出创意，吴中称三家焉”；[⑤]《清史稿·费伯雄传》：“伯雄所著，详于杂病，略于伤寒，与懋修、澍宗旨不同。清末江南诸医，以伯雄为最著”；[⑥]《清史稿·王清任、唐宗海传》：“两人之开悟，皆足以启后者”；[⑦]《清史稿·高世栻传》：“遇病必究其本末，处方不同流俗。”[⑧]

医学外的成就，如陶弘景“尤明阴阳五行、风角星算、山川地理、方图产物、医术本草”，[⑨] 撰《帝代年历》《学苑》《论语集注》《合丹法式》，造浑天象仪、炼丹、妙解术数，为山中宰相、胜力菩萨。孙思邈天人合一的思想，其他如“修……五代史，口以传授”“预知其事”。《宋史·许希传》：“扁鹊，臣师也。……请以所得金兴扁鹊庙。帝为筑庙于城西隅，封灵应候。其后庙益完，学医者归趋之，因立太医局于其旁。”[⑩]《清史稿·徐大椿传》：“生有异禀，长身广颡，聪强过人。为诸生，勿屑，去而穷经，探研《易》理，好读黄老与《阴符》家言。凡星经、地志、九宫、音律、技击、句卒、嬴越之法，靡不通究，尤邃于医，世多传其异迹。”[⑪]《清史稿·王维德传》：“维德兼通阴阳家言，著《永宁通书》《卜筮正宗》。”[⑫]《清史稿·邹澍传》：“有孝行……通知天文推步、地理形势沿革，诗古文亦卓然成家。”[⑬]

---

① 张廷玉等. 明史·凌云传［M］. 缩印本. 北京：中华书局，1997：1962.
② 赵尔巽等. 清史稿·喻昌传［M］. 北京：中华书局，1977：13869.
③ 赵尔巽等. 清史稿·高斗魁传［M］. 北京：中华书局，1977：13870.
④ 赵尔巽等. 清史稿·叶桂传［M］. 北京：中华书局，1977：13875-13876.
⑤ 赵尔巽等. 清史稿·缪遵义传［M］. 北京：中华书局，1977：13867.
⑥ 赵尔巽等. 清史稿·费伯雄传［M］. 北京：中华书局，1977：13883.
⑦ 赵尔巽等. 清史稿·王清任、唐宗海传［M］. 北京：中华书局，1977：13876.
⑧ 赵尔巽等. 清史稿·高世栻传［M］. 北京：中华书局，1977：13872.
⑨ 李延寿. 南史·陶弘景传［M］. 缩印本. 北京：中华书局，1997：493.
⑩ 脱脱. 宋史·许希传［M］. 缩印本. 北京：中华书局，1997：3439.
⑪ 赵尔巽等. 清史稿·徐大椿传［M］. 北京：中华书局，1977：13877.
⑫ 赵尔巽等. 清史稿·王维德传［M］. 北京：中华书局，1977：13879.
⑬ 赵尔巽等. 清史稿·邹澍传［M］. 北京：中华书局，1977：13882.

当然也有些传记只有医学外成就，如《清史稿·吴其浚传》《清史稿·傅山传》，却没有涉及医药内容，说明他们的医学成就不被史家所看重，其他方面更为突出而已。

3. 中医医家传记写法分析

（1）真实与文采

医家传记是医学史重要内容，归根到底属于史学作品，这一属性决定了传记的史实真实性是第一位的，因此像许多传统的医家传记一样，采用史家写法。

但真实性并不等于照搬史料，如《宋史·刘翰传》①："献《经用方书》三十卷……为翰林医官"；"考较翰林医官艺术，以翰为优，绌其业不精者二十六人"；"详定《唐本草》……凡《神农本经》三百六十种，《名医录》一百八十二种，唐本先附一百一十四种，有名无用一百九十四种，翰等又参定新附一百三十三种。"竟全文转录李昉等人为此书所作的序，占传的五分之三，约600字。这种照录资料，不做消化、加工，实在是不可取。

同样有的传记神化传主，也是不可取的。如传主母亲非同寻常的怀胎，《南史·陶弘景传》载："初，弘景母郝氏梦两天人手执香炉来至其所，已而有娠，以宋孝建三年丙申岁夏至日生。"②《宋史·沙门洪蕴传》："母翁初以无子，专诵佛经，既而有娠，生洪蕴。"③ 又如传主非同寻常的逝世及其场景，葛洪"坐至日中，兀然若睡而卒。……时年八十一。视其颜色如生，体亦柔软，举尸入棺，甚轻，如空衣"；④ 陶弘景"无疾，自知应逝，逆克亡日，仍为《告逝诗》。大同二年卒，时年八十一岁。颜色不变，屈申如常，香气累日，氛氲满山"。⑤ 再如异人神授，医术非凡，《金史·刘完素传》："尝遇异人陈先生，以酒饮守真，大醉，及寤洞达医术，若有授之者。"⑥《金史·张元素传》："学医，无所知名。夜梦有人用大斧长凿凿心

① 脱脱. 宋史·刘翰传［M］. 缩印本. 北京：中华书局，1997：3435.
② 李延寿. 南史·陶弘景传［M］. 缩印本. 北京：中华书局，1997：493.
③ 脱脱. 宋史·沙门洪蕴传［M］. 缩印本. 北京：中华书局，1997：3436.
④ 房玄龄等. 晋书·葛洪传［M］. 北京：中华书局，1974：1913.
⑤ 李延寿. 南史·陶弘景传［M］. 缩印本. 北京：中华书局，1997：494.
⑥ 脱脱. 金史·刘完素传［M］. 缩印本. 北京：中华书局，1997：719.

开窍，纳书数卷于其中，自是洞彻其术。”①

其实好的传记，除了真实，如果能在不影响真实性的前提下，写得更有文采，更有可读性，无疑是应当得到鼓励的。

（2）传记结构

19 世纪起，科学家传记通常采用“生平加学问”的写法，第一部分写生平，第二部分讲科学工作，相当普遍。在我国 20 世纪后期，《中国当代医学家荟萃》《中国古代科学家传记》《中国科学技术专家传略·医学编·中医学卷 1～2》等较有代表性的传记著作，基本属于这一套路。一般来说，生平部分可以写得通俗一些，有文采一些，学问部分往往比较专业，不好写得通俗易懂，有文采也难，所以这种写法的好处是一般人看生平部分，有医学知识的人可以接着看第二部分，了解传主的医学活动。这种写法的不足之处是普通读者由于没有专业知识而无法完全读懂医学活动部分，尤其是专业性或科学性很强的内容，可能使两部分被割裂。汉金斯（Hankins, T.L.）的《捍卫传记：科学史传记的利用》认为传记的撰写有三个基本要求：必须涉及科学本身，必须尽可能地把传主不同方面综合成单一的一幅有条理的画面，要有可读性。② 大多数情况下，专业性或科学性与可读性很难协调。不过，在撰写传记时，还是应当引起我们的注意，尽可能努力照顾两者，既有科学性又有可读性。

（3）受史学观影响

即使是史家写法，不同时期有不同的史学观，不同史学观指导或影响下的传记作品也会不一样。我国史学历来倡导“秉笔直书”，用史实说话，所以不少古代医家传记实录一个个病案来叙说。如《三国志·魏书·华佗传》载有 16 则验案，《周书·姚僧垣传》载诊治案 11 例，《宋史·钱乙传》载医案 5 则，《元史·李杲传》载验案 6 则，《明史·倪维德传》载 5 验案，《明史·凌云传》载 5 则针治验案等。这是一个优良传统，需要我们认真继承。不过，需要精心选择那些能够真实反映传主医学思想的治案，而不是随意罗列。

---

① 脱脱. 金史·张元素传［M］. 缩印本. 北京：中华书局，1997：719.

② 刘兵. 克里奥眼中的科学：科学编史学的初论［M］. 上海：上海科技教育出版社，2009：154-155.

放眼世界，回顾历史，有助于我们前行得更好。19 世纪“维多利亚式”传记，是英雄崇拜式的、非批判性的传记。20 世纪初，受实证主义科学史观、辉格史观的影响，将传主预设为英雄或天才，遭遇的外部环境或人为障碍，为了突出个人，而将大多数传主置于灰暗的背景中。后来退化成为“圣徒传记”，无批判性的黑白分明的历史。史学界反思，反辉格史学倾向以及外史研究兴起，传统传记被当作内在主义、狭隘、个人化的东西。

当下我们倡导内史与外史相结合，对传记作者自身能力提出要求，内史要求深入理解和掌握传主的医学工作，外史要求了解传主所处的时代、社会环境等，更重要的是要求要有一种洞察力——内史中重要思想与其他思想的联系，内史与外史某些要素的联系，传主生活与工作的联系，并且统一起来做合理的解释。

四、医家传记研究的创新

我国治史的历史很悠久，并有良好的传统。通过对传统医家传记的回顾和剖析，提出医家传记的基本构架分生平和医学成就两部分，同时指出除这两部分之外，还有其他部分，它在传统传记中不是主要的，不是所有或者多数传记记述的内容，这部分内容较为广泛，涉及社会、家庭背景，蒙童求学、个性、喜恶、特长，游历、医德、简评、医学外成就等。从当代重视外史，提倡内史与外史研究结合的理念看，其他部分往往使得传主更为丰满、鲜活，甚至更深刻。因此，这一些应当给予充分的重视，认真继承，并发扬光大。

同时，每一时代都应该有每一时代的创新，没有创新就没有进步，也没有存在的价值。因此，当今的医家传记研究应当是内史与外史相结合，将医家回归到历史情景之中，借鉴人类学方法，写出有时代特色的医家传记来。

1. 新视角

将医家置于当时历史社会大环境之中，以新的视野研究医家，已呈现出新的研究成果。譬如传记“吴仪洛”，对吴仪洛的生平尽可能全方位地进行介绍：吴仪洛家庭（经济宽裕的官商家庭、藏书甚富），教育（幼年跟随张履祥习举子业，曾为乾隆初秀才），学习态度（潜心研究），精神追求（崇尚“程朱理学”，格物致知），实践经历（成年后游历鄂、粤、燕、赵等地，广搜博采，征文考献；又赴“天一阁”苦读科举、史志、医籍，历时五年，学业益精，行医数十年），业有专攻（先旁览医籍，后专研岐黄），成就（著述颇丰，对本草、方药、伤寒温病多有发挥），力图使医家尽可能地回归到历史的情景之中，更生动、更形象、更深刻。

2. 新方法

在研究方法上，“历代名医传记资料调研与编纂”项目把传统的医史文献研究与当代新兴人类学研究结合在一起，将田野调查、口述历史、深度访谈的研究方法引入对医家的研究中，重视实地考察和对实物资料的搜集与考证，关注口述、音像资料，强调多重证据。有博士后以“影视人类学方法在医家传记研究中的应用”为题，尝试用人类学“真实再现”的理念，运用影视的手段，结合口述史等方法，对国医大师成才之路、创新历程等等进行研究。

3. 资料新

扩大视野，扩大资料收集范围。第一是从以往主要是医学文献（自撰医学著作的所有序、跋，以及医话、医案、回忆录、年表、年谱、报刊文章等与传记有关的内容，弟子、家人、好友等所撰著医书的有关内容），扩大到非医学文献，如正史中传记、艺文/经籍志等有关内容；文集：传记（神道碑、墓志铭、墓表、墓碣、祭文、哀辞、诔文、行述、行状、纪事，赠序、寿序等）、家传（给亲属写的墓志铭、行述等）、自传、序跋、论说、赞（对画像的题词）、箴等；起居注、实录：有关为帝王引见、诊病的医家记录；地方史志（官修一统志、通志、府志、州志、县志、乡镇志；私人编写“识小录”“待征录”“备乘”“小识”“志略”“闻见录”“乡土志”等，陵墓志等专志）中传记、碑碣、艺文/经籍志等有关内容；档案（一史馆档案分全宗、文种、朝年、内容等类）：年谱、族谱（宗谱、家谱、家乘、世谱）中的像赞、世系录、传记、著述等有关内容；笔记：丛谈、丛话、笔谈、随笔、随录、随抄、杂录、杂识、杂志、杂记、杂笔、杂著、札记、丛录、琐言、琐谈、见闻录、纪闻、旧闻、新语、客话等中有关人物传记资料（生平、行事片段）；其他：日记、书信等。

第二是从以往主要收集文献资料，扩展到实物资料、口述资料、音像资料等。实物资料，如出土文献、文物、墓志铭、碑刻、医家画像、塑像、遗物、其他。口述资料，如口述文字资料、口述录音资料、口述文字录音资料。音像资料，如医家故里或活动地遗迹等照片、医家生前录像资料、采访医家知情人录像。

项目实施以来，项目组成员在实地调研中屡有发现新的线索和资料。如有专家调研新发现吴仪洛乾隆初年迁居海宁硖石的史实依据，从《两浙辅轩续录》中发现资料填补了陆以湉以往史料的不足。还有对岭南名医陈伯坛调研，获得许多珍贵的资料，等等。

4. 体例有继承有发展

《中国古代科学家传记》《中国科学技术专家传略·医学编·中医学卷1》两书出自科技/医学史家之手，有许多值得借鉴的地方。本项目体例上主要继承后一部书，而有所发展，如传主无照片，可用画像代替；每条引文都出页下注；改简历为年表，其他一仍旧例。

医家传记的编撰应当坚持实事求是的原则，充分借鉴历代史书传记的优良传统，以翔实可靠的材料、通俗生动的文字，准确简练地介绍我国历代著名传统医学家，力求史料性、学术性、思想性、可读性的统一。史料性指资料可靠，论述严谨，具有研究、引用、收藏的价值；学术性指系统和准确的医学内容；思想性指坚持实事求是的原则，记述医家的作用，以及他们的思想方法、科学精神和道德风范，以达到启迪与教育的作用；可读性指以准确、通俗、生动的文字，配以形象的图片，深入浅出地阐述深奥的医学原理，以鲜明的业绩、感人的事迹说明人物的思想和品德。

《中医名家传略》是以人物为主线的史书，是史学研究的权威性文献，主要体现医家的医药学贡献及其在医学史上的地位和作用。《中医名家传略》从医学人物有规律的系统活动中反映医学发展史，这是《中医名家传略》的特色。因此，在阐述医学人物的理论、学说以及与他有关的历史事件时，要着意评述他的工作对推动医学发展所起的作用，从而确立他在医学史上的历史地位。在撰稿时要把医家的医学成就放在突出的位置，文章体现人物、时间、地点、情节、背景五要素，同时各部分之间应形成有机的整体，如导言是人物的概括，正文是导言的展开，年表是正文的补充，文后所附“主要论著”应反映人物的主要医学成就，是评价人物的基础，参考文献是撰写传记的依据。

5. 观点新

有了新视角、新方法、新资料，便有助于提出新观点。譬如调研者从《桐乡县志》《乌青镇志》等地方志发现，陆以湉的祖父陆秋畦、父亲陆元铉、嫡兄陆以瀚及陆以湉祖孙三代，皆为朝廷命官，且性格正直，为官清廉，又从《冷庐杂识》的字里行间中发现，陆以湉的外祖父周春波、母亲周太孺人及表弟周乙藜均三代为医，且医术精湛，又乐善好施。这部分资料的发掘，不仅充实了陆以湉传记内容，而且能刻画出陆氏在成长过程中，家学渊源对其的医学熏陶，起着很大的作用，从而指出：陆以湉从小就生活在清廉正直，而又书香好学、善良和睦的家庭氛围之中，这对他今后的人格思想、人生之路无不起着潜移默化的教育作用。

6. 结论新

同时，有了新视角、新方法、新资料、新观点，便有助于得出新结论。如2000年编《同安县志》载吴瑞甫出生于同安县同禾里石洵村，调研者查阅了厦门图书馆、同安县图书馆《同安文史资料》等有关书籍，并走访其长孙吴启祥，亲赴墓地，证明吴瑞甫出生地是同安县西山。又如聂尚恒籍贯一说清江，一说新淦，经调研者查阅江西省图书馆同治《新淦县志》，知祖籍清江，因父入赘在新淦。

7. 成果形式多样

本研究成果将有多种形式，有年谱资料汇编、研究论文、医家传记。年谱资料汇编，医学人物资料按年谱长编的要求进行汇编，由于本课题几乎穷尽性地搜集资料，一手资料，实地调研资料等，保证资料的准确性，为今后的医家研究提供珍贵的权威性资料。对有关医家问题进行考辨，深化研究，写成论文，研究结论将为医家传记撰写提供有力的支持。医家传记是本课题的主要研究成果，结集成书出版，征求意见，为进一步编写《医家传记辞典》奠定基础。

医家传记应该是弥久常新的医学史书形式，不同时代应当会有不同的特点，因此，在充分继承以往优良传统的基础上，需要我们大胆创新，写出能够反映时代水平的医家传记来。

朱建平

2014年3月于中国中医科学院

徐之才

谱前（家庭背景）

徐氏家族是东晋南北朝有名的世医家族，“一连八代凭借医术，在仕途显贵，并跻身于士族圈。”[1]“其传承谱系自徐熙始，徐熙生秋夫，秋夫生道度、叔响，道度生文伯、謇（又名成伯），叔响生嗣伯，文伯生雄，雄生之才和之范，之才又生少卿和同卿，之范生敏齐。”徐氏家族中以徐熙开始业医，之后的历代均有行医传统，并借此而获家门显贵。徐之才是徐氏家族第六代传人，有着深厚的家学渊源，他不仅继承了徐氏家族在针灸、本草、方剂、房室养生等方面的学术成就，而且创立“逐月养胎法”和“药对”，在祖国传统医学史上留下了浓墨重彩的一笔。

徐之才由于社会和历史等多方面原因而形成了由南到北的行医经历。通过对史料追溯得知，徐謇是徐之才的第五世祖，“徐謇，字成伯，丹阳人，家本东莞，与兄弟文伯等兼善医药……”〔《魏书·徐謇传》〕可知徐氏一族祖籍原在山东东莞。著名的晋始南迁事件，使当时约90万人口从中原迁徙南方，徐氏家族从此开始有第二故乡，“徐之才，丹阳人也。”〔《北齐书·徐之才传》〕可知之才后寄籍于丹阳。孝昌二年，徐之才自吕梁入北魏后，到过洛阳。武帝时，“封昌安县侯，武平元年，重除尚书左仆射，皇建二年，除西兖州刺史”〔《北齐书·徐之才传》〕。从徐之才入降北魏后足迹可见，其活动地在中原地区。《太平广记》247引《谈薮》称“齐西阳王高平徐之才”，《魏书·地形志》谓高平属兖州，故墓志铭称“加兖州大中正”，说明徐之才最后又编籍高平。由此得知，徐之才祖籍山东东莞姑幕，寄籍于丹阳，后由于工作又编籍于高平。足迹由南至北，客观上对南北医学的融合与发展起到了重要桥梁作用，是研究南北朝医学传承和发展的一个重要医学人物。

从上述家庭背景来看，徐氏家族历代从医，徐之才又入仕于北魏，

---

① 范家伟. 东晋南北朝医术世家东海徐氏之研究［J］. 大陆杂志（台北），1995，91（4）：37-48.

以亦官亦医的身份行走在历史的舞台上。家族浓厚的医学氛围与侍奉皇族的特殊背景，与徐之才在医学和政治上所取得的成就有密不可分的关系。

505年（梁天监四年） 出生

所见史料中未见徐之才生年的记载。关于其享年有两说，一种说法曰："武平三年岁次壬辰六月辛未朔四日甲戌，遘疾薨于清风里第，春秋六十八。……其年十一月己亥朔廿二日庚申葬于邺城西北廿里。"〔《齐故司徒公西阳王徐君志铭》〕还有一种说法曰："年八十，卒"。〔《北齐书·徐之才传》〕。墓志铭文是徐之才去世半年后所撰写的，故以享年六十八为准。徐之才卒于武平三年，即公元572年，享年68岁，由此反推徐之才出生于公元505年。

517年（梁天监十六年） 13岁召为太学生

据史料记载，徐之才自幼以聪慧为人所道。"年十三召为太学生，粗通《礼》《易》。彭城刘孝绰，河东裴子野，吴郡张嵊等每共论《周易》及《丧服仪》，酬应如响，咸共叹曰：'此神童也！'"。〔《北齐书·徐之才传》〕

523—525年（梁普通四年—梁普通六年） 19～21岁出仕为官

徐之才19岁至20岁期间，先在治今扬州江都县担任过豫章王国常侍之职，掌侍从和顾问；后又转任镇北主簿之职，以参机要，总领府事。21岁追随豫章王萧综入魏，后返回彭泗。徐之才在入魏之前，之才医术已十分高超。"豫章王综出镇江都，复除豫章王国左常侍，又转综镇北主簿。及综入魏，三军散走，之才退至吕梁，桥断路绝，遂为魏统军石茂孙所止。综入魏旬月，位至司空。魏听综收敛僚属，乃访之才在彭泗，启魏帝云：'之才大善医术，兼有机辩。'诏征之才。"〔《北齐书·徐之才传》〕

526年（北魏孝昌二年） 22岁正式入仕北魏

徐之才22岁，由彭泗至洛阳，正式入仕北魏。由于善医术，兼有机辩，受到北魏皇帝的宠信。"至洛，敕居南馆，礼遇甚优。从祖謇子践启求之才还宅。之才药石多效，又窥涉经史，发言辩捷，朝贤竞相要引，为之延誉。"〔《北齐书·徐之才传》〕

532年（北魏永熙元年） 被封为开国侯，时年28岁

永熙即位时，徐之才被封为治今山东安丘县（昌安县）的开国侯，品秩为从二品。"武帝时，封昌安县侯。"〔《北齐书·徐之才传》〕

546 年（东魏武定四年） 43 岁的徐之才虽位居从二品，但失去实权

徐之才 43 岁至 45 岁期间，受到文宣帝宠信杨愔排挤。杨愔托词说徐之才是南方人而不适于掌典图书，以魏收取代之才，授予其闲职金紫光禄大夫，虽位居从二品，但已失去实权。“自散骑常侍转秘书监。文宣作相，普加黜陟。杨愔以其南土之人，不堪典秘书，转授金紫光禄大夫，以魏收代领之。之才甚怏怏不平。”〔《北齐书·徐之才传》〕

550 年（北齐天保元年） 因首唱禅代并获成功，47 岁的徐之才由此与皇室建立了密切关系。

徐之才 47 至 49 岁期间，首唱禅代并获成功，留下了著名的“千人逐兔，一人得之”之名言。高洋由此而登上皇帝宝座，至此，徐之才与皇室建立了密切关系。之才少解天文，兼图谶之学。……诸侯之辞，不可先行禅代事。之才独云：‘千人逐兔，一人得之，诸人咸息，须定大业，何容翻欲学人？’又援引证据，备有条目。帝从之，登祚后弥见亲密。”〔《北齐书·徐之才传》〕

560 年（北齐乾明元年） 品秩为从二品升正二品，但为闲职，时年 56 岁

高殷乾明元年，徐之才分别任金紫光禄大夫和左光禄大夫，品秩为从二品升正二品。但两者均是授予对勋旧有德而闲居者，是为闲职。“乾明元年，征金紫光禄大夫，俄转左光禄大夫。”〔《齐故司徒公西阳王徐君志铭》〕

561 年（北齐皇建二年） 57 岁的徐之才虽不再任尚药典御，但仍为皇室成员疗疾

“皇建二年，除使持节、都督西衮州诸军事、西衮州刺史，竟不拜。”〔《齐故司徒公西阳王徐君志铭》〕。徐之才在治今的山东定陶城任职，任使持节、都督西兖州诸军事、西兖州刺史。这一年，“武明皇太后不豫，之才疗之，应手更愈。”〔《北齐书·徐之才传》〕“之才既善医术，虽有外授，顷即征还。既博识多闻，由是于方术尤妙。”〔《北齐书·徐之才传》〕如此，徐之才虽已不再任尚药典御，但皇室成员有疾时，还是请之才疗病，由是知之才医术的不凡。此外，文献记载有徐之才治疗蛤精疾、见骨诊瘤两个案例。从之才“为剖得蛤子二，大如榆荚”〔《北齐书·徐之才传》〕可知，之才手术也很高超。

562 年（北齐太宁二年） 58 岁预测太后之疾

“大宁二年春，武明太后又病，之才弟之范为尚药典御，敕令诊候。”〔《北齐书·徐之才传》〕当时，流传有一首关于武明太后病的童谣，曰：“周里跂求伽，豹祠嫁石婆，斩冢作媒人，唯得一量紫綖靴。”〔《北齐书·徐之才传》〕徐之才通过拆字的方式预测太后的疾病预后不良，果不久太后即崩，这是徐之才兼谶纬的一个实例。

567 年（北齐天统三年） 63 岁编籍于高平

“二年……□年，迁尚书右仆射。先是编籍高平，故加兖州大中正。”〔《齐故司徒公西阳王徐君志铭》〕根据上下文意判断，“□”应是“三”，三年是指公元 567 年。徐之才于 567 年任尚书右仆射，为尚书行台的最高官员。也就在这一年，为了任命为兖州大中正，徐之才编籍于高平。此处的高平是指“山东任城，即今山东济宁”。

568 年（北齐天统四年） 64 岁任兖州刺史

“四年，迁左仆射，寻加特进，仍除使持节、都督衮州诸军事、衮州刺史，给铙吹一部。”〔《齐故司徒公西阳王徐君志铭》〕公元 568 年，徐之才任治今山东兖州地区最高行政长官，并授予“特进”之职位，可见之才待遇非常高，被视为列侯中地位较特殊者。这一年，徐之才治疗武成帝的酒色过度而获良效，文献记载曰：“帝每发动，暂遣骑追之，针药所加，应时必效。”〔《北齐书·徐之才传》〕和士开排除异己，以徐之才附籍兖州为理由，建议武成帝免去之才仆射之职，而出任兖州刺史。

571 年（北齐武平二年） 67 岁被封为西阳郡王

徐之才借助于医术，对当政和士开、陆令萱母子救护百端，由是官职得到迁封。“二年，迁尚书令，封西阳郡王，食邑二千户。又加侍中太子太师”。〔《齐故司徒公西阳王徐君志铭》〕“祖珽执政，除之才侍中、太子太师”。〔《北齐书·徐之才传》〕由此可互证徐之才曾任太子太师之职；由于被封为西阳郡王，后世常称其为西阳王。

572 年（北齐武平三年） 卒，享年 68 岁

“武平三年岁次壬辰六月辛未朔四日甲戌，遘疾薨于清风里第，春秋六十八。”〔《齐故司徒公西阳王徐君志铭》〕又有记载曰：“年八十，卒。”〔《北齐书·徐之才传》〕有出入，《志》《传》不一，今从《志》说。

徐之才生于 505 年，卒于 572 年，出生于安徽当涂。15 岁被尚书令陈郡袁昂召于门下，22 岁从南京一带正式入北魏而进中原地区。他凭借高超医术和雄辩之才，备受北魏和北齐皇帝的宠爱而官职得以升迁。尤其在中年时期，首倡禅代成功，借此与皇室家族建立了密切关系，官至尚书之职。他生活的足迹由南至北，入赘北魏之前已大擅医术，在妇人胎孕、房室养生、本草、方剂等方面独有专擅，创“逐月养胎法”和“药对”。他一生著述宏富，仅史志目录有明确记载的著述就有 3 种 17 卷，存疑待考的有 5 种 10 卷。此外，转录于后世文献而得以传承的有《逐月养胎方》《少小婴孺方》、徐王《小儿方》和《药对》3 种。著名史学家赵万里说：“几不知之才为扁、张之俦矣。”〔《汉魏南北朝墓志集释》〕将徐之才与扁鹊和张仲景相提并论，明代本草学家李时珍也将徐之才与扁鹊、华佗并列，可见徐之才的学术成就和学术地位还有待于我们进一步研究论证。

（王凤兰）

王焘

约687—693年 王焘出生。

711年（唐景云二年） 20余岁。因幼年多病，故开始学医，并“数从高医游”。

王焘自序：“余幼多疾病，长而好医。”〔《外台秘要方》〕

“焘，性至孝，为徐州司马，母有疾，弥年不废带，视絮汤剂。数从高医游，遂穷其术，因以所学作书，号外台秘要，讨绎精明，世宝焉。”〔《新唐书·王珪传》〕

716—718年（唐开元四年—唐开元六年） 25岁左右。学医有成，因其家世代为官，故通过充任三卫或左右千牛卫、左右金吾卫的方式获得入仕做官的出身，自此踏上仕途。

“王焘24岁之后至入仕做官之前，须先获得做官的资格即所谓的出身。按现有史料，既未见王焘有入学（唐代国家学校有一馆三学：弘文馆、国子学、太学、四门学等，官员子孙以其父祖官职的品级分等入学），也未见有参加科举考试，更不见有进士及第的任何记载。而通过唐代高官勋戚子弟最热衷的门荫途径，即充任三卫或左右千牛卫、左右金吾卫以获得出身的可能性最大。姑以充任三卫3年计，时在25～27岁。28岁出任华原县尉，在唐代官制中是有正式编制的，在官员品秩中列正九品上（唐代30级官阶的倒数第4阶）。”①

721年（唐开元九年） 时年35岁，任华原县尉。721年四月，康待宾叛乱。是年七月，王晙破胡，平定康待宾叛乱，进封清源县公，兼御史大夫。其后，韦抗代王晙为御史大夫兼按察京畿使，举王焘为京畿按察使判官或支使。

“抗为京畿按察使时，举奉天尉梁升卿、新丰尉王倕、华原尉王焘为判官及支使。”〔《旧唐书·韦抗传》〕

① 宋珍民. 王焘医事考［J］. 中华医史杂志，2009，39（2）：108-111.

724 年（唐开元十二年） 是年六月二十三日，由长安县尉，并摄监察御使、充使劝农判官参与宇文融领导的括户责田。

“开元九年正月二十八日，监察御史宇文融请急察色役伪滥并逃户及籍田，因令充使，于是奏劝农判官数人，……至十二年，又加长安县尉王焘、河南县尉于孺卿……皆当时名士，判官得人，于此为独盛。分往天下，安辑户口，检责剩田。”〔《唐会要·卷 85》〕

727 年（唐开元十五年） 是年岁首，任监察御使，2 年后升任殿中侍御使，任期 2 年左右。其间，王焘又充任剑南道覆囚使，并征蔡希周为佐。

“开元中，……补广平郡肥乡尉，……劝农使崔公希逸连仍辟书，请公为介，奏课第一，改蜀郡新繁尉。时覆囚使王公焘，衣绣持斧，皇□蜀门，将以问一夕之苛留，书百郡之淫逞，又征公佐焉。”〔《唐代墓志汇编续集·唐故朝清大夫尚书刑部员外郎蔡公墓志铭并序》〕

“监察御使”：“王焘，见郎官吏中，又监察。《唐会要》八十五，开元十二年宇文融又奏加长安县尉王焘等充劝家判官。”〔《唐御史台精舍题名考·卷 2》〕

729—742 年（唐开元十七年—唐天宝初年） 这 10 余年间，在尚书省历任户部员外郎、吏部郎中等 7 任官职。

“吏部郎中”〔《唐尚书省郎官石柱题名考·卷 3》〕、“户部员外郎”〔《唐尚书省郎官石柱题名考·卷 12》〕。

王焘自序：“七登南宫，两拜东掖，便繁台阁二余载，久知弘文馆图籍方书等，由于睹奥升堂，皆探其秘要。”〔《外台秘要方》〕

742 年（唐天宝初年） 吏部郎中任满后，升任谏议大夫。

“大唐睿宗大圣真皇帝贤妃王氏墓志铭并序

谏议大夫王焘撰

贤妃讳芳媚，太原祁人也。梁司徒太尉，大司马永宁公讳僧辩之来孙，皇朝征君讳珌之曾孙，国子司业郑州刺史讳思泰之孙，司封郎中，润州刺史赠益州大都督薛国公讳美畅之中女也。……”〔《全唐文新编·大唐睿宗大圣真皇帝贤妃王氏墓志铭并序》〕

746—747 年（唐天宝五年—唐天宝六年） 升任给事中，任职弘文馆。任职弘文馆期间，王焘阅读披览了大量的医药文献资料。

“焘，……历给事中、邺郡太守，治闻于时。”〔《新唐书·王珪传》〕

“焘给事中。”〔《新唐书·宰相世系表》〕

“公讳师正，字中权。五代祖珪，太宗皇帝时为侍中、礼部尚书、封永宁郡公，显德令业，盖于天下。皇朝正议大夫、尚书主爵员外郎、袭永宁公崇基，公之高宜也。皇朝洛州武临县令、赠陈许刺史茂时，公之曾祖也。皇朝给事中，房陵、大宁、彭城、邺郡太守，累赠工部尚书、太子少师焘，公之皇祖也。”〔《全唐文新编·唐故知盐铁福建院事监察御史里行王府君墓志铭并序》〕

“王代祖讳崇基，皇主爵员外郎。高祖讳茂时，皇洛州武临令。曾祖讳焘，皇给事中，赠工部尚书。”〔《全唐文新编·唐故鄂岳都团练判官将仕郎试大理评事太原王公墓志铭并序》〕

748 年（唐天宝七年）　因婚姻之故，被贬至湖北房陵担任太守。其后，大约在天宝七年（748）或天宝八年（749），王焘又被移至大宁郡（今山西隰县）担任太守。王焘携家眷自湖北房陵北上山西隰县途中，家眷多有感染山岚瘴气致病，或病死者。王焘用以前所习及所阅方书之方施治，多有其效，因此，王焘“遂发愤刊削”前人方书，开始编撰《外台秘要方》。

王焘自序：“以婚姻之故，贬守房陵，量移大宁郡，提携江上，冒犯蒸暑，自南徂北，既僻且陋，染瘴婴痾，十有六七，死生契阔，不可问天，赖有经方，仅得存者，神效妙用，固难称述。”〔《外台秘要方》〕

749—751 年（唐天宝八年—唐天宝十年）　任职彭城（今江苏徐州）太守。

“公讳师正，字中权。五代祖珪，太宗皇帝时为侍中、礼部尚书、封永宁郡公，显德令业，盖于天下。皇朝正议大夫，尚书主爵员外郎，袭永宁公崇基，公之高宜也。皇朝洛州武临县令、赠陈许刺史茂时，公之曾祖也。皇朝给事中，房陵、大宁、彭城、邺郡太守，累赠工部尚书、太子少师焘，公之皇祖也。”〔《全唐文新编·唐故知盐铁福建院事监察御史里行王府君墓志铭并序》〕

752 年（唐天宝十一年）　撰《外台秘要方》。

王焘由彭城转任邺郡刺使，并于是年撰成《外台秘要方》。王焘自序：

“唐银青光禄大夫、使持节邺郡诸军事、兼守刺史、上柱国、清源县开国伯王焘撰，时年天宝十一载。”〔《外台秘要方》〕

755 年（唐天宝十四年）　十二月，被安禄山移至河间任太守。至河间

不久，即与河间司法李奂率部归颜真卿，响应其举义。

“禄山反，河朔尽陷，独平原城守具备。……饶阳太守卢全诚、济南太守李随、清河长史王怀忠、景城司马李旽、邺郡太守王焘各以从归。”〔《全唐文新编·光禄大夫太子太师上柱国鲁郡开国公颜真卿墓志铭》〕

“邺郡太守王焘，被禄山移摄河间，焘俾掾吏李奂斩伪署河间长史杜暮睦，以河间众归于公。”〔《全唐文新编·光禄大夫太子太师上柱国鲁郡开国公颜真卿墓志铭》〕

756 年（唐天宝十五年）十月，史思明攻陷河间，李奂被杀。王焘或殆于此役，但史书无载。

“尹子奇围河间，四十余日不下，（至德元载十月）史思明引兵会之。颜真卿遣其将和琳将万二千人救河间，思明逆击，擒之，陷河间；执李奂送洛阳，杀之。”〔《资治通鉴·卷 219》〕

（张海鹏）

鉴　真

谱前

鉴真出生在一个佛教徒家庭，俗姓淳于，父亲为居士。鉴真从小就受到佛学思想的熏陶。浓厚的尊佛家庭环境，对鉴真的人格思想、人生之路起到了潜移默化的作用，对鉴真以后的成才和东渡产生了深远的影响。

"大和上讳鉴真，扬州江阳县人也，俗姓淳于，齐（大夫）髡之后。"〔《中外交通史籍丛刊14·唐大和上东征传》P33〕

687年（唐垂拱三年）　出生。

687年，鉴真出生于江苏省扬州江阳县（今江苏扬州）的一个信佛居士家庭。鉴真的出生年是根据其卒年的有关记载推算的。

"宝字七年癸卯春，弟子僧忍基梦见讲堂栋梁摧折，寤而惊惧，[知]大和上迁化之相也，仍率诸弟子模大和上之影。是岁五月六日，结跏趺座，面西化，春秋七十六。"〔《中外交通史籍丛刊14·唐大和上东征传》P96〕

"以日本天平宝字七岁癸卯岁五月五日，无疾辞众坐亡，身不倾坏，乃唐代宗广德元年矣，春秋七十七。"〔《中外交通史籍丛刊14·宋高僧传》P113〕

"然后七年，岁次癸卯春三月，大和上语诸弟子云：无从迁化，不过今夏，汝等当勉行道勿致懈惰。是年五月，端坐奄归大寂，春秋七十有八。"〔《中外交通史籍丛刊14·鉴真和上三异事》P118〕

"宝字七年癸卯"，即日本奈良时代的天平宝字七年，相当于763年。根据以上"春秋七十六""春秋七十七""春秋七十有八"的三种记载逆推，鉴真或出生于686、687、687年。今据日本真人元开《唐大和上东征传》记载的"春秋七十六"，以688年为鉴真的出生年。

702年（唐长安二年）　出家为沙弥，师从智满禅师。

鉴真出家时，年仅14岁，从扬州大云寺（后改为龙兴寺）智满禅师受戒为沙弥。

"其父先就扬州大云寺智满禅师受戒，学禅门。大和尚年十四，随父入寺，见佛像感动心，因请父求出家；父奇其志，许焉。是时大周则天长安元年，有诏于天下诸州度僧，便[就]智满禅师出家为沙弥，配住大

云寺后改为隆兴寺。”〔《中外交通史籍丛刊 14·唐大和上东征传》P34〕

705 年（唐神龙元年） 从道岸律师受菩萨戒。

“唐中宗孝和（圣）皇帝神龙元年，从道岸律师受菩萨戒。”〔《中外交通史籍丛刊 14·唐大和上东征传》P34〕

707 年（唐景龙元年） 由扬州赴洛阳、长安等地学习佛法。

“景龙元年杖锡东都，因入长安。”〔《中外交通史籍丛刊 14·唐大和上东征传》P34〕

708 年（唐景龙二年） 受具足戒。

此年，鉴真在实际寺从荆州玉泉寺弘景禅师受具足戒。

“景龙元年杖锡东都，因入长安。其二年三月二十八日，于西京实际寺登坛受具足戒。荆州南泉寺弘景律师为和上巡游二京，究学三藏。”〔《中外交通史籍丛刊 14·唐大和上东征传》P34〕

“景龙元年，诣长安，至二年三月二十八日，于实际寺依荆州恒景律师边得戒，虽新发意，有老成风。”〔《中外交通史籍丛刊 14·宋高僧传》P349〕

708 年（唐景龙二年） 在长安从弘景律师学习律宗、天台宗。

“景龙二年（708）三月二十八日，鉴真便从荆州玉泉寺的弘景禅师受具足戒。……从文献记载推测，鉴真在当时不仅随弘景受了戒，而且还跟弘景学习了一段时间。”〔《鉴真评传》P46-47〕

710 年（唐景云元年） 多方求教。

鉴真在长安、洛阳两地分别向多名高僧学习律宗。

“据思讬《大唐传戒师僧名记大和上鉴真传》记载，鉴真在随弘景受戒后，大约又有一年多的时间，在洛阳与长安，分别向融济律师学习道宣《四分律行事钞》《注羯末》及《量处轻重仪》等，从西京禅定寺义威律师学习法励《四分律疏》，在西京观音寺大亮律师处，前后听了五遍关于法励律师的讲授，此外，西明寺远智律师、洛阳佛授记寺全修、慧策等都是他的老师。”〔《鉴真评传》P48〕

713 年（唐开元元年） 从洛阳、长安等地返回扬州。

“唐玄宗开元元年（713），鉴真从洛阳、长安等地南归，回到家乡扬州。”〔《鉴真评传》P48〕

733 年（唐开元二十一年） 升任大明寺方丈。

原授戒师义威在杭州圆寂，鉴真在扬州成为授戒大师，并升任大明寺方丈，成为当地的佛教领袖。

“［道］岸律师迁化之后，其弟子［杭州］义威律师响振四远，德流八纩，诸州亦以为授戒师。义威律师无常之后，开元廿一年，时大和上年满卌六；淮南江左净持戒［律］者，唯大和上独秀无伦，道俗归心，仰为授戒大师。”〔《中外交通史籍丛刊 14·唐大和上东征传》P80〕

742 年（唐天宝元年） 十月，荣睿、普照到扬州请鉴真东渡。

荣睿和普照是随遣唐使到中国求学的日本问僧，他们在中国的西安、洛阳等地学习佛法已经 10 年。尽管学佛有成，但是还没有完成日本政府交给他们聘请一位大德高僧去日本传授戒律的任务。二人闻听鉴真是一位名闻江淮的传戒律师，便亲赴大明寺邀请鉴真东渡日本，弘扬佛法。鉴真当时年已 55 岁，为了弘扬佛法，传播唐朝文化，欣然接受了荣睿、普照的邀请，决定亲自东渡日本。同年冬，鉴真及弟子 21 人，随 4 名日本僧人，到扬州附近的东河既济寺造船，准备东渡。

“荣睿、普照留学唐国，已经十载，虽不待使，而欲早归……又与日本国同学僧玄朗、玄法二人，俱下至扬州。是岁，唐天宝元载冬十月日本天平十四年，岁次壬午。

“时，大和上在扬州大明寺为众［僧］讲律，荣睿、普照师至大明寺，顶礼大和上足下，具述本意：佛法东流至日本国，虽有其法，而无传法人。本国昔有圣德太子曰：二百年后，圣教兴于日本。今钟此运，愿和上东游兴化。……和上曰：是为法事也，何惜身命？诸人不去，我即去耳。”〔《中外交通史籍丛刊 14·唐大和上东征传》P39-42〕

743 年（唐天宝二年） 三月，第一次东渡失败。

正当鉴真等人一切准备就绪的时候，浙东一带发生了海盗骚扰事件，公私航行因此断绝。由于随行的人员如海告密，东渡的船只被官方没收，日本僧普照、玄朗、玄法被捕，第一次东渡意外夭折。

“是岁，天宝二载癸未，［当时］海贼大动繁多，台州、温州、明州海边，并被其害，海［路堙］塞，公私断行。……［遂］于既济寺搜得干粮，大明寺捉得日本僧普照，开元寺得玄朗、玄法。”〔《中外交通史籍丛刊 14·唐大和上东征传》P43-44〕

743 年（唐天宝二年）十二月，第二次东渡出发。

从扬州出发，南下至长江浏河口的狼沟浦（今江苏太仓狼港）时，突遇狂风，浪打船破，遂一边修船，一边南下，终停靠于浙江舟山一带的下屿山岛。

“天宝二载十二月，举帆东下，到［狼］沟浦，被恶风飘浪击，舟破，人总上岸。潮来，水至人腰；和上在乌蓝草上，余人并在水中。冬寒，风急，甚太辛苦。更修理舟，下至大［板］山泊，舟［去］不得，即至下屿山。”〔《中外交通史籍丛刊14·唐大和上东征传》P51〕

744年（唐天宝三年）元月，第二次东渡失败。

在下屿山修整一个月后，鉴真等人继续航行，刚一出海，再次遭遇飓风触礁，同行之人困守荒滩，后被官船救回，被转送至明州余姚（今浙江宁波），安顿在阿育王寺。此后，越州（今浙江绍兴）、杭州、湖州、宣州（今安徽宣城）各地寺院皆邀请鉴真前去讲法，第二次东渡遂告结束。

“住一月，待好风发，欲到桑石山。风急浪高，舟［垂著石］，无计可量；才离险岸，还落石上。舟破，人并上岸。……又经五日，有［逻］海官来问消息，申［谍］明州；［明州太］守处分，安置鄮县阿育王寺，寺有阿育王塔。”〔《中外交通史籍丛刊14·唐大和上东征传》P52〕

744年（唐天宝三年）　第三次东渡失败。

744年，结束了巡回讲法之后，鉴真回到了阿育王寺，准备再次东渡，此事被越州僧人得知。因越州僧人告发，官府于是将荣睿投入大牢，不久又遣送杭州。荣睿在途中装病逃离，鉴真的第三次东渡失败。

“天宝三载，岁次甲申，越州龙兴寺众僧请大和上讲律受戒。事毕，更有杭州、湖州、宣州并来请。大和上依次巡游、开讲，授戒，还至鄮县阿育王。

时越州僧等知大和上欲往日本国，告州官曰：日本国僧荣睿诱大和上欲往日本国。时山阴县尉遣人于王亟宅搜得荣睿师，着枷递送［于］京，［还］至杭州。荣睿卧病，请［假］疗治，经多时，云病死乃得放出。”〔《中外交通史籍丛刊14·唐大和上东征传》P57〕

744年（唐天宝三年）　第四次东渡未果。

是年冬十二月，鉴真等人准备第四次东渡。鉴真先派弟子法进等携带“轻货”，往长乐郡（今福建福州）买船，后率弟子30余人出鄮县，至临海郡（今浙江台州）之宁海、黄岩等地，巡游天台山国清寺，再由黄岩至永嘉（今浙江温州）。途中，鉴真弟子灵祐会同扬州诸寺院三纲联名上禀江东道官廷，阻挠东渡，并强行护送鉴真一行返回扬州，第四次东渡未遂。

“和上巡礼圣迹，出始丰县，入临海县；导于白峰寻江，遂至黄岩县；便取永嘉郡路，到禅林寺宿……明朝，早食发，欲向温州，忽有采访使牒来追。其意［者］，在扬州和上弟子僧灵祐及诸寺三纲众僧同议曰：我大师和上，发愿向日本国，登山涉海，数年艰苦，沧溟万里，死生莫测；可共告官，遮令留住。仍共以牒告于州县。于是，江东道采访使下牒诸州，先追所经诸寺三纲于狱，留身推问；寻踪至禅林寺，捉得大和上，差使押送防护，十重围绕，送至采访使所。”〔《中外交通史籍丛刊14·唐大和上东征传》P60〕

748年（唐天宝七年） 第五次东渡。

是年六月二十七日，鉴真一行开始第五次东渡，他们从扬州崇福寺出发，十月十六日，以顶岸山（今浙江象山）为目标驶航。十月三十日，船不幸漂至海南岛南端，第五次东渡失败。

“天宝七载春……六月二十七日，发自崇福寺。至扬州新河，乘舟下至常州界［狼］山，风急浪高，旋转三山。明日得风，至越州界三塔山。停住一月，得好风，发至暑风山，停住一月。……十月十六日晨朝……少时，风起，指顶岸山发。……是时，冬十一月……凡在海中经十四日，方得着岸。”〔《中外交通史籍丛刊14·唐大和上东征传》P62-66〕

“夜发，经三日乃到振洲江口泊舟。其经纪人往报郡，其别驾冯崇债遣兵四百余人来迎。引至州城，别驾来迎……”〔《中外交通史籍丛刊14·唐大和上东征传》P67〕

753年（唐天宝十二年） 第六次出发东渡，次年到达日本。

十月十五日壬午，以藤原清河、吉备真备为首的日本遣唐使至扬州延光寺拜谒鉴真。十月十九日上午，鉴真一行由扬州龙兴寺出发，到江边搭乘仁干和尚之船，前往苏州与日本遣唐使会合，在江边为二十四沙弥授戒。十月十三日，普照从浙江余姚赶到。十一月十六日，鉴真一行由苏州黄泗浦（今江苏常熟）江岸出发，开始第六次东渡，最后终于成功抵达日本。

“天宝十二载，岁次癸巳，十月十五日壬午，日本国使大使特进藤原朝臣清河……等，来［至］延光寺……时和上许诺已竟。时扬州道俗皆云，和上欲向日本国。”〔《中外交通史籍丛刊14·唐大和上东征传》P83〕

“十六日发，廿一日戊午，第一、第二两舟同到阿儿奈波岛，在多祢岛西南；第三舟昨夜已泊同处。……廿日乙酉午时，第二舟着萨摩国阿多郡秋妻屋浦。廿六日辛卯，延庆师引和上入［太］宰府。……天平胜宝六年甲午，正月十一日丁未，副使从四位上大伴宿祢胡麿奏：大和上到筑志［太］宰府。……二月一日到难波，唐僧崇道等迎慰供养。”〔《中外交通史籍丛刊 14·唐大和上东征传》P91〕

754 年（日天平胜宝六年） 开始在日本弘扬佛法。

鉴真应孝廉天皇请求，于东大寺卢舍那佛殿前筑戒坛。四月五日，在东大寺的卢舍那大佛前，鉴真为太上皇、皇太后、皇太子授菩萨戒，又为沙弥澄修等 440 余人授戒，还为内道场兴行僧神荣等五十五人重授大小乘戒。

“其年四月初，于卢舍那殿前立戒坛，天皇初登坛受菩萨戒，次皇后、皇太子亦登坛受戒。寻为沙弥澄修等四百四十余人授戒。又旧大僧灵［福］、贤璟、志忠、善项、道缘、［平］德、忍基、善谢、行潜、行忍等八十余人僧，舍旧戒、重受和上所授之戒。”〔《中外交通史籍丛刊 14·唐大和上东征传》P92-93〕

759 年（日天平宝字三年） 八月，唐招提寺建成。

唐招提寺建成后，孝廉天皇亲书“唐招提寺”四字，鉴真由东大寺移居唐招提寺传教、授戒、弘法。

“平宝字符元年中，更有别敕，加大和上之号。诏天下僧尼，皆师大和上习学戒法也。……三年八月三日有恩敕，以薨新田部亲王旧家施之。大和上即以此地奉为圣朝造僧伽蓝，其号称招提寺。”〔《中外交通史籍丛刊 14·鉴真和上三异事》P117〕

763 年（日天平宝字七年） 去世。

是年五月六日，鉴真在唐招提寺圆寂，享年 76 岁。

“宝字七年癸卯春，弟子僧忍基梦见讲堂栋梁摧折，寤而惊惧，［知］大和上迁化之相也；仍率诸弟子模大和上之影。是岁五月六日，结跏趺座，面西化，春秋七十六。”〔《中外交通史籍丛刊 14·唐大和上东征传》P96〕

（韩国正）

成 无 己

约 1037—1051 年（宋景祐三年—宋皇祐三年） 出生于聊摄一儒医世家。

所谓聊摄即今山东省聊城市茌平县洪官屯西成庄村〔《山东省卫生志》〕。成无己大约生于 1037—1051 年之间①。

1100 年（宋元符三年）或稍早 年过半百，学医有成，开始撰写《伤寒论注解》。

成无己"家世儒医"，幼承家学，又"性识明敏，记问该博"。成无己出生不久，北宋政府分别在 1055 年和 1060 年两次诏令在医学考试中要注重理论和临床用药实践相结合，这些都为成无己学医提供了良好的环境。成无己学医有成后，医术高明，行医济众，医名甚高，被时人称之为"国医"。

1100 年或稍早于此年，成无己已年过半百，经过长期的学习、思考和临床实践，其对《伤寒论》的理解渐趋成熟，开始撰写《注解伤寒论》。

1138—1140 年（金天眷年间）或稍早于此 90 余岁。

因金人缺医，故成无己虽已 90 余岁高龄，仍被金人掳至临潢，并遇到同样被挟持到临潢的严器之。历经 40 年，此时《注解伤寒论》已撰成。

"后为权贵挈居临潢，时已九十余岁矣"。〔《注解伤寒论·王鼎序》〕

1142—1144 年（金皇统二年—金皇统四年） 90 余岁。

1142 年，严器之为《伤寒明理论》作序。〔《伤寒明理论·严器之序》〕

1143 年，成无己在临潢遇王鼎。王氏求《注解伤寒论》，成无己未予。〔《注解伤寒论·王鼎序》〕

1144 年，严器之为《注解伤寒论》作序，成无己犹在人世。〔《注解伤寒论·序》〕

1144—1157 年（金皇统四年—金正隆二年） 谢世。

成无己在去世前，将《伤寒明理论》和《注解伤寒论》分付不同乡人，希望其返乡后加以刊刻。〔《注解伤寒论注解·魏公衡序》，《注解伤寒论·王鼎序》〕

（张海鹏）

① 张海鹏. 成无己生卒年考［J］. 中华医史杂志，2010，40（4）：256.

许叔微

1080年（宋元丰三年） 许叔微出生。

1090年（宋元祐五年） 父母双亡。

“元祐庚午，母氏亲遭此祸，至今饮恨。母氏平时食素，气血羸弱，因先子捐馆忧恼，忽一日气厥，牙噤涎潮，有一里医便作中风，以大通丸三粒下之，大下数行。一夕而去。”〔《普济本事方·卷第1》〕

1118年（宋重和元年） 38岁。此时许叔微已经以医闻名，《伤寒九十论》记载了他治疗表兄秦云老案。

“宣和戊戌，表兄秦云老病伤寒，身热，足寒，颈项瘛疭。医作中风治，见其口噤故也。予诊其脉实而有力，而又脚挛啮齿，大便不利，身燥无汗。予曰：此刚痉也。先以承气汤下之，次以续命汤调之，愈矣。”〔《伤寒九十论·刚痉证第21》〕

同年八月，自疗腰痛案。

“戊戌年八月，淮南大水，城下浸灌者连月，予忽脏腑不调，腹中如水吼数日，调治得愈。自此腰痛不可屈折，虽颒面亦相妨，服遍药不效，如是凡三月。予后思之，此必水气阴盛，肾经感此而得，乃灸肾腧三七壮，服此药瘥。”〔《普济本事方·卷第2》〕

1123年（宋宣和五年） 43岁。许叔微早年科举不利，累试不第，但是，在考科举过程中仍以医术救人，《伤寒九十论》记载了他治疗同试考生彭子静案。

“癸卯秋九月，牒试淮南僧台，同试有建阳彭子静，得疾，身热头痛，呕逆，自汗如洗，已数日矣。召予诊视，谓予曰：去试不数日，而疾势如此，为之奈何？予曰：误服药多矣，此证当先止汗，幸无忧也。予作术附汤与之，三投而汗止，次日微汗漐漐，身凉。五日而得愈。”〔《伤寒九十论·漏风证第41》〕

1124年（宋宣和六年） 44岁。治疗某盐商案。

“甲辰，盐商舣舟江次，得伤寒，胸膈痞，连脐下旁不可忍，饮食不进。予诊之曰：此非结胸，乃脏结也，不可救矣。脏结者寸脉浮，关脉细小沉紧者，尚有白苔。痛引小腹则死。仲景云：痛引小腹，入阴经者死，次日痛引小腹，午时果死。”〔《伤寒九十论·脏结证第67》〕

1125年（宋宣和七年） 45岁。治疗邻居王友生案。

“己巳，邻人王友生以贩京为业，畜一婢。患伤寒，热八九日。予为治之，得汗而愈。未数日，生自病，身热，头重不欲举，目中生花，召予视之。予曰：是必伤寒初愈，妇人交接得之，即令阴头上必肿，小腹绞痛，然是阴阳易也。生曰：前患者婢子，意谓已安，遂与之交，翌日得此疾，良苦。予曰：失所治，必吐舌数寸而死。予作豭鼠粪、烧裈散等，以利其毒气，旬日安。”〔《伤寒九十论·阴阳易证第57》〕

治疗吉水潭商人案。

“乙巳六月，吉水谭商人寓城南，得伤寒八九日，心下惕惕然，以两手扪心，身体振振动摇。他医以心痛治之，不效。予曰：此汗过多之所致也。仲景云：持脉时，病患叉手自冒心，心下悸，所以然者，以重获汗，虚，故如此。又云：发汗过多，其人叉手自冒心，心下悸，欲得按者，桂枝甘草汤证。予投黄芪建中、真武及甘草桂枝，渐得平复。”〔《伤寒九十论·叉手冒心证第58》〕

1126年（宋靖康元年） 46岁。治疗商人张皓案。

“丙午岁，商人张皓，季夏得疾，胸项多汗，四肢时冷，头痛谵语。予诊其脉，关前濡，关后数。断曰：当作湿温治，盖先受暑，后受湿，暑湿相搏，是谓湿温。投以白虎加参，次以白虎苍术。头痛渐退，足渐温，汗渐止，数日愈。此病名贼邪，误服药则死。”〔《伤寒九十论·湿温证第88》〕

1127年（宋建炎元年） 47岁。治疗某妇女案。

“丁未岁，一妇患伤寒，寒热，夜则谵语，目中见鬼，狂躁不宁。其夫访予询其治法，予曰：若经水适来适断，恐是热入血室也。越日亟告曰：已作结胸之状矣。予为诊之曰：若相委信，急行小柴胡汤等必愈。前医不识涵养至此，遂成结胸证，药不可及也，无已，则有一法，刺期门穴，或庶几愈，如教而得愈。”〔《伤寒九十论·血结胸证第89》〕

同年五月，治疗乡人邢原晖案。

“丁未五月，乡人邢原晖病伤寒，寒热往来，心下郁闷，舌上白滑苔。予曰：舌上滑苔有数证，有阴阳脉紧，鼻出涕者；有脏结而不可治者；有温瘅，丹田有热者；有阳明胁下坚者。此证属阳明，宜栀子汤吐之于前，小柴胡继于其后。数日汗解而愈。”〔《伤寒九十论·舌上滑苔证第62》〕

建炎初。

“建炎初，兵后大疫，叔微亲行里巷治疗，所活甚多。”〔《重修仪征县志·卷40》〕

“建炎初，剧贼张遇破真州，已而疫疾大作，知可遍历里门，视病与药，十活八九。”

1128年（宋建炎二年） 48岁。此时战乱不断，《伤寒九十论》即有相关记载，如许叔微治疗某武弁案。

“戊申正月，有一武弁在仪真为张遇所虏，日夕置于舟艎板下，不胜跧伏。后数日得脱，因饱食解衣扪虱以自快，次日遂作伤寒。医者以因饱食伤而下之，一医以解衣中邪而汗之。杂治数日，渐觉昏困，上喘息高。医者怆惶，罔知所指。予诊之曰：太阳病下之，表未解，微喘者，桂枝加厚朴杏子汤，此仲景法也。医者争曰：某平生不曾用桂枝，况此药热，安可愈喘？予曰：非汝所知也。一投而喘定，再投而濈濈汗出。至晚身凉而脉已和矣。医者曰：予不知仲景之法，其神如此。予曰：仲景之法，岂诳惑后世也哉！人自寡学，无以发明耳。”〔《伤寒九十论·桂枝加厚朴杏子汤证第3》〕

同年，治疗某时官案。

“戊申年，类试山阳，一时官病伤寒八九日，耳聋而无闻。楚医少阳治，意谓仲景称少阳受病，则胁痛而耳聋也。予诊之曰：两手脉弱而无力，非少阳证也。若少阳则渴饮水，心烦，但寐，咽痛。今俱无此证，但多汗惊悸，必汗过多所致也。仲景云：未持脉时，令病人咳而不咳者，两耳聋无所闻也，所以然者，因重发汗，虚，故如此。病家曰：医者尝大发汗矣。遂投以真武、白术附子汤辈，数日，耳有闻而愈。”〔《伤寒九十论·伤寒耳聋证第59》〕

同年春，治疗吴德甫案。

“吴德甫戊申春病伤寒，先寒后热，项筋强急，脚蜷缩不得伸。医者欲以麻黄辈除其颈强，又欲桂枝加附除其足缩。予曰：皆非治也，此时行疫气，病为青筋牵引，投以柴胡地黄汤，三服而病已。”〔《伤寒九十论·青筋牵引证第53》〕

治疗某军士案。

“此予家秘方也。戊申年，军中一人犯法，褫衣将受刃，得释，神失如痴，予与一粒，服讫而寐，及觉，病已失矣。”〔《普济本事方·卷第2》〕

1129年（宋建炎三年） 49岁。治疗王朝奉疫疠案。

“己酉，虏骑破淮阴，疫疠大作。时有王朝奉寓天庆，得疾，身热自汗，体重难以转侧，多眠，鼾睡。医作三阳合病，或作漏风证，治之不愈。予曰：此风温病。投以葳蕤汤、独活汤，数日瘥。”〔《伤寒九十论·风温证第44》〕

同年，治疗某时官病。

“己酉夏，一时官病伤寒，身热，头疼，无汗，大便不通，已五日矣。予适自外邑归城，访之。见医者治大黄、芒硝辈，将下之矣。予曰：子姑少待，予适为诊视。视之脉缓而浮，卧密室中，自称恶风。予曰：病患表证如此，虽大便闭，腹且不满，别无所苦，何遽便下？于仲景法，须表证罢，方可下，不尔，邪毒乘虚而入内，不为结胸，必为协热利也。予作桂枝麻黄各半汤，继之以小柴胡汤。漐漐然汗出，大便通，数日愈。”〔《伤寒九十论·先汗后下证第49》〕

治疗王仲贤案。

“己酉，王仲贤患伤寒，发热头痛，不恶风，身无汗，烦闷，脉浮而紧，八九日不退。予诊之曰：麻黄证也，所感多热，是以烦躁。遂投以麻黄汤三服，至暮，烦愈甚，手足躁乱，扬踯不止。或以为发狂，须用寒药。予争之曰：此汗证也，幸勿忧，切忌乱服药。守一时须稍定，比寐少时，中汗出矣。仲景云：至六七日，三部大，手足躁乱者，欲解也。盖谓此耳，若行寒剂，定是医杀。”〔《伤寒九十论·扬手踯足证第60》〕

1130年（宋建炎四年） 50岁。治疗马亨道案。

“马亨道，庚戌春病发热、头疼、鼻鸣、恶心、自汗、恶风，宛然桂枝证也。时贼马破仪真三日矣，市无芍药，自指（诣）圃园，采芍药以利剂。一医曰：此赤芍药耳，安可用也？予曰：此正当用，再啜而微汗解。”〔《伤寒九十论·辨桂枝汤用芍药证第1》〕

同年仲春，治疗艾道先案。

“庚戌仲春，艾道先染伤寒近旬日，热而自汗，大便不通，小便如常，神昏多睡，诊其脉，长大而虚。予曰：阳明证也。乃兄景先曰：舍弟全似李大夫证，又属阳明，莫可行承气否？予曰：虽为阳明，此证不可下。仲景阳明自汗，小便利者，为津液内竭，虽坚不可攻，宜蜜兑导之。作三剂，三易之，先下燥粪，次泄溏，已而汗解。”〔《伤寒九十论·阳明蜜兑证第7》〕

仲春，治疗朱保义案。

“朱保义抚辰，庚戌春权监务。予一日就务谒之，见拥炉忍痛，若不禁状。予问所苦，小肠气痛，求予诊之。予曰：六脉虚浮而紧，非但小肠气，恐别生他疾。越数日再往，卧病已五日矣。入其室，见一市医孙尚者供药。予诊之曰：此阴毒证，肾虚阳脱，脉无根蒂，独见于皮肤，黄帝所谓悬绝，仲景所谓瞥如羹上肥也。早晚喘急，未几而息已高矣。孙生尚与术附汤，灸脐下。予曰：虽卢扁之妙无及矣，是夕死。故论伤寒以真气为主。”〔《伤寒九十论·肾虚阳脱证第8》〕

仲春，治疗徐南强案。

“庚戌，建康徐南强，得伤寒，背强，汗出，恶风。予曰：桂枝加葛根汤证。病家曰：他医用此方，尽二剂而病如旧，汗出愈加。予曰：得非仲景三方乎？曰：然。予曰：误矣！是方有麻黄，服则愈见汗多，林亿谓止于桂枝加葛根汤也。予令去而服之，微汗而解。”〔《伤寒九十论·桂枝加葛根汤证第19》〕

四月，治疗乡妇吴氏案。

“庚戌四月，乡妇吴氏病伤寒，头疼身热，下利不止。众医多以附子、理中、金液治之，烦躁而利愈甚。予视之曰：脉迟而沉，若脐下热，则协热利也。投三黄熟艾汤，三服而利止渴除，渐投以解肌汗药，而得汗瘥。”〔《伤寒九十论·伤寒协热利证第69》〕

五月，治疗李氏伤寒病案。

“庚戌五月，李氏病伤寒，身热头痛无汗，浑身疼痛，脉浮大而紧，予投以麻黄汤，数服，终不得汗。又多用张苗烧蒸之法，而亦不得。予教令刺阳明，少间汗出漐漐遍身一时间。是夕身凉病退。”〔《伤寒九十论·刺阳明证第55》〕

秋，治疗陈侍郎案。

“尝记陈侍郎泾仲，庚戌秋过仪真求诊。初不觉有疾，及诊视，则肝脉沉弦，附骨取则牢。予曰：病在左胁有血积，必发痛。陈曰：诚如是。前此守九江被，冒暑涉长江，暨抵行朝，血痢已数日矣。急欲登对，医者以刚剂燥之，虽得止数日，脐下一块大如杯，不旬日如碗大，发则不可忍。故急请官祠以归，为之奈何？予曰：积痢不可强止，故血结于脐胁下，非抵当丸不可。渠疑而不肯服，次年竟以此终。”〔《普济本事方·卷第4》〕

秋，治疗某人伤寒案。

“庚戌年避地维扬界，有一人病伤寒七八日，身体洞黄，鼻目皆痛，两髀及项颈腰脊强急，大便涩，小便如金。予曰：脉紧且数，脾元受湿，暑热蕴蓄于太阳之经，宿谷相抟，郁蒸而不得散，故使头面有汗，至颈以下无之。若鼻中气冷，寸口近掌无脉则不疗。急用茵陈汤调五苓散与之，数服瘥。”〔《普济本事方·卷第8》〕

1131年（宋绍兴元年） 51岁。此时许叔微寓居毗陵（今无锡），在此有治疗王仲景妹案。

“辛亥二月，毗陵学官王仲景妹，始伤寒，七八日，昏塞，喉中涎响如锯，目瞑不知人，病势极矣。予诊之，询其未昏塞以前证，母在侧曰：初病四五日，夜间谵语，如见鬼状。予曰：得病之初，正值经候来否？答曰：经水方来，因身热病作而自止。予曰：此热入血室也。仲景云：妇人中风发热，经水适来，昼日明了，夜则谵语，发作有时，此为热入血室。医者不晓，例以热药补之，遂致胸膈不利，三焦不通，涎潮上脘，喘急息高。予曰：病热极矣。先当化其涎，后当除其热，无汗而自解矣。予急以一呷散投之，两时间，涎定得睡，是日遂省人事。自次日以小柴胡汤加生地黄，三投热除，无汗而解。”〔《伤寒九十论·热入血室证第16》〕

1132年（宋绍兴二年） 52岁。治疗马某案。

“壬子年，在毗陵有姓马人鬻油，久不见，因询其亲，云：宿患肾脏风，今一足发肿如瓠，自腰以下，巨细通为一律，痛不可忍，卧欲转侧，则两人挟持方可动，或者欲以铍刀决之。予曰：未可，予有药。当合以赠，如上法服之。辰巳间下脓如水晶者数升，实时痛止肿退。一月后尚拄拐而行，予再以赤乌散令涂贴其膝方愈。后十年过毗陵，率其子列拜以谢。云：向脚疾至今不复作，虽积年肾脏风并已失，今健步不苦矣。”〔《普济本事方·卷第4》〕

中进士。

“绍兴二年登进士第。”〔《重修仪征县志·卷40》〕

“惟绍兴壬子榜有许叔微，为真州人”〔《泰州志·卷27》〕

另：亦有记载许叔微绍兴三年中进士，如“绍兴三年进士”。〔《宋史翼·卷38》〕

1133年（宋绍兴三年） 53岁。许叔微中进士后，等待任职期间，有治疗董生案。

“绍兴癸丑，予待次四明，有董生者，患神气不宁，每卧则魂飞扬，觉身在床而神魂离体惊悸多魇，通夕无寐，更数医而不效，予为诊视。询之，曰：医作何病治？董曰：众皆以心病。予曰：以脉言之，肝经受邪，非心病也。肝经因虚，邪气袭之，肝藏魂者也，游魂变。平人肝不受邪，故卧则魂归于肝，神静而得寐。今肝有邪，魂不得归，是以卧则魂扬若离体也。肝主怒，故小怒则剧。董欣然曰：前此未之闻，虽未服药，已觉沉疴去体矣，愿求药法。予曰：公且持此说与众医议所治之方，而徐质之。阅旬日复至，云：医遍议古今方书，无与病相对者，故予处此二方以赠，服一月而病悉除。”〔《普济本事方·卷第1》〕

1139年（宋绍兴九年） 59岁。治疗某时官案。

“己未岁，一时官病伤寒，发热狂言烦躁，无他恶证。四日死。或者以为两感，然其证初无两感证候。是岁得此疾，三日四日死者甚多，人窃怪。予叹之曰：是运使然也。己为土运，土运之岁，上见太阴。盖太乙天符为贵人，中执法者，其病速而危，中行令者，其病徐而持，中贵人者，其病暴而死，谓之异也。又曰：臣为君则逆，逆则其病危，其害速。是年少宫土运，木气大旺，邪中贵人，故多暴死，气运当然何足怪也。”〔《伤寒九十论·伤寒暴死证第11》〕

1140年（宋绍兴十年） 60岁。治疗家人案。

“庚申年予家一妇人梦中见二苍头，一在前，一在后，手中持一物。前者云：到也未？后应云：到也。击一下，爆然有声，遂魇，觉后心一点痛不可忍，昏闷一时许。予忽忆神精丹有此一证，取三粒令服之，遂至府过厅，少顷归，已无病矣。云服药竟，痛止神醒，今如常矣。”〔《普济本事方·卷第7》〕

1143年（宋绍兴十三年） 63岁。治疗某军士案。

“壬戌年，一卒病渴，日饮斛水，不食者三月，心中烦闷，时已十月，予谓必心经有伏热，与此丹数服，五十粒，温水下。越二日，不觉来谢，

云：当日三服渴止，又次日三服，饮食如故。”〔《普济本事方·卷第2》〕

1145年（宋绍兴十五年） 65岁。儿子许必胜殿试第三名。

许必胜字克之，绍兴十五年殿试第三名，被称为毗陵第一探花，许叔微“梅梁小隐”故居原有“毗陵第一探花”匾。〔《无锡市志·马山志》〕

1154年（宋绍兴二十四年） 74岁。去世。

（罗大中）

窦汉卿

谱前

窦汉卿，名杰，初名默，字子声。远祖窦融系汉朝大司空。曾祖窦亨，做金朝签军职；祖父窦荣，父亲窦思，母吴氏。〔王磐《窦默神道碑》① 〕

1196 年（金承安元年，宋庆元二年） 出生。

窦汉卿生于河北洺州路肥乡县兴教乡城西村，今属河北省邯郸市肥乡县肥乡镇城西村。窦默的生卒年月据《元史》："至元十二年，默年八十，公卿皆往贺""十七年，加昭文馆大学士，卒，年八十"考证为：生于金承安元年（1196），卒于元至元十七年（1280）。〔《元史·列传第 45·窦默》〕

1211 年（金大安三年，宋嘉定四年） 16 岁。居住在肥乡。

"公幼知读书，确然有立志，叔祖旺时为郡工曹，欲使改肄刀笔，公不肯就，愿卒习儒业。"〔《元朝名臣事略·卷 8》〕

1215 年（金贞祐三年，宋嘉定八年） 20 岁。居住在肥乡。

蒙军攻金，窦应征为金兵。窦默于战乱中被俘。同时被俘者三十人，都被杀，惟窦得脱。归其乡，家破，母独存。惊怖之余，母子皆得疾。母竟忘，扶病瘗葬，而蒙古兵又至。遂南逃，渡黄河，投奔河南母祖吴氏。〔《元史·列传第 45·窦默》〕

1218 年（金兴定二年，宋嘉定十一年） 23 岁。居住在河南清流河家。

有清流河医者王翁以其女许配，教以方脉，使业医，并嘱求师学针法。〔《元朝名臣事略·卷 8》〕

窦默在《流注指要赋》题辞所说："俄经传之暇日，承外舅之训言……兼万国因乱而隔殊，医物绝商而那得。设方有效，历市无求；不若砭功，立排疾势。乃以受教，遂敏求师。"这是窦默学习针灸术的根本原因。

于此得《流注八穴》抄本，"予少时尝得其本于山人宋子华……切求而莫之获。"〔《针经指南》〕

---

① 现存于河北省邯郸市肥乡区城关镇城西村。

1232 年（金天兴元年，宋绍定五年） 37 岁。居在河南西华县、汝南县。

在西华教书，“壬辰，授馆西华，以教读为业。”蒙古军攻河南，又丧其家，避乱至蔡州（河南汝南），遇山东名医李浩，授以《铜人》针法。［《元朝名臣事略·卷 8》］

九月七日，作《流注指要赋》并序，序文曰：

“望闻问切，推明得病之原；补泻迎随，揭示用针之要。予于是学，始迄于今，虽常覃思以研精，竟未钩玄而赜隐。哦经传之暇日，承外舅之训言，云及世纷，孰非兵扰。其人也，神无依而心无定；或病之，精必夺而气必衰。兼万国因乱而隔殊，医物绝商而那得。设方有效，历市无求。不若砭功，立排疾势。乃以受教，遂敏求师，前后仅十七年，晓会无一二辈。后避屯于蔡邑，方获诀于李君，斯人以针道救疾也，除疼痛于目前，愈瘵疾于指下。信所谓伏如横弩，应若发机，万举万全，百发百中者也。加以好生之念，素无窃利之心。尝谓予曰：天宝不付于非仁，圣道须传于贤者。仆不自揆，遂伸有求之恳，获垂无吝之诚。授穴之秘者四十有三，疗疾而弗瘳者万千无一。遂铭诸心而着之髓，务拯其困而扶其危。而后除疼痛迅若手拈，破结聚涣如冰释。夫针也者，果神矣哉！然念兹穴俞而或忘，借其声律则易记。辄裁八韵，赋就一篇。讵敢匿于己私，庶共传于同志。壬辰重九前二日谨题。”

内称：“后避屯于蔡邑，方获诀于李君。”李君，当系李巨川。据与窦默同时代的元朝文学家王恽《秋涧集》卷七十三记载：

“予右髀有寒疾，将雨先痛。一日，谒默斋先生于沙麓，见其求针者满室。先生笑谓予曰：汝亦入吾安乐窝邪？如痿者、躄者、瘖哑者、症结者、气蹷者，法虽有重轻，莫不撤针而滞散，舍策而起行。而予之骨痛，今三十年曾不再作。后官东平，一日与李公巨川话及此，曰：予客淮南时，以兹术授窦公，今青出于蓝。今君玉与少傅同乡，不知其术传之李邪？窦邪？而别有所授而然邪？向闻李君尝游江淮间，曾遇异人针法，盖以神授，未若李窦相传人事著明者也。”

李巨川，《针灸四书》注文名源，或是李浩别名、字。①

---

① 李鼎. 授穴之秘者四十三——窦汉卿的学术师承和用穴经验［J］. 上海中医药杂志，1993，（4）：30-32.

《藤县志》上有李浩“元初常往来东平间”，王恽亦“后官东平”。王磐碑文上所述当系李浩即李巨川，因为窦默在显后曾“荐之元世祖，两老不可征”，这应该是朝中咸知的“李窦相传人事著明者也”。所以，李浩当系李巨川。

《藤县续志》上说：李浩，其先曲阜人，五世祖官于滕，因家焉。大父义，父玉，皆以儒显。而浩喜医方术，慕仓公之为人也。元初常往来东平间，为人治病，决死生，其验如神。所着有《素问钩元》《仲景或问》《诸药论》甚精。窦文正默幼从其子元学，荐之元世祖，两老不可征，诏有司岁给衣米终其身。〔《藤县续志·方术传》〕

关于李元，《兖州府志》记载：“李元，字善长，滕人，以医侍世祖，奏对称旨。从比安王那木罕西征，行万余里，为叛主海都所得，幽之六年，乃得脱归，觐世祖于行在，上问其来状，顾左右曰：是人万里来归，尽忠孝于我，虽蒙古弗逮也，厚劳赐之。逾年，迁大中大夫都总管府达鲁花赤，清而有惠，恺悌宜民，以年老致仕，煺处滕阳，年八十四而卒。”〔《兖州府志》〕

此处李元随军征西被俘后脱逃，不远万里觐忽必烈后逾年升为大中大夫都总管府达鲁花赤，完全不似《藤县续志》所说“荐之元世祖，两老不可征”，即在朝中，何须再荐？或《兖州府志》记载李元非李浩子李元？存疑待考。

时蒙古军渡黄河，入郑州，逼汴京，攻下河南大部分州县。窦氏约于此次变乱中失去《流注八穴》的抄本。见丙午年（1246）窦默写的《交经八穴序》，内称“其的本悉亡之，今十五年矣”，上推十五年，正是壬辰之乱。

1233 年（金天兴二年，宋绍定六年） 38 岁。居住在汝南县、湖北孝感。

六月，金哀宗逃至蔡州。窦汉卿恐蒙古军进逼，又从蔡州渡淮河，逃避至德安府孝感县。孝感县令谢宪子，一见如故交，遂馆于其家，日相与讲明伊洛程（程颢，程颐）、张（张载）义理之学，以为昔未尝学，而学自此始。〔王磐《窦默神道碑》〕

1236 年（宋端平三年） 41 岁。由湖北孝感返回河北大名。

皇子阔出率兵伐宋，窝阔台命杨维中、姚枢随军南下，招致儒、道、医、卜等人才。姚枢、窦默受诏：“凡儒服挂浮籍者皆出之”，即凡是着儒

服又载入名册的都释放，结果窦默于此时被征北上。〔《元史·列传第33·杨维中》〕

1241年（宋淳祐元年） 46岁。居住在大名。

刘执中出生。刘执中（1241—1296），字仲和。元少中大夫，吉州路总管。既是窦默长婿，又是窦汉卿医学传人。〔《元人文集珍本丛刊·吴文正文集·卷37·元故少中大夫吉州路总管刘侯墓志铭》〕

1244年（宋淳祐四年） 49岁。居住在大名。

授许衡弟许衎针灸术。许衎师从窦默学习针术后，"辄得心传之妙"，成为河朔名医。许多就诊的"疾病者扶杖而来，弃杖而往"，且"不望其酬"①。

1245年（宋淳祐五年） 50岁。居住在肥乡。

改名为"默"，字"子声"。"乡人好学者来问经书，疾病者来求医药，率皆欣然应答。人无贫富、贵贱，视之如一。针石所加，医药所施，病轨痊安，而未尝有一毫责报之心，久之道誉益重。"〔王磐《窦默神道碑》〕

1246年（宋淳祐六年） 51岁。居住在肥乡。

窦汉卿于大名铜台牌子王氏家重新得到《交经八穴》一书，九月十一日，写出《交经八穴序》：

"交经八穴者，针道之要也。然不知孰氏之所述，但序云：乃少室隐者之所传也，近代往之弥验。予少时尝得其本于山人宋子华，以此术行于河淮间四十一年。起危笃患，随手应者，岂胜数哉！予嗜此术，亦何啻伯伦之嗜酒也，第恨斯学之初，心术未偿，手法未成，而兵火荐至，家藏图籍，与其的本悉亡之，今十五年矣，切求而莫之获。近日得之于铜台碑字王氏家，其本悉如旧家所藏，但一二字讹及味之，亦无所害矣。予复试此，此一一精捷，疾莫不瘳，苟诊视之，明俾上下合而攻之，如会王师，擒微奸，捕细盗，虽有不获者，寡矣。噫！神乎哉是术也，今得之，亦天之浓予于是也，多矣。然予之所嗜，非欲以借此而私己之为也，盖欲民生，举无痒痾疾痛，痼羸残瘵之苦而为之也。惟学人亦嗜是焉如是，非予所敢知也。"〔《针经指南》〕

---

① 索全星．许衎、许师义墓志跋［J］．华夏考古，1995，（4）：95-101．

1249 年（宋淳祐九年） 54 岁。居住在大名、潜邸。

称是年北上金莲川之忽必烈潜邸，“己酉召居潜邸”。〔《元朝名臣事略·卷 8》〕

是岁，使者持教令至。先使公之友人以私意往见公，使者微服摄其后，公不得已，乃出拜。命大名府官即日斋遣就道。忽必烈礼遇姚枢、窦默等。〔王磐《窦默神道碑》〕

“世祖在潜邸，遣召之，默变姓名以自晦。使者俾其友人往见，而微服踵其后，默不得已，乃拜命。”问今之明治道者。默荐姚枢。〔《元史·列传第 45·窦默》〕

1250 年（宋淳祐十年） 55 岁。居住在河南辉县苏门山。

蒙古授姚枢为燕京行台，因故弃官去，居辉州（今河南辉县）苏门山，与许衡（怀州，今河南沁阳人）、窦默讲习程朱理学。

庚戌春，（许衡）自魏疾还乡里，过卫，闻怀之政犹虐，遂移家苏门，与姚枢窦默日事讲习，凡经传子史礼乐星历兵刑食货之类，靡不精研，慨然以斯道为己任。〔《考岁略续》〕

1251 年（宋淳祐十一年） 56 岁。居住在河南辉县苏门山、大名。

既还大名，窦汉卿应征北上。

蒙古大汗蒙哥命忽必烈总领漠南汉地军国庶事，驻帐于金莲川。忽必烈广招天下名士，组成了著名的“金莲川幕府”。窦汉卿应募北归，临走时，将自己耕田、房产赠许衡。许衡做诗《送窦先生行》相送。〔《鲁斋遗书·卷 11》〕

1252 年（宋淳祐十二年） 57 岁。居住在内蒙古曲你河。

冬，上命公往诣曲你河，拜见太后，赐之貂帽、貂裘、靴袜。既至，太后问“汝为何等人，公以孔夫子门弟子为对，乃命之坐，赐之酒食，顾遇之礼甚厚。时皇太子未冠，上命公教之，上将往征大理，以玉带钩踢公，且曰此金内府物也”。受命教皇太子真金。夏，姚枢随忽必烈征大理。〔王磐《窦默神道碑》〕

1253 年（宋宝祐元年） 58 岁。居住在内蒙古金莲川（爪忽都地面）。

冬，罗天益师从窦汉卿学针灸方术。

“癸丑岁（1253），初，余随朝承应。冬，屯于瓜忽都地面，学针于窦子声先生，因询穴腧。曰：凡用针者，气不至而不效，灸之亦不发。大抵本气空虚，不能做脓，失其所养故也。更加不慎，邪气加之，病必不退。……今因此病，而知子声先生之言矣。”卷二十针法门：“癸丑岁。与窦子声先生随驾在瓜忽都田地里住冬。与先生讲论。因视见流注指要赋及补泻法，用之多效。今录于此，使先生之道不泯云……”《卫生宝鉴》误刻“爪忽都”为“瓜忽都”。〔《卫生宝鉴·卷2》〕

1254年（宋宝祐二年） 61岁。居住在内蒙古金莲川、大名。

是岁，请南还，上命大名、顺德各给田宅，有司具衣物以为常。〔《元史·列传第45·窦默》〕

1257年（宋宝祐五年） 62岁。居住在大名、内蒙古金莲川。

忽必烈“命召遗老窦默、姚枢、李俊民、李治、魏璠于四方”于藩邸。〔《元史·列传第35·董俊》〕

1260年（宋景定元年） 65岁。居住在开平（今内蒙古多伦）。

是年，受翰林侍讲学士，“中统元年，拜太子太傅，辞不受。改翰林侍讲学士。未几以疾辞。三年复召入朝职如故。”〔《元朝名臣事略·卷8》〕

三月，忽必烈于开平即帝位，为元世祖。召窦问国事，荐许衡。后使僧子聪与许衡定官制。元始置太医院。

世祖即位，召至上都，问曰：“朕欲求如唐魏徵者，有其人乎？”默对曰：“犯颜谏诤，刚毅不屈，则许衡其人也。深识远虑，有宰相才，则史天泽其人也。”天泽时宣抚河南，帝即召拜右丞相。〔《元史·列传第45·窦默》〕

1261年（宋景定二年） 66岁。居住在开平、肥乡。

六月，以默为翰林侍讲学士。默与王鹗面论王文统不宜在相位，荐许衡代之，帝不择而罢。〔《元史·本纪第4》〕

八月，以姚枢为大司农，窦默仍翰林侍讲学士。先是，以枢为太子太师，衡为太子太傅，默为太子太保，枢等以不敢当师傅礼，皆辞不拜，故复有是命。

命大名等路宣抚使岁给翰林侍讲学士窦默、太医副使王安仁衣粮，赐田以为永业。〔《元史·本纪第4》〕

是岁冬，公以疾归家〔《窦公神道碑》〕，“俄谢病归”。〔《元史·列传第45·窦默》〕

1262年（宋景定三年） 67岁。居住在肥乡、开平。

未几，文统伏诛，帝追忆其言，谓近臣曰：“曩言王文统不可用者，惟窦汉卿一人。向使更有一二人言之，朕宁不之思耶？召还，赐第京师，命有司月给廪禄，国有大政，辄以访之。”〔《元史·列传第45·窦默》〕

二月犹召窦默、姚枢、王鹗、僧子聪及张柔等至，示以前书曰：“汝等谓文统当得何罪？”〔《元史·列传第93·王文统》〕

1263年（宋景定四年） 68岁。居住在元上都开平。

夏四月戊寅，召窦默、许衡乘驿赴开平。五月戊子，升开平府为上都。〔《元史·本纪第4》〕

1264年（宋景定五年） 69岁。居住在元上都开平。

六月乙巳，蒙古主召王鹗、姚枢赴上都。窦默、僧子聪，尝偕枢等入侍，默言：君有过举，臣当直言，都俞吁咈，古之所尚，今则不然，君曰可，臣亦以为可，君曰否，臣亦以为可，非善政也。次日，复侍幄殿，猎者失一鹘，蒙古主怒，侍臣或从旁大声谓宜加罪，蒙古主恶其迎合，杖之，释猎者不问。既退，子聪等贺。默曰：“非公诚结主知，安能感悟如此！”〔《元史·本纪第4》〕

八月，改燕京为中都。是年，诏以翰林侍读学士窦默之女妻之（刘秉忠），赐第奉先坊，且以少府宫籍监户给之。时，刘秉忠四十九岁。〔《元史·列传第44·刘秉忠》〕

1266年（宋咸淳二年） 71岁。居住在元上都开平。

“至元三年二月二十有六日，檀州北李家庄后山上见上，面奉德音。窦汉卿独言王以道。”〔《鲁斋遗书·卷7·对御》〕

帝留意经学，窦默与商挺、姚枢、王鹗、杨果纂《五经要语》凡二十八类以进。〔《元史·列传第46·商挺》〕

1270年（宋咸淳六年） 75岁。居住在元上都开平。

窦默与张文谦请立国子学。〔《元史·列传第44·张文谦》〕

1271年（元至元八年，宋咸淳七年） 76岁。居住在元上都开平。

是年，窦默奏请元世祖“建学立师”，“博选贵族子弟士民俊秀者教之”，推荐许衡为集贤大学士兼国子祭酒。〔《元史·列传第45·许衡》〕

1273年（元至元十年，宋咸淳九年） 78岁。居住在元大都。

丙戌，刘秉忠、姚枢、王磐、窦默、徒单公履等上言：许衡疾归，若以太子赞善王恂主国学，庶几衡之规模不致废坠。又请增置生员，并从之。〔《元史·本纪·第8》〕

许衡请辞，帝命诸老臣议其去留，窦默为衡恳请之，乃听衡还。〔《元史·列传第45·许衡》〕

1274年（元至元十一年，宋咸淳十年） 79岁。居住在元大都。

八月，窦汉卿次婿，著名政治家刘秉忠在南屏山别墅无疾端坐而终，时年五十九岁。刘秉忠无子，以弟秉恕子兰璋后。厚葬大都，最终改葬邢州祖茔。〔今邢台县贾村，《元史·列传第44·刘秉忠》〕

1275年（元至元十二年，宋德祐元年） 80岁。居住在元大都。

默年八十，公卿皆往贺，帝闻之，拱手曰：此辈贤者，安得请于上帝，减去数年，留朕左右，共治天下，惜今老矣！怅然者久之。默既老，不视事，帝数遣中使以珍玩及诸器物往存问焉。〔《元史·列传45·窦默》〕

三月，默与王磐等请分置翰林院，专掌蒙古文字，以翰林学士承旨撒的迷底里主之；其翰林兼国史院，仍旧纂修国史，典制诰，备顾问，以翰林学士承旨兼修起居注和礼霍孙主之。〔《元史·列传第45·窦默》〕

1276年（元至元十三年，宋景炎元年） 81岁。居住在元大都。

建安人窦佳芳于此年开始，以父（亦名汉卿）传医术（药和灸）游历江淮一带，得人赠《针经指南》等书。

“至元丙子以来。余挟父术游江淮。得遇至人，授以针法，且以子午流注、针经。窦汉卿针经指南三书见遗。拜而受之，珍藏玩味，大有进益，且喜其姓字医术与先君同也。”〔《流注针经·序》〕

罗天益序李杲所撰《兰室秘藏》刊行。

1277年（元至元十四年，宋景炎二年） 82岁。居住在元大都。

三月庚寅朔，以冬无雨雪，春泽未继，遣使问便民之事于翰林国史院，耶律铸、姚枢、王磐、窦默等对曰：足食之道，唯节浮费，靡谷之多，无逾醪醴曲蘖。况自周、汉以来，尝有明禁。祈赛神社，费亦不赀，宜一切禁止。〔《元始·本纪第9》〕

八月二十八日，窦默之子窦履任秘书郎，正七品，“至元十四年设秘书郎一员窦履”。〔《秘书监志·卷10》〕

1278年（元至元十五年，宋景炎三年） 83岁。居住在元大都。

元改广平郡为广平路。

九月丙戌，刘秉忠、姚枢、王磐、窦默、徒单公履等上言：许衡疾归，若以太子赞善王磐主国学，庶几衡之规模不致废坠。又请增值生员，并从

之。〔《元史·本纪第8》〕

帝命诸老臣议其去留，窦默为衡恳请之，乃听衡还。〔《元史·列传第45·许衡》〕

1280年（元至元十七年） 85岁。居住在元大都。

加昭文馆大学士，正议大夫。七月十二日以病卒；讣闻，帝深为嗟悼，厚加赗赐，皇太子（真金）亦赙以钞二千贯，十一月，命有司护送归葬肥乡。皇太子命王磐撰碑文。追赠太师，封魏国公，谥文正公。〔《元史·列传第45·窦默》〕

（孙孟章）

罗天益

约1220年（金兴定四年） 出生。

1244年（蒙古乃马真后三年） 24岁。拜师李杲，入李氏门下学医。

君初不以医为名，人亦不知君之深于医也。君避兵汴梁，遂以医游公卿间，其明效大验，具载别书。壬辰北渡，寓东平，至甲辰（1244）还乡里。一日，谓友人周都运德父曰："吾老，欲遗传后世，艰其人奈何?"德父曰："廉台罗天益谦父，性行敦朴，尝恨所业未精，有志于学，君欲传道，斯人其可也。"他日，偕往拜之。君一见曰："汝来学觅钱医人乎？学传道医人乎?"谦父曰："亦传道耳。"遂就学，日用饮食，仰给于君。〔《李濂医史·东垣老人传》〕

1246年（蒙古定宗元年） 26岁。救活了藁城很多患疔疮的人，因此名声大振。

丙午岁（1246），予居藁城，人多患疔疮。县尹董公谓予曰，今岁患疔疮者极多，贫民无力医，近于史侯处得数方，用之无不效，官给药钱，君当舍手医之。遂诺其请。董公榜示通衢：有患疔疮者，来城中罗谦甫处取药。如此一年余，全活者甚众。保生铤子、千金托里散、神圣膏药、破棺丹，凡四方。〔《罗天益医学全书·卫生宝鉴》〕

1248年（蒙古定宗三年） 28岁。记录了李东垣救治中书黏合公的痿证案。1256（蒙古宪宗六年丙辰）罗天益又为其治疗脚气病。此两例医案成为李、罗师徒间有明确记载的唯一一组同患者医案。

"中书黏合公，年三十三，病脚膝痿弱，脐下尻臀皆冷，阴汗臊臭，精滑不固，省医黄首宁主以鹿茸丸，十旬不减，至戊申春（1248）始求于先师。"〔《李东垣医学全书·东垣试效方》〕

"中书黏合公，年四旬有余，躯干魁梧。丙辰春（1256），从征至扬州北之东武隅，脚气忽作……以困急来告……"〔《罗天益医学全书·卫生宝鉴》〕

1251年（蒙古宪宗元年） 31岁。其师李杲去世，临终前将其一生的著作交付于他，嘱其为天下后世而推行之。

临终，平日所著书检勘卷帙，以类相从，列于几前，嘱谦父曰："此书付汝，非为李明之、罗谦父，盖为天下後世，慎勿湮没，推而行之。”行年七十有二，实辛亥（1251）二月二十五日也。君殁，迨今十有七年，谦父言犹在耳，念之益新。噫嘻！君之学，知所托矣。〔《李濂医史·东垣老人传》〕

约1252—1269年（蒙古宪宗二年—蒙古至元六年） 32～49岁。被征召为军医，开始了近20年的随军行医，足迹遍达六盘山、瓜忽都、开平等20余处。

在罗天益的《卫生宝鉴》中记载的治案、参案、评案、录方共91例……其中，行军医案医话共27例，在这些行军医案中，最早的是1252年在六盘山、瓜忽都，最晚的是1269年，在上都，其间跨度达18年。他一生足迹达20余处：廉台、藁城、六盘山、瓜忽都、界河、楚丘县（今山东曹县东南）、曹州界（今菏泽市）、至州（今冀州市）、扬州、汴（开封）、成武县（山东）、襄阳（今湖北襄樊市的襄城区中心古称襄阳城）、顺德府（邢台）、息州（河南息县）、济南、真定、燕、益都（今山东省青州市）、大都（现北京）、上都（即开平，今内蒙古锡林郭勒盟正蓝旗境内，多伦县西北闪电河畔）。〔《罗天益医学全书·卫生宝鉴》〕

1252年（蒙古宪宗二年） 32岁。在瓜忽都跟随刘禅师学治疮疡瘰疬之法。

曲阳县慈顺里刘禅师。善治疮疡瘰，其效更捷。壬子岁孟春（1252），诏到六盘山，回瓜忽都地而住冬，朝夕相从，传得四方。太乙膏、玉烛散、克效散、翠玉膏，用之每有神效。〔《罗天益医学全书·卫生宝鉴》〕

1253年（蒙古宪宗三年） 33岁。在瓜忽都从窦默处学习针法、流注指要。

癸丑岁初（1253），予随朝承应，冬屯于瓜忽都地面，学针于窦子声先生。因询穴。曰：凡用针者，气不至而不效，灸之亦不发。大抵本气空虚，不能作脓，失其所养故也。更加不慎，邪气加之，病必不退。异日因语针灸科忽教授，亦以为然。〔《罗天益医学全书·卫生宝鉴》〕

癸丑岁，与窦子声先生随驾在瓜忽都田地里住冬，与先生讲论。因视见流注指要赋及补泻法，用之多效，今录于此，使先生之道不泯云。云流注指要赋题辞。

1253年（蒙古宪宗三年） 33岁。在瓜忽都从太医颜飞卿学习外科，

得四方。

癸丑岁承应，冬住于瓜忽都。有太医大使颜飞卿传四方（井金散、黄龙膏、生肌青龙膏、做土黄法）。〔《罗天益医学全书·卫生宝鉴》〕

1266年（蒙古至元三年） 46岁。完成了对其师李杲生平的医案的整理，撰成《东垣试效方》，共九卷。

东垣老人李君明之，可谓用药不拘于方者也……罗谦父受学其门，凡有闻于君者，又辑而为论，将板行于世以广君之道。〔《李濂医史·东垣老人传》〕

1268年（蒙古至元五年） 48岁。为参政杨公治好了风痰，1269年（至元六年己巳）杨公为表感谢，撰一古阕相赠：

"书生暮年私自怜，百病交遘无由痊。自知元气不扶老，肝木任纵心火燃。

……

罗君赴召来幽燕，与我似有前生缘。药投凉冷恐伤气，聊以砭石加诸巅。

二十余刺若风过，但见郁气上突霏白烟。胸怀洒落头目爽，尘坌一灌清冷渊。

东垣老人医中仙，得君门下为单传。振枯起怯入生脉，倒生回死居十全。

方今草野无遗贤，姓名已达玉阶前。病黎报君为一赋，欲使思邈相周旋。

青囊秘法不可惜，要令衰朽终天年。"

参政杨公七旬有二，宿有风疾，忽病头旋眼黑，目不见物，心神烦乱，兀兀欲吐、复不吐。……予以三棱针约二十余处刺之。其血紫黑，如露珠之状。少顷，头目便觉清利。〔《罗天益医学全书·卫生宝鉴》〕

1269—1271年以后（蒙古至元六年—元至元八年） 48～51岁。罗氏停止随军行医，定居于真定。

在罗氏所载的医案中，1271年以后的临证地均在真定，因此可大致判定罗氏于1269—1271年以后返回真定定居。

1276年（元至元十三年） 56岁。为李杲的著作《兰室秘藏》作序。

罗天益在为《兰室秘藏》所做的序言载：《兰室秘藏》六卷，吾师李东

垣先生所辑也。……至元丙子（1276）三月上巳门人罗天益百拜书。〔《李东垣医学全书·兰室秘藏》〕

1283 年（元至元二十年） 63 岁。撰成《卫生宝鉴》，并刊行。

在王恽为《卫生宝鉴》所写的序言中称：罗君谦甫，东垣先生之高弟……因集为一书，题曰“卫生宝鉴”……故乐为题其端云。至元癸未（1283）清明日中议大夫治书侍御史汲郡王恽序。〔《罗天益医学全书·卫生宝鉴》〕

约 1290 年（元至元二十七年） 70 岁。逝世。

（农汉才）

倪维德

谱前

历史上我国医学家的事业成就，往往和他的家庭环境熏陶、个人经历、文化传承、时代背景等因素密切相关。倪维德（字仲贤）出生于三代行医的书香门第家庭，祖上原是宋代大梁（今河南开封）人氏，曾祖倪昌嗣曾任宋和州防御史。南宋末年，祖父倪秀文以医术游历至长江以南，并在吴县定居。其父倪鼎亨继承家学，以医术闻名于当时，至倪维德已经是倪氏家族在江苏吴县的第三代。

“吾郡有名世之医，曰倪府君，讳维德，字仲贤。其先家于汴梁，鲁大父昌嗣，宋和州防御使。生秀文，值宋箓既讫，乃挟医术游大江之南，遂择郡之吴县居焉。秀文生鼎亨，能绍家学，有闻于时，则府君之父也。”〔《宋文宪公全集·卷25·故倪府君墓碣铭》9B〕

1303年（元大德七年）　出生于江苏吴县三代行医的书香世家。

史书没有关于倪维德生年的记载，根据《明史·列传第187·方伎》所记：“洪武十年卒，年七十五”。倒推时间，则倪维德生年为1303年，即元大德七年。《中国历代人名大辞典》记载：“倪维德，字仲贤，晚号敕山老人，江苏吴县人。生于元大德七年（1303）。”〔《中国历代人名大辞典》〕

1308—1320年（元至大、皇庆、延祐年间）　青少年时代，正是元代鼎盛时期。他继承家学，拜碧山汤公为师学习经史等儒家经典，并涉猎神仙、方技、气功、导引等学问。受家庭影响，他放弃仕途，开始学习医学经典《黄帝内经》等书，并经常向父亲和师傅请教。

朱右《敕山老人倪维德传》云：“当前代盛时，读经史世其家业，坟典丘索而外，若神仙方伎之书，吐纳导引，熊经鸟伸之术，无不猎涉。”〔《国朝献征录·卷78·太医院》P3325〕

“府君嗜学不厌，受尚书于碧山汤公，焚膏继晷，探索精微，发于辞章，皆烨烨有奇气。”〔《宋文宪公全集·卷25·故倪府君墓碣铭》9B〕

“府君曰：爵禄乃资之以泽物者，然有命焉，不可以幸致。曷若绍承医学，以济吾事乎。于是取《黄帝内经》，日研其奥旨，见其疏陈治法，推究

本原，欣然曰：医之道尽在是矣。间有疑难，质于父师之间，心绪益开明。”〔《宋文宪公全集·卷25·故倪府君墓碣铭》9B〕

1323年（元至治三年）前　以《和剂局方》为学习的范本，但是他发现由于古方新病不相合，有时治疗效果并不理想。宋代以来，《太平惠民和剂局方》促进了成方成药的推广，方便了医生和病人，但也造成有些医生不重视辨证，照搬《和剂局方》温热香燥成方，治疗温热病，造成以温热香燥为主的局方盛行。他注意到据证验方、按图索骥的医疗作风，已成时弊。古方新病多不相合，如果不知权变，往往贻误病情。他遂改变学习内容，倡导以内经为宗，博学多识的辨证治疗。

《元书》记载：“倪维德仲贤亦以当时习用裴元宗、陈师文《和剂局方》，古方新病多不合，因改所学，由是往往立效”〔《元书·卷95·艺术列传》14B〕。

宋濂云：“颇病大观以来，粗工多遵用裴宗元、陈师文《和剂局方》，故方新病或不能相值。”〔《宋文宪公全集·卷25·故倪府君墓碣铭》9B〕

1324—1328年（元泰定年间）　22～26岁。得到刘完素、张从正、李杲三家医学之书。经过数年的学习研究，医疗技术有很大提高，治病用药如神，在浙河之西，医名大震。

“泰定中，得金季刘完素、张从正、李杲三家之书，读之知其与《内经》合，自以所见不谬，真积力久，出而用药，往往如神。奇证异疾一经诊视，有如辨白黑，无少爽者。”〔《宋文宪公全集·卷25·故倪府君墓碣铭》9B〕

1328年（泰定五年戊辰）后，倪维德已经精通医理，上知天文，下知地理，再加上不断努力实践，很快就成为享誉当时的名医大家。

“府君之治疾，既察天时地理，又参之以人事。所以十不失一。”〔《宋文宪公全集·卷25·故倪府君墓碣铭》10B〕

“不数年，尽能工其术。其治人，无问贵贱男女，内外大小，凡所治咸效，专以慈仁为意，未尝邀报谢，故施惠博而道益尊。浙河之西，其声訇然震也。”〔《原机启微·王庭序》P1〕

1368年（元至正二十八年）前　在深入研究金元时期刘完素、张从正、李杲三家医学思想和学术的基础上，尤其推崇李东垣的医学思想。他校订李东垣撰，罗天益辑录整理，成书于元至元三年（1266）的《东垣试

效方》9卷，锓梓传世。倪维德还对滥用局方的时弊提出批评，与朱丹溪的立论不谋而合，成为元末明初与朱丹溪齐名的医学代表人物。

“维德常言：刘张二氏多主攻，李氏唯调护中气主补益，随时推移，不得不然。故其主方，不执一说。因校订东垣试校方，并治眼科，世多传焉。”〔《元书·卷95·艺术列传》15A〕《东垣试效方》由于倪维德的校订而流传于世，倪维德也因此而闻名于医界。

“后得李东垣先生之书，读之喜曰：道在是矣。遂有所得。乃考证《东垣试效方》若干卷，板行于时，见诸说之详于他。而独不及眼疾之科。故自著一书，曰敕山老人《原机启微》集。东垣之传殆自此尔。”〔《吴中人物志》〕

“予尝患《内经》之学，晦而弗章，无豪杰之士，以洗涤之。浙河之东，有朱君彦修，以斯学为己任，而三家之说益明。浙河之西，则府君奋然而起。盖与彦修不约而同，使泥局方者，逡巡退缩，不敢鼓吻相是非，而生民免夭阏之患者。二公之功盖多”。〔《宋文宪公全集·卷25·故倪府君墓碣铭》11A〕

朱丹溪（1282—1358）字彦修，义乌人，比倪维德大21岁。宋元之际，《和剂局方》盛行，滥用温热香燥药已成时弊。朱丹溪秉承刘完素、张从正、李东垣学术，倡导“阳常有余，阴常不足”论，善于使用滋阴降火法，创大补阴丸、琼玉膏、越鞠丸等，自成一家之说，被称为滋阴派。他撰写的《局方发挥》，义在纠正当时滥用香燥药之偏，有很大影响。他的学术主张与倪维德不谋而合。

1368年（元至正二十八年）前后　在苏州胥门外向西20余里的敕山建别墅，并自称敕山老人。

“时元季崩剥，意不欲仕乱世，故谩应云，晚置别墅于敕山，逍遥物外，自称敕山老人，人亦随称之。”〔《原机启微·王庭序》P1〕元至正二十八年（1368）在朱元璋农民起义军的打击下，元朝政权已经风雨飘摇。在此前后倪维德为了躲离战争与纷乱，在敕山修建了别墅。

敕山位于今苏州吴中区木渎镇天平村天平社区外天平寺北。由于倪维德已经距今600余年，古今变迁，《吴县志》记载敕山这一名称在明代末年改为赤山，今赤山一名也已经不用。[1]

---

① 任旭. 明代医家倪维德故里考. 江苏中医药，2011，(3)：76-77.

1370 年（明洪武三年） 68 岁。著成眼科著作《原机启微》。

《原机启微·自序》落款为："洪武三年（1370）龙集庚戌上元前二日。敕山老人倪维德序。"〔《中国医籍考·方论 46》〕上元是上元节，由此可以知道此书成书时间是 1370 年春节前后。

《故倪府君墓碣铭》云："府君病眼科杂出，方论竟无全书，著《原机启微》集若干卷。"（《宋文宪公全集·卷 25·故倪府君墓碣铭》10B）

"复演《灵枢》、《素问》、《运气》、《本草》之说，约为治目精要，曰：《原机启微》等论，示人以分门列证之法。"〔《李濂医史·敕山老人传》〕

倪维德根据道家养生著作《阴符经》"心生于物，死于物，机在目"之论，故名此书《原机启微》〔《中国医籍考·方论 46》〕。

1372 年（明洪武五年）前后 翰林院编修朱右到敕山访问，并做《敕山老人倪维德传》。

朱右（1314—1376）字伯贤，自号邹阳子，临海人，明翰林院编修。洪武三年（1370）召修元史。朱右与倪维德是同时代人，根据他所写《敕山老人倪维德传》记载："敕山在胥门之西二十余里，盘纡郁秀有岩壑卉竹之美。老人之居里在焉。……老人居敕山，有草堂数间，可以免震凌。有裕穲田数十亩，可以备伏腊，裕然不求于人。遨游湖山，乐以自适。……老人今年逾七十矣，而颜色如四五十岁人，康强步蹈，精彩矍矍，言笑引接与少壮无异。其所以自养者，如此至其为人也。广博神速效绩，不可胜纪。"〔《国朝献征录·卷 78·太医院》〕

可以确定朱右访问敕山时，见到过倪维德，他的记载可信度很高。朱右在倪维德生前就为他写传，可知倪氏在当时是享誉一方的名医。《元书》云："因校订东垣试效方，并治眼科，世多传焉。"〔《元书·卷 95·艺术列传》15A〕

1377 年（明洪武十年） 75 岁。六月二十日，寿终。其年七月二十一日，葬于吴县至德乡上沙村两重山下。

"敕山老人，寿七十五，卒于洪武十年六月二十日. 其年七月二十一日，葬于县之至德乡上沙村两重山之下。"〔《宋文宪公全集·卷 25·故倪府君墓碣铭》11A〕

吴县至德乡上沙村，是今苏州吴中区木渎镇天平村天平社区。[①]

---

① 任旭. 明代医家倪维德故里考. 江苏中医药，2011，(3)：76-77.

倪维德的妻子姓章，先于倪维德去世。倪维德死后，与其妻合葬一处。倪维德儿子请翰林院学士承旨宋慈为其父倪维德撰写墓碣铭，被收入明代《国朝献征录》《宋文宪公全集》《医史》等著作。

宋濂云："娶章氏，先府君而卒，至是同穴。生一子，曰：衡，通儒书，亦以医鸣于时。三女曰净真、曰媛真、曰孝真，各适士族。三孙男曰谨、曰识、曰让；二孙女曰婉宁、曰婉柔，尚幼。……彦修之殁，予己铭其墓。今府君之子，亦复惓惓为请。予安得固辞邪？因历序其行事而铭之"。〔《宋文宪公全集·卷25·故倪府君墓碣铭》11A〕

宋濂是与朱右同时代的大学者，也是主修元史的翰林学士。从他的记载和评价可以知道，倪维德在元末明初，是一位与朱丹溪齐名的医学大家。宋濂《故倪府君墓碣铭》云："医者之学，《素问》为宗，犹儒治经，专门是攻。寒暑温凉，升降浮沉，或逆或顺，制治最深。随时立方，始与疾同。正气既摅，邪沴乃融，粗工蚩蚩，守一不移，执中无权，罔契厥机。群昏方酣，苟不力扶，冥冥夜行，擿埴索涂，三家者兴。上窥本源，如揭日月，照耀天门，伊谁承之，作世范模。东则有朱，西则有倪，视被沉痾，目牛无全。肯綮既中，万理皆捐，斡运元化，陶冶枢机，人谓其功，与良相齐。敕山之阳，一苇可航。载翱载翔，与世若忘，明鉴之失，孰不觑欷。视其故箧，幸有遗书。发而读之，相继绳绳。何以征之，墓门有铭。"〔《宋文宪公全集·卷25·故倪府君墓碣铭》15A〕

（任　旭）

王　履

1332年（元至顺三年）　出生。

1802年，王履出生在江苏昆山太仓，出生的年份文献没有记载，但可根据《华山图·记》推断：

"余今年五十有二矣，惰与老俱至，气与病相靡。"而该题记的落款为"洪武十六年岁次癸亥秋九月十有二日"〔《华山图·记》，上海博物馆藏〕。

青少年时期，从朱丹溪学医。

王履从金元四大家之一的朱丹溪学习，现有文献没有记载时间，但是据推算应该在其青少年时代。

"学医于金华朱彦修，尽得其术。"〔《明史·卷299》〕

约1352年（元至正十二年）　20岁。学习绘画。

"余自少喜画山，模拟四五家余卅年。"〔《华山图·帙成戏作此自讥》，上海博物馆藏〕

1368年（明洪武初年）左右　36岁。被聘用为秦王府良医正。

王履曾经被推荐到长安的秦王府做良医正。

"洪武初，为秦府良医正。"〔《昆山县志稿》〕

1383年（明洪武十六年）　52岁。登华山赏景临摹。

王履登华山，是中国美术史中的重大事件，王履在华山美术思想发生了巨大的转变，由临摹古代名画改为以真山水为绘画对象，并因此开创了一代风气。

"七月十又八日至丘丈所，而丈适病余尚困，命其外孙沈生相余，骑驴行并以日夜，二十日暮抵华阴。"〔《华山图·始入山至西峰记》，上海博物馆藏〕

1391年（明洪武二十四年）　59岁。去世。

"卒于明洪武二十四年（1391）"。〔《昆山历代医家录》P5〕

（罗大中）

王　纶

1453 年（明景泰四年）　出生。

上个世纪八十年代，王纶墓志出土，文曰："公忧劳日久，感病已深，虽自素明医药，势弗可疗，乃是年九月甲戌，卒于姑苏舟中，从行惟一仆……得年仅五十有八耳。"〔《中国历代名医碑传集》〕据此推算，王纶生于景泰四年（1453），享年 58 岁。可以纠正《中医大辞典·医史文献分册》的"卒年 78 岁"之误[①]。

1484 年（明成化二十年）　32 岁。高中进士。

"甲辰，第进士。"〔《中国历代名医碑传集》〕

1486 年（明成化二十二年）　34 岁。授工部都水司主事，职掌内府工作。

"丙午夏，除工部都水司主事，职掌内府工作。剔蠹求便，廉能丕著。"〔《中国历代名医碑传集》〕

1489 年（明弘治二年）　37 岁。丁忧后，改授礼部仪制。

"弘治己酉，奔母丧，服阕，改礼部仪制，公虽未当事，然常取累朝故典阅习之，檃括于心，时或赞一词，动中肯綮，盖是时曹务已了了矣。"〔《中国历代名医碑传集》〕

1492 年（明弘治五年）　40 岁。撰写《本草集要》。

《本草集要》自序中提到，此书始作于明·弘治壬子（1492），"凡三易稿，历四寒暑而书成"。十三年庚申（1500）初刊。现流传本，乃系嘉靖己酉（1549）邢某在陕西重刻本，该书多发丹溪翁之微，故明代称本草之善本[②]。

1495 年（明弘治八年）　43 岁。升主客员外郎，鸿胪寺办事。

"乙卯，升主客员外郎，鸿胪寺办事。通事奏乞纳草冠带，公虑其必将冒滥，极力沮之。"〔《中国历代名医碑传集》〕

---

① 翁福清. 王纶墓志介绍［J］. 浙江中医杂志，1987，(9)：426.

② 陶晓萍. 王纶医著及学术思想简介［J］. 中医文献杂志，1999，(3)：12.

1496年（明弘治九年） 44岁。选擢仪制郎中。

“丙辰，选擢仪制郎中，莅任初即为条约，以饬群吏。遇事之来，必长虑周防，期于可久。天下郡王二百余，府将军、中尉至二千余，庶生男女，咸乞禄米，公悉裁以祖训，且请查修玉牒，限年受封，岁省百万。播州宣尉杨爱，侍奥援李兴，奏乞蟒衣玉带，公即其家传《忠孝堂集》折服之，兴亦无词。”〔《中国历代名医碑传集》〕

1498年（明弘治十一年） 46岁。被首荐郎官。

“戊午，诏九卿举各郎官可方面倚者，公膺首荐。”〔《中国历代名医碑传集》〕

1500年（明弘治十三年） 48岁。升广东参政。

“庚申，升广东参政。至则历□察听里甲、差役等法，缘情酌处，罔弗称便。韶郡议加一县以弭寇，公深惟利病，力持不可。镇守岁时庆贺，横索有司，公密召近□，委曲开谕，宿弊遂革。”〔《中国历代名医碑传集》〕

1502年（明弘治十五年） 50岁。撰写《明医杂著》。

《千顷堂书目》作8卷本。目前流传的系薛己注释本，改为6卷。据弘治十五年（1502）王氏自云：“予修《本草集要》既板行矣”，更“欲著《随证治例》，使穷乡下邑，无名医者，可按方治病，闭户一月，纂成五篇，后觉难下手而止……又尝欲读丹溪《语录》、《余论》等书，著得医论二十条，及补阴、枳术等丸方论”，由于“奔走仕途，皆未成书”。后于弘治十五年，在广东任布政司左参政时，才将上面一些文章集合一处，取名《明医杂著》。此书以阐述王氏对杂病的证治方法，堪称王氏代表作①。

1503年（明弘治十六年） 撰写《续医论》15条。

1506年（明正德元年） 54岁。升湖广右布政使。

“正德丙寅，升湖广右布政使，寻转广西左所行视广东加详，而议处土官袭替一事，恩信昭，防维密，识者以为人尤难及。”〔《中国历代名医碑传集》〕

1509年（明正德四年） 57岁。以右副都御史巡抚湖广。

“己巳春，承巡抚湖广之命，时年侵盗起，逆瑾横征，及修造寿、荣二府第，动以万计，公建议赈乏蠲逋，计处工役，民困顿苏，恃以安业。”

---

① 陶晓萍. 王纶医著及学术思想简介［J］. 中医文献杂志，1999，(3)：12.

〔《中国历代名医碑传集》〕

1510年（明正德五年） 58岁。逝世。

“庚午五月，盗悉平。所过秋毫无犯，寻复增饬堡隘，以防后患。公度支粮饷，慎立赏格，一毫不妄废。有首功当升者，公曰，得免罪谴足矣，谁敢言功。捷闻，上嘉之，许终制。时公忧劳日久，感病已深，虽自素明医药，势弗可疗，乃是年九月甲戌，卒于姑苏舟中，从行惟一仆。御史苏公锡、郡守林公廷棉，为治后事，得年仅五十有八耳。海内士大夫传闻悲□，莫不相顾叹息，谓斯人安可再得！事定论公，由其素履有孚也。讣闻，上遣官谕祭营葬，卜葬上午岙之原。生荣死哀，夫何慊哉！”〔《中国历代名医碑传集》〕

“惟公天下善士，昭代名臣，忠孝足以裕身，节义足以范俗，炳然心迹，始末弗渝，年龄少加，勋业何限，而卒劳瘁□事，殒没他乡，岂惟一家一邦，实天下苍生不幸也。是宜如椽之笔铭其幽，以示无穷，顾愚小子何人，滥当隆委，辞弗获，乃据方伯柳塘杨公所为《状》，及别驾葵峰汤子《行实》，参考成文，择其大者述如右，而系之铭曰：

堂堂令仪，侃侃直声。气刚而大，心忠且清。学探理窟，行协乡评。雄飞世表，高伉物情。润色王涂，奋庸殚诚。靡事不究，靡时敢宁。远猷独觉，大体力争。威不可夺，利莫敢撄。作惭无益，动必有成。旁通医术，匪尚艺精。济物弘多，念切所生。一身存没，四海重轻。有限者年，不朽者名。伟哉斯人，山川之英。”〔《中国历代名医碑传集》〕

（曹丽娟）

汪 机

1463年（明天顺七年） 九月十六日，出生。

“先生生天顺癸未九月十六日酉时，殁嘉靖己亥十二月初四日戌时。”〔《外科理例·嘉靖辛丑五月朔旦楠续题》〕

幼年时期 习举子业，读儒家经典。

“余幼习举子业，寄名邑庠，后弃儒业医，越二十年，得以医道名世。”〔《汪石山医学全书·医学原理序》〕

青年时期 补邑庠弟子员。

“早岁习《春秋》经，补邑庠弟子员，屡试不利。”〔《汪石山医学全书·石山医案·石山居士传》〕

30岁前 据其享年77岁，则知30岁前皆致力于儒学。

“吾郡祁之汪石山，儒医也。”“其从事于医，殆四十余载”。〔《中国医籍考》〕

30岁后 始从医。

“余幼习举子业，寄名邑庠，后弃儒业医，越二十年，得以医道名世。”父亲汪渭开导他：“昔范文正公尝自祷曰不为良相，愿为良医。意谓仕而不至于相，则其泽之所及，顾不若医之博耳。盖翁尝以医活人，至数千指，故以此喻。”汪机省悟，“即弃去科举浮文，肆力医家诸书，参以《周易》及先儒性理奥论而融会于一，皆余医所未闻也。”〔《汪石山医学全书·石山医案·医学原理序》〕

“汪机，幼尝为邑诸生，母病呕，遂究心医学，凡岐黄扁仓诸遗旨，靡不探其肯綮，殊证奇疾，发无不中。名高难致，病者有听謦咳，顿喜遂瘳，所全活甚众。”〔《祁门县志》〕

1523年（明嘉靖二年） 60岁。首刻《补定脉诀勘误》2卷。

1526年（明嘉靖五年） 63岁。首刻《读素问抄》3卷。

在元代滑寿《素问抄》的基础上又有补充。

1528年（明嘉靖七年） 65岁。撰成《运气易览》3卷。

《运气易览》3卷于嘉靖十二年（1533）刊刻。

1528年（明嘉靖七年） 65岁。修改《伤寒选录》8卷。

后由弟子陈桷、程子镐整理成书。从该书的序、跋中可知：汪机辑录"所编伤寒例原稿及诸说"始于壮年，至70岁（嘉靖十二年，即1533年）时书稿完成，交门生陈桷、程稿帮助订辑（陈桷于书稿本中加有按语），经3年修订，1536年定稿，汪机曾孙汪邦聘做了重校，万历三年（1575）才刊行于世。该书既是汪机著作中仅有的伤寒书，又是汪氏晚年力作，学术功力及学术价值当在他书之上。

1531年（明嘉靖十年） 68岁。著成《痘治理辨》1卷。

首刻于嘉靖十三年（1534）。

时痘灾流行，"于是探索群书，见有论治痘疮者，纂为一编，以备仓卒易为检阅，免致临病而荒忙失措。"〔《汪石山医学全书·痘治理辨序》〕

1531年（明嘉靖十年） 著成《外科理例》。

"《外科理例》七卷，成于嘉靖辛卯，机在正德中早以医名，与薛己同时，而虚心从善，复采其说，其持平允，良亦有由也。"〔《四库全书提要》〕

1531年（明嘉靖十年） 陈桷编辑成书《石山医案》3卷。

"石山居士，姓汪氏，字省之，渭之子。业《春秋》，补邑庠生，习父医，尤得其精妙。郡人求治，多效，日益众，居士弗容辞。既而曰：士不至相，则其泽之所及，不若医之博也。遂弃儒就医。大肆力于《素》、《难》诸书，罔不考订。历记所疗为《石山医案》，编次《素问抄》《运气易览》《推求师意》《痘治理辨》《本草会编》等书数十卷行世。"〔《古今医统大全·历世圣贤名医姓氏》〕

1532年（明嘉靖十一年） 69岁。撰成《针灸问对》3卷。

"《针灸问对》三卷，成于嘉靖壬辰（1532）。"〔《四库全书提要》〕

1534年（明嘉靖十三年） 71岁。首刻《推求师意》2卷。

晚年著《医学原理》十三卷。

1540年（明嘉靖十八年） 77岁。十二月四日，卒。

"先生姓汪氏，名机，字省之，别号石山，世居徽祁之朴墅。早岁习春补邑庠弟子员，性至因思事亲者不可不知医，复精于医，赖以存活者众，镜山李先生别传详矣。所著有《素问抄》《本草会编》《脉诀刊误》《推求师意》《伤寒选录》《外科理例》《运气易览》《痘治理辨》《石山医案》《针灸问对》诸书若干卷行于世。先生生天顺癸未九月十六日酉时，殁嘉靖

己亥十二月初四日戌时。”〔《外科理例·嘉靖辛丑五月朔旦桷续题》〕

汪机，卒年七十七〔《冷庐医话》〕。

（刘玉玮）

孙一奎

1522年（明嘉靖元年） 出生于安徽休宁县前坑口。

1522年（明嘉靖元年） 随堂兄经商获秘方。

年龄稍长（21岁前），父令其随堂兄往返括苍（今浙江丽水）经商，受道者传其秘藏禁方。

“稍长，视伯兄贾之苍括，道遘异教家，读其方而解验之，果多奇中，因趣装归海阳。乃发轩歧遗书以及诸大家载籍，下帏诵读，口玩心惟，无间寒暑可三年所。于是自新都游彭蠡、历庐，浮沅湘，探冥秦淮，钓奇于越，卒之淹迹三吴焉。所历之地，遇明远而折伏，具前与之谭，于今三十年于兹矣，惟耳目渐广，故得于心者，津津渐融，即未能为人治病，决死生之验，或庶几诊视鲜戾，投剂靡乖。”〔《赤水玄珠·自序》〕

1552—1573年（明嘉靖三十一年—明万历元年） 游医生涯。

挟方术游庐山、三吴等地，访问名师，研究医术，遇有所长，即往请益由《赤水玄珠》撰于明万历一年（1573）可知，孙一奎时年52岁，从21岁始挟方术游学行医。

“与之谭支顺阑横之秘，叩下遂上争之旨，辨阳入阴入之殊，阐经络和代之异，与夫镵石、跻引、案机、毒熨之法，今三十年于兹矣。”〔《赤水玄珠·自序》〕

1573年（明万历元年） 撰著医书。

时年52岁，撰成《赤水玄珠》《孙氏医案》《医旨绪余》。

万历元年癸酉（1573）著《赤水玄珠》30卷、《医旨绪余》2卷、《孙氏医案》5卷、（《三吴治验》2卷、《新都治验》2卷、《宜兴治验》1卷），总名《孙氏医书三种》〔《中国中医古籍总目》〕。

“赠太医东宿孙君序”“医说赠孙君东宿”等文，载时间为“时万历癸酉中秋日”或“万历纪元端阳日”〔《孙氏医案·诸缙绅名家赠文》〕。

“一奎深究医理，其议论多见于《赤水玄珠》、《医旨绪余》。《医案》旁文多于正论，亦为冗慢，盖大意主于标榜医名，而不主于发挥医理也。”〔《四库全书提要》〕

"赤水玄珠三十卷，休宁孙一奎著。"〔《中国地方志集成·重修安徽通志》〕

1574年（明万历二年） 浙江行医。

53岁，游学行医在浙江。

"万历二年甲戌（1574）小春月，予始游苍之东双林。"〔《三吴医案·自序》〕

"万历龙飞二年小春月，予始游苕之东双林。……"受其医者赞之："孙君神于易而于医乎何有，愿于吾苕悬一壶也。"〔《孙氏医案·医案一卷·三吴治验》〕

1574年（明万历二年） 医治传染病。

仲秋至冬，在浙江治传染病瘄子。

"万历甲戌，其年自仲秋徂冬，瘄子盛行。三月内，予所治男妇婴孩共七十二人。"〔《孙氏医案·医案一卷·三吴治验》〕

1581年（明万历九年） 在新安休宁行医。

60岁，在新安休宁行医，医术称奇。

"万历辛巳，蒋秋官郎，以恤刑行部来新安日，新锾书瓿病作，召医诊视，族医无状者，诞而讹投，病以益甚。同蒋籍而仕进者，为吾郡汪伯立，雅善孙生文垣视疾，宣言今以医名家者，无如孙生良，荐入诊之。诊毕，孙生皇皇若有失也。又心惧难色危言以骇蒋，因阳饰愉婉以宽其心。剉剂而进，饮既，蒋曰：稍安矣。人举欣欣，幸公无恙，独孙退语郡丞曰：蒋公病其亟，藉令生早从事五日，疾可已，身可活也。今虽司命，能若之何哉！兹愉婉而具匕饵者，非谓能回其势而生之也，为无罪族医地尔。蒋果不出五日死，郡之人翕然称奇。"〔《赤水玄珠》郡人汪道昆伯玉撰"孙生赤水玄珠序"〕

1584年（明万历十二年） 刊行《赤水玄珠全集》。

63岁，刊行《赤水玄珠全集》，又名《孙氏医书三种》。

"1584年（万历十二年）休宁孙一奎《赤水玄珠》刊行。"〔《新安医学史略·大事年表》① 〕

1597年（明万历二十五年） 撰成《痘疹心印》。

76岁，撰成《痘疹心印》。

---

① 洪芳度. 新安医学史略·大事年表. 安徽省歙县印刷厂印（内部），1990.

“孙一奎尚有《痘疹心印》2卷……成书于明万历丁酉（1597）。”〔《孙一奎医学全书·孙一奎医学学术思想研究》〕

1602年（明万历三十年） 刊行《痘疹心印》。

81岁，《痘疹心印》刊行。

“《痘疹心印》二卷，明代孙一奎撰，最早刻本为明万历三十年壬寅（1602）刻本。”〔《中国中医古籍总目》〕

1619年（明万历四十七年） 去世。

97岁，去世。

据歙县卫生局洪芳度编《新安医学史略》载为明万历四十七年己未（1619），据新安医学研究学者云其为“明嘉靖、万历年间（1522—1619）安徽休宁人”。①

（刘玉玮）

① 徐建成. 孙一奎“命门”观及治疗经验浅识［C］. 安徽省卫生厅. 新安医学论坛论文汇编，2014.

缪希雍

谱前

历史上每位医家的成长，大多与其家庭背景有着密切的联系，因此，对医家的家庭背景情况进行研究，可以使我们能够更清晰地把握医家的成长历程，下面我们将缪希雍的祖辈情况呈列如下。

高祖母陈氏，据2003年由常熟张耀宗先生发现的《缪母陈孺人墓志铭》记载：陈氏“夙夜勤劳弗怠，躬率织纴，以成家业”“事舅姑克孝终始”。据此墓志铭可知：缪希雍的高祖父缪叔彝很早去世，陈氏担负着养育全家的重担。她勤劳肯干，对长辈后辈皆照顾有加，这种优良的传统，对后世子孙应该有着深刻的影响。

曾祖父缪谔，字廷望，别号爱菊。据《明故爱菊处士缪君墓志铭》云：“翁讳谔，字廷望，爱菊别其号也。世为常熟虞山里人，曾大父彦德，大父士刚，父叔彝，皆隐德弗耀。母陈氏生翁甫四岁，而父见背，提携拮据，赖陈纺绩以鞠养之”“年既耄，邑侯如杨、秦二公，推邑中耆硕，必以翁为首，以其平心率物，而为人所惮服，商确赞协，罔不克从。”可见，缪希雍的曾祖父缪谔，幼时丧父，在母亲陈氏的抚养下长大，但是刻苦学习，最终成才，在乡里十分有威望，在缪谔的晚年，其家境已经好转，他在家里建立了一个苗圃，种菊花数百，以表达自己的高洁之志。缪谔有三个孙子，长孙叫缪尚志，就是缪希雍的父亲。

曾祖母杨氏，据《先母杨孺人圹志》记载：杨氏“自少微淑柔慎，克勤女红。比笈，来归吾父爱菊府君，躬事菽水，备奉饔膳，夜则篝灯纺绩，以补费出”。可见，缪希雍的曾祖母是一位非常勤俭的老人，虽然起初家境贫寒，但是她勤俭持家，在家境好转之后，她还保持着节俭的生活作风，这对后代是有着一定影响的。从缪希雍的祖辈的墓志铭中可以看出，缪希雍的祖上就是常熟的普通百姓，具有优秀的品质，在这种家风的熏陶之下，缪希雍行为正直，最终才成长为一代名医。

1553年（明嘉靖三十二年） 出生。

1553年，缪希雍出生于常熟，此时，他的父亲缪尚志年事已高，缪尚志之正室孙氏无所出，缪希雍为其侧室周氏所生。

关于缪希雍的生年，有多种说法，大多认为缪希雍生于1546年，但是常熟张耀宗先生考据应为1553年，其依据为：朱国桢在《祝缪仲淳七十寿序》中云："最后党锢稍宽，余自田间召起，急赴金沙相存慰，则先生正登七十，当修复故事上寿矣""余初意欲邀往光福，任梅花主人，既卒卒不果，而于润甫丈嗒然笑曰：'花不可不看，言不可不文'。"而查《明实录》《明熹宗悊皇帝实录》卷16载"天启元年十一月戊戌朔，起朱国桢礼部侍郎兼翰林院侍读学士"，而朝廷诏书送到江南，应该是天启二年初，此时梅花正开，与朱国桢的记载吻合，则此时正是缪希雍的七十大寿，另在高攀龙所写的《缪仲淳六十序》中记载"而东南士与西北异士归田间"，此西北异士指的是孙丕扬，根据《明史纪事本末》记载为"万历四十年二月挂冠出都"，故缪希雍六十岁生日应该在此之后，这与朱国桢的记载相吻合，故张耀宗先生确认缪希雍的生年应该在1553年①，此说考据翔实，故缪希雍的生年当以此说为准。

1570年（明隆庆四年） 17岁。患疟疾，自疗而愈。

缪希雍在17岁的时候，患了疟疾，百药不效，最后自己攻读医书，有所领悟，遂自疗而愈。

"时淳年十七，时为疟所苦……遍检方书，乃知疟之为病，暑邪所致也……竟霍然起矣。"〔《先醒斋医学广笔记·卷之一·疟》〕

1586年（明万历十四年） 33岁。王樵为缪希雍的母亲周氏撰写祭文。

缪希雍与王肯堂关系密切，同时与王肯堂的父亲王樵关系也非常友好，是年，王樵为缪希雍的母亲撰写祭文，祭文见王樵的文集《方麓集》卷12。

1587年（明万历十五年） 34岁。结识丁元荐。

缪希雍与丁元荐友情深厚，丁元荐对缪希雍尊敬有加，从缪希雍习医，后帮助缪希雍整理医案医话，为《先醒斋医学广笔记》。

"岁丁亥，交缪希雍氏。"〔《先醒斋医学广笔记·序二》〕

1590年（明万历十八年） 37岁。与高攀龙相识。

缪希雍与东林党诸贤相熟识，尤其与高攀龙关系密切，正是在这一年，在丁长儒的介绍下，两人得以见面，从此开始了他们的友谊。

---

① 张耀宗. 浅谈缪仲淳生年及葬地［J］. 江苏文博，2009，(1)：52-53.

“余年二十五，而友于丁子长儒……越三年，忽遇于内弟王兴甫所，欢相持曰：此为仲淳矣！”〔《高子遗书·卷9下·缪仲淳六十序》〕

1592年（明万历二十年） 39岁。迁居宜兴。

缪希雍于是年迁居宜兴，此后数十年的活动，均以宜兴为中心，这次迁居，在王樵的文献中有所记载。

在万历二十年王樵给儿子王肯堂的信中，王樵写道：“缪仲淳迁居阳羡，我已经薄助，汝可且缓，但书不可缺耳。”〔《方麓集·卷9·与仲男肯堂书》〕

1593年（明万历二十一年） 40岁。治疗高攀龙的仲儿。

从缪希雍与高攀龙相识后，高攀龙的家属患病，皆由缪希雍治疗，而缪希雍以高超的医术，令高攀龙赞叹。

“又三年，余以使事至家，得仲儿，日抱弄之，儿忽得异疾，殆矣。一日夜半余，夫妇泪苏苏相语曰：‘是儿非仲淳不活，顾安所旦夕得仲淳坐？’而旦门者报长孺至，余妄念曰：得无仲淳偕来乎？倒屣出见长孺，果偕仲淳来，果一药而活。”〔《高子遗书·卷9下·缪仲淳六十序》〕

1611年（明万历三十九年） 59岁。庄敛之结识缪希雍。

庄敛之是缪希雍的弟子兼得力助手，他帮助缪希雍整理了《先醒斋医学广笔记》，而他得以结识缪希雍，就是在这一年。

“迨辛亥岁，始奉先君命，修子侄礼，拜领先生教诲。”〔《先醒斋医学广笔记·跋》〕

1612年（明万历四十年） 60岁。高攀龙为缪希雍六十寿写祝文。

高攀龙与缪希雍经常讨论学术思想，同时缪希雍为其家人治病多次，故两人友谊深厚，在缪希雍六十岁的这年，高攀龙为其写了《缪仲淳六十序》，收录在《高子遗书》中，现存有《四库全书》本。

1614年（明万历四十二年） 62岁。治疗庄敛之父亲病。

庄敛之的父亲于是年患病，缪希雍前来救治，但是病为庸医所误，终于无力回天。

“甲寅，先君病作，诸医竞云外感，力主表散，禁绝饮食，历半月而势危。先生侨寓长兴闻之，三日夜驰至……”〔《先醒斋医学广笔记·跋》〕

1617年（明万历四十五年） 65岁。治疗庄敛之病。

庄敛之于是年患病，几近病危，缪希雍前来救治，立起沉疴。

"丁巳夏，予忽遘家变患奇疴，百药罔效，自分必死……（先生）为定汤液方，一月沉疴竟剂遂安，三剂若失。"〔《先醒斋医学广笔记·跋》〕

1621年（明天启元年） 69岁。定居金坛。

缪希雍晚年定居金坛，根据庄敛之所记，当在该年。

"辛酉先生卜居吾邑，所居与吾舍仅隔数武，得朝夕过从。"〔《先醒斋医学广笔记·跋》〕

1621年（明天启元年） 69岁。治疗朱国桢膈病。

缪希雍与朱国桢友善，曾为朱国桢治病，此案就是其一。

"辛酉……而先一月膈病，上下如分两截，中痛甚不能支。余友缪仲淳至，用苏子五钱即止。"〔《涌幢小品·卷25·用时文》〕

1622年（明天启二年） 70岁。患病。

缪希雍晚年定居金坛，此时故友多离世，缪希雍伤感成病。

"壬戌先生以交知递逝，伤感成病家居。"〔《先醒斋医学广笔记·跋》〕

1622年（明天启二年） 70岁。朱国桢为缪希雍撰写七十寿祝文。

明万历年间的首辅大臣朱国桢也是缪希雍的好友，朱国桢在野期间，他们经常在一起探讨国事，抒发情怀，在缪希雍70岁的时候，朱国桢还特别赶到金坛，为缪希雍祝寿，同时写了《祝缪仲淳七十寿序》一文，现存于《朱文肃公集》中。

1623年（明明天启三年） 70岁。《先醒斋医学广笔记》刊行。

《先醒斋医学广笔记》先有丁元荐根据缪希雍的医案，结合丁元荐收集的方药，写出了《先醒斋笔记》，后有庄敛之等人，在此基础上整理，根据缪希雍口述，整理出了《先醒斋医学广笔记》，于天启三年刊行。

1625年（明天启五年） 72岁。撰写《神农本草经疏》的刊行题辞。

《神农本草经疏》是缪希雍一生的心血结晶，对中医本草学有较大的推动作用，此书刊行于是年，缪希雍为刊行撰写了题辞。

1627年（明天启七年） 74岁。去世。

缪希雍去世的时间史书无载，但在缪希雍去世后，钱谦益曾经写《悼仲淳》诗，此诗收录在钱谦益的文集《牧斋初学集》中，而该书以编年收录文章，这篇诗文收录在卷4《归田诗集下》，该集收录天启七年之文，所以可以据此断定缪希雍在该年去世。

（罗大中）

吴昆

1552 年（明嘉靖三十一年） 出生于安徽歙县澄塘。

“未及壮年，负笈万里，虚衷北面，不减七十二师。……今樗栎之年六十有七，万历四十六年戊午。”〔《针方六集·自序》〕

上文记载吴昆自己在万历四十六年时，年六十有七，故上推 67 年，为吴昆生年。

“余年十五志医术，逮今十有八稔。”〔《医方考·自序》〕

《医方考》刊于明万历十二年甲申（1584），从上自序可知吴昆时年 33 岁，按年推其生年亦为 1552 年（明嘉靖三十一年）。

1566 年（明嘉靖四十五年） 15 岁。始习医。

“余年十五志医术，逮今十有八稔。”〔《医方考·自序》〕

《医方考》刊于明万历 12 年甲申（1584），从上自序可知吴崑时年 33 岁，减去 18 年，可知吴崑 15 岁时为 1566 年（明嘉靖四十五年）。

1576 年（明万历四年） 25 岁。拜余养正（午亭）为师学医。

举业不第，乡里长者劝其“古人不得志于时，多为医以济世”，由此专心于岐黄医事，拜余养正（午亭）为师学医。据吴氏著作中记载，为师教导主要从临证看病切脉、处方用药上，传授心得秘诀。3 年后，游学于江苏、浙江、湖北、河南、河北等地，负笈万里，就“有道者为师”，故称有“七十二师”。谦虚好学的品质，丰富了吴昆的人生阅历，开阔了医学视野，注意吸收不同流派的医学经验及秘传，同时，广交朋友，拓宽了思维空间。在此时，校注整理了滑寿的《明堂图四幅》。

“余投举子笔，专岐黄业，乃就邑中午亭余老师而就正焉。居三年，与师论疾，咸当师心，师勉会友天下士。”〔《脉语·自序》〕

“富山人余午亭（约 1516—1601）先攻儒学 30 年，后从堂兄余傅山习医（傅山曾任钟祥县令，亦儒医）。所著内科《诸证析疑》4 卷，医林竞相传抄，称为“苍生之司命”。午亭治病强调扶正气、益脾胃，发展了祁门汪机创立的“固本培元”学说。门人吴昆（1552—1621）15 岁从师，业成后又遍访名医，终成全国知名大医家，所著《医方考》6 卷，是我国医学史上一部较系统注解医方的专著，至今为中医药专业必读书，并在十六七世纪即被朝鲜和日本刊行。所著《脉语》一书，对后世医家多有启发，所著《黄帝内经素问吴注》也为医界重视。”〔《徽州区文史资料》① 〕

（1）《中国医籍考》

嗣是由三吴循江浙、历荆湘、抵燕赵，就有道者师事之焉。或示余以天人贯通之道，或示余以医儒合一之理，或示余以圣贤之奥旨。或秘余以家世之心传（4 种渊源）。

（2）《中国医籍考》引《鹤皋山人传》

初游宛陵，后沂长江，历姑孰，堤和阳，所至声名籍籍，活人无论数计。

据考：宛陵即今安徽宣城，姑孰即今安徽当涂，和阳即今安徽和县。

1584 年（明万历十二年） 33 岁。著成《医方考》六卷。

吴昆传授医学，带徒弟 3 人，方元振、汪跃德、汪总及侄孙吴子湛，因于“世医昧于上古经论，不达于中古之方”，不明方义与方证关系，不明药物升降浮沉之性，以及宣、通、泻、轻、重、滑、涩、燥、湿之法，反正类从之理，而盲目执方用药疗病，危害性极大，于是选取古今良医之方 700 余首，“揆之于经，酌以正见，订之于证，发其微义”，著成《医方考》6 卷。同年，又将所读过有关诊病切脉的医书要点，摘抄为语录，重点注释或述之师传心得，著成《脉语》二篇。

1594 年（明万历二十二年） 43 岁。著成《素问吴注》。

吴昆对《素问》进行全文注释，著成《素问吴注》（自序作《内经吴注》）24 卷。从该书参校友人名单推测，此时期吴崑可能在太医院里教授《素问》，整理者有太学生 8 人，太医院医生 1 人，儒生 3 人，礼部儒生 3 人，庠生 6 人，居士 1 人，共计 21 人。此书可能是吴氏授课讲稿，由众人整理收集而成。著述的动机见自序：“隋有全元起，唐有王冰，宋有林亿，尝崛起而训是经，是庶几昧爽之启明哉，待旦者较然睹矣，独其为象，小明则彰，大明则隐，谓之揭日月而行未也”，于是“居常晷度有熊，日术其旨而讨论之”，“不揣管陋，释以一得之言”，在王冰 24 卷本基础上，参考宋臣林亿新校正语、师传心得，发挥自己对文字音训、释义特长，进行了

① 政协黄山市徽州区委员会文史资料委员会. 徽州区文史资料（第四辑），2007.

整理注释，使《素问》读起来通畅，文义明白，转难为易。从写序时间上推论，他对此书研究很早就开始，原因有二：一是祖父擅长《黄帝内经》研究，有家学庭训的治学传统。二是《医方考》对病证机理、方药注释，均显示他对《内经》研究功力。

1618年（明万历四十六年） 67岁。写成《针方六集》6卷。

随之临证经验的积累，学识日丰，对以往针砭治验不能尽得其中之奥旨者，经过30年不断探讨，始破迷津，医学思想进入成熟期。带生徒23人（包括侄孙吴象先），将自己在针灸方面的研究心得，结合历代经典论述、医家歌赋，写成《针方六集》6卷，旨在羽翼《图经》（明刊《铜人腧穴针灸图经》）的学习使用。吴氏订校滑寿的《明堂图四幅》（又作《正伏侧人脏腑明堂图》），一并收入此书卷首《神照集》中，形成该书图文并茂的著述特点。

“壮年，负笈万里，虚衷北面，不减七十二师。……今樗栎之年六十有七，万历四十六年戊午。”〔《针方六集·自序》〕

约1620年（明泰昌一年），去世。

“吴昆生平里籍正史并无记载，吴昆生卒无确考，约1552—1620年。”〔《中国医学通史·古代卷》〕

（刘玉玮）

聂尚恒

谱前

父亲聂素贵，少时曾入赘姐家李氏，从其姓。天资聪颖，以孝悌闻名。曾读陈白沙先生集，认为为学之道，须从静中养，遂师从吉安罗文恭先生，潜心理学。后授大仓司训，力主实践而戒浮侈，为众士所心悦诚服，遂升六合谕。其间，清廉耿介，多为善政，渐以名显，于是复姓聂。“聂素贵，字原，守邑北，大观桥人，少赘姐家李氏，遂从其姓。颖异英敏，孝友性，成髫年为郡庠生，不规规举子业。读陈白沙先生集，至为学须从静中养，去端倪，方有商量处。叹曰，入道之方，其在是乎。往师吉之罗文恭先生，大器其才学，示以主敬，为入门益知乡往，遂深理学以明经，受大仓司训，劝实践而戒浮侈，士心悦服，升六合谕。摄邑，篆清介，多善政，尤加意课文，身自为迪，士受渐磨，多以名显，归乃复姓聂，云其子尚恒中万历壬午举人。”〔《新淦县志·卷8·儒业》〕

尚恒少时曾随父任大仓，曾师事王龙溪、王荆石两先生，大见称赏。明万历十年乡试中举，然六上春官不第。明万历中由乡荐为庐陵教谕，适逢吉安王南塘先生联白鹭青原智庚会，尚恒喜甚，乃入会复受理学，三历寒暑不辍，益扩前所未闻。尚恒后升抚宁（今河北抚宁县）知县，山海关鄙，计破外寇侵袭而立战功。他扶民惩恶，正气浩然，革除因签军而致百姓家破之旧条议，又推却归还貂客参贩的规例钱财，因而深受黎民爱戴，同时也遭奸佞妒嫉，得罪当事权贵，遂南下而改任福州教授，后升福建汀州府宁化知县。其间，他惩恶扬善，筑堤便民，卓有政声。同治《新淦县志》有云：“聂尚恒，字惟贞安志载新淦人，少随任大仓，师事王龙溪、王荆石两先生，大见称赏，为时知名。六上春官不第，就谕庐陵。时吉南塘五先生联白鹭青原智庚会，喜曰一官敝屣耳。家承理学，得此殊快人意，三历寒暑不辍，益扩前所未闻。升抚宁令，莅山海关鄙，会寇犯河流口，纳民城邑，计破走之。旧上台巡边，签民供张破家，条议革除，复却貂客参贩规例钱，剔审丁影射之积奸，为当事所忌，改福州教授，升宁化令，禁革嚣梗，裁抑强豪，唯倡请筑堤捍潦，以便地方。精轩黄术，著有活幼

心法及医术等书行世。子九人，皆补弟子员，长师元以崇正甲戌贡于明经。”〔《新淦县志·卷 8·宦业》〕

尚恒少时曾承父训，旁通于医，于儿科痘疹，尤有心得，《活幼心法》自序言：“先大人专心理学，而旁通于医。予少时尝闻其训，曰：事亲者不可不知医，慈幼者不可不知医。于是每乘暇日，博览方书，精察病情，而于治幼治痘，尤精心焉，盖因其术之独难也。”〔《痘疹活幼心法·自序》〕

子聂杏园，幼聆父训，秉承家学，弃仕途而终生专力于医，著有《医学集义》《卫生一助》《疔疮论》《咽喉说》等书。其医理渊博，经验丰富，深受医界之景仰，成为江西清初一代名医。江西《清江县志》载：“清江历史上父子相传卓有成就的，首推明代聂尚恒、聂杏园父子。”〔《清江县志》〕

由上可知，聂尚恒出生在一个理学之家，幼承家学，历任庐陵教谕、抚宁县令、福州教授、福建汀州宁化县令，性耿介正直、为官清廉、惩恶扶善，一心为民，这样的性格当然为奸佞所妒。然而，尚恒时以“达则为良相，不达则为良医”自勉，少时就承父训，博览医书，为官之余给姻戚僚友诊病，由此积累了丰富的医学临证经验。其子受其影响，遂终身专力于医学。

约 1567—1572 年（明隆庆末年） 出生于江西清江永泰镇大观桥。

《中医人物词典》《中医人名辞典》《中国医学百科全书·医学史》均载聂氏的生年为 1572 年，然历代《清江县志》《临江府志》《新淦县志》《江西通志》《宁化县志》《福建通志》《庐陵县志》以及聂氏各著述，均无其生年的注述，仅在朱纯嘏《痘疹定论》中记载：“清江久吾聂氏，名尚恒，生于隆庆末年。”

可见，聂氏生年 1572 年与此有关。在清乾隆《清江县志》、同治《新淦县志》、同治《临江府志》以及《江西通志稿》中均明确记载其乡试中举的时间为“明万历十年壬午”（1582），可见，聂氏中举时间确的无疑。然而，若聂氏确乎生于 1572 年，其中举时仅为 10 岁，实在惊为天人，也让人怀疑其生年的准确度来！此“隆庆末年”，极有可能并非指一年而已，而是一时间段或者直接就是个讹误，因此，聂氏生年待考。

聂氏籍贯，在各县志中，有两种注录：清江和新淦，不尽相同。在聂尚恒的著作《奇效医述》自序中，聂氏自述为清江人，而在江西省图书馆藏《江西通志稿》第六册中，明确记载了万历十年壬午的乡试名录，其中聂氏是以新淦籍应考的。那么，聂氏到底是清江人还是新淦人呢？同治《新淦县志》中记载："聂素贵，字原，守邑北，大观桥人，少赘姐家李氏，遂从其姓……多以名显，归乃复姓聂。"

可见，聂素贵实为清江大观桥人，少时入赘新淦县李氏，解任回乡后，复聂姓。因此，聂尚恒新淦籍与此有关，实为清江大观桥人（为今樟树市永泰镇大观村）。且明时，清江和新淦同为临江府所管辖，古实际上同属一地。因此，清江和新淦混称的现象也并不矛盾。

1582 年（明万历十年）　参加乡试中举人，后由乡荐为庐陵教谕。

尚恒于明万历十年应乡试，且中举，多处记载可为证：

"万历十年壬午乡试，李尚恒清江人，彭锡命、聂尚恒知县，邓敏、朱天民俱新淦人，何伟新喻人涪州籍中。"〔《临江府志·卷 13·选举志》〕

"万历十年壬午，聂尚恒新淦籍，宁化知县有传。"〔《清江县志·卷 12·举人》〕同治《新淦县志》，民国《江西通志稿》记载类同〔《江西通志稿》〕。

《庐陵县志》记载其于当年由乡荐为庐陵教谕："聂尚恒，字惟贞，清江人，万历十年以乡荐为庐陵教谕，时王时槐讲学青原，喜曰：'一官敝屣耳。'遂益扩所未闻，力学笃行，文章醇雅，医尤通神学者，称久吾先生。〔《庐陵县志·卷 7·政要志》〕

1592 年（明万历二十年）　在京会试，落第。

尚恒六上春官不第，这是他壬辰年会试的记载："壬辰初春，予在京会试，天寒夜坐久感寒头痛，服苏散药未经出汗，其头痛数日不止，却无他症。"〔《奇效医述·外感误服补药因而增病述》〕

1603 年（明万历三十一年）　又一次北上会试。

万历三十一年，尚恒又一次北上会试，医案中有证："癸卯之冬，予论庐陵，会试北上，毛贝次公告予曰："吾老母年五十九岁，病在家，欲借重国手便道一医治，倘或得痊，举家之感不浅。"〔《奇效医述·治妇人吐血下血遍身筋肿用补得效述》〕

1611 年（明万历三十九年）　授福庠（福州教授）。

医案中有证："辛亥季夏，予授福庠。僚友有梁姓者，年已七十，因学道岁考，在旁收卷，劳倦出汗多，回衙洗浴感寒。"〔《奇效医述·治劳伤感寒先发后补得效述》〕

1612 年（明万历四十年） 出任福建汀州府宁化县令。

“聂尚恒，新淦人，举人，万历四十年仕，廉俭有守，执法不扰，数以此忤上官，不能易也，尤禁赌博，喜课桑麻，精于岐黄之术，自负痢痘二科，发前人所未发。政余施药济人活者无算，所著有医学医案，痘科痢科诸书。”〔《宁化县志·卷 17·循吏传》〕

陈邦瞻序：“久可先生，豫之清江人。姓聂名尚恒，于万历时以乡进士出知福建汀州府宁化县事，卓有政声。〔《痘疹活幼心法·陈邦瞻序》〕

1616 年（明万历四十四年） 《奇效医述》《活幼心法》刊行。

明万历末年，聂尚恒退归后，其医学著述陆续刊行，有著作序言等为证。

《奇效医述》自序：“医术肇自圣神，其效可以安危而起死，乃民生寿命之急需，而造化功用所不及者，赖之以赞助也。古有‘达则为良相，不达则为良医’之语，盖谓其与燮理同功耳。然古今高明之士多视为小技而漫不究心，一旦身有病与所亲之人有病，则悉付庸愚之手，使庸愚之陋识反得以握贤智之生死，岂不胶哉！间有涉猎斯术者，又自恃聪明，不肯究极精深，仅知粗浅，而即自信自用，反致误己误人，其害尤甚也。此二者，古今之通弊。余尝鉴之，而思为身计，又思为身所亲者计，是以究心于斯术。数十年来，博取而精研之，深思而透悟之，自觉有入于神妙者，因病制方，不胶于古方，得心应手，不拘于成说。其初聊以自为，久而有知信者以躯命来托，不论亲疏贵贱，皆尽心为之调治，是以每每取效，而其效又多奇也。效何以奇？凡病有易治者，皆求治于时医，不求余治也。其有病危难治，时医束手者，然后求救于予，余不计其危而治之，十尝活其八九，与寻常功效不同，此其所以奇也。或有一二不治者，则病已在膏肓而入骨髓，扁鹊望之而走者耳，然余且为之委曲求生，至于必无生意而后已，岂忍为扁鹊之走乎！余归休颇有暇日，因取从前医而效、效而奇者，详述而录之，病情与治法俱备，令人可对堪也。俾览者咸知某病已危，用某药得宜而获安；某病濒死，用某药中窾而回生。庶令后之病症有相类者，可以触类而通，合宜而用，则于天下后世之疾苦沉疴未必无裨也。此余刻《医述》意也，兹刻仅录其往者，而来者犹可以续刻，用是引诸其首。时万历丙辰仲秋之吉，前知福建汀州府宁化县事，清江久吾聂尚恒识。”〔《奇效医述·自序》〕

《活幼心法》自序："先大人专心理学，而旁通于医。予少时尝闻其训，曰：事亲者不可不知医，慈幼者不可不知医。于是每乘暇日，博览方书，精察病情，而于治幼治痘，尤精心焉，盖因其术之独难也，是以用心独苦也。阅历之多，精思之久，天启其衷，豁然深悟其妙理。每用之家族，用之姻友，随试辄效。有可自信者，不惟庸医腐儒之浅陋得以洞察其弊而救正之，凡前哲之方论皆得参酌裁决，无有能出吾范围者。于是写吾心之所独悟，而发前人之所未发，取其长，弃其短，矫其偏，救其失。其辨证也简而明，其立方也精而切，著为一编，命之曰《活幼心法》，谓以吾之心悟为后法，而可以回生起死也。又附问辨、医案于其后，以志吾言之非无徵、吾法之果可用也。嗟乎！一书成名，君子所耻，而况于技乎？予岂以此自表见乎！然而始之苦心，于此聊以自为，不虞其技之精妙一至于此，而可以救生灵之夭折也。是以不忍自私，而必以公之天下后世也。江右清江聂尚恒识。"〔《痘疹活幼心法·自序》〕

陈邦瞻序："惜当时以儒宦显，不列名于医林，故其姓字不传于今世岐黄之口。即有《活幼心法》一书，亦不传于今世岐黄之口，至其治男妇诸病也，则并著有《奇效医述》四十九篇，俱惜年久沦没。噫，世远代湮失于见闻不及者，讵止一聂久可著述已哉？此古人之悬金搆书良有以也，且其书考其自序，则著于前之丙辰，而余之阐发此书，复合岁纪，又在今之丙辰。闻之世运以六十载必为一更。"由此序可知，《活幼心法》作于万历丙辰年，即万历四十四年（1616）〔《痘疹活幼心法·陈邦瞻序》〕。

聂尚恒《活幼心法》对后世影响很大，清代朱纯嘏《痘疹定论》曰："清江久吾聂氏，名尚恒，生于隆庆末年，万历年间以乡进士出知福建汀州府宁化县事，卓有政声。惜当时以儒臣显，不列名于医林，故其姓字不传于今世岐黄之口，即著有《活幼心法》一书，亦不传于今世岐黄之家。要知天地气化生聂氏于豫章之清江，非为此一隅之幼儿女起见，将令普天之下后世之人提撕警觉，救斯世之赤子，而令安全于襁褓中也。今独知久吾聂氏集痘疹之大成，开幼科之法眼，议论精，辨证确，用药当，不偏于寒凉，亦不偏于温补，深得中和之理，合宜之用，无过不及之差。嘏生也晚，不获亲炙门墙，恭承面谕，幸得《活幼心法》而熟读之，沉潜玩味，裘葛三更，一旦恍然，若有心领神会，顿将前此之旧闻洗涤净尽，心胸之茅塞剪锄豁开。又恐天下之大，万方之众，不能周知，岁久年深，终成湮没，今特表而出之。凡业幼科者必当熟读《活幼心法》，反覆究竟，自然得心应手乎！”

1628 年（明崇祯元年）　《医学汇函》刊行

《医学汇函》的刊行年代，《全国中医图书联合目录》《中医大辞典》《中医文献辞典》等记载都为 1616 年，今据 2015 年中国中医药出版社出版的点校本《医学汇函》可知，该书的刊行年代应为 1628 年，有确切的文献记载为证：

《奇效医述》和《活幼心法》为聂氏退归后着手编写，于 1616 年成书出版刊行，而《医学汇函》的成书应晚于《奇效医述》多年，以白岳逸人程达序言为证：“解组林下居恒……乃仰搜古来神圣秘妙，下至种种名家奇诠，靡不汇其意以传其神，掇其精以去其粗，辨其真以删其疑。抑且门分类别，展卷洞然……久吾固不忍秘诸箧也，迫顽肉举世白骨而起其沉疴，又以医类全备，亦可传诸世，因颜之曰《医学汇函》，梓焉公诸海内。”〔《医学汇函·程达序》〕

“解组林下居恒”，即言聂氏卸任回乡多年后，在完成《奇效医述》和《活幼心法》的编写刻印后，开始着手《医学汇函》的编写，但究竟成于何年呢？

《医学汇函》崇祯年跃剑山房本卷一标题“新刻聂久吾先生医学汇函一卷”后有“清江久吾聂尚恒著，闽建星一余象箕阅”，据傅海燕教授考证，此余象箕即为明代建阳最大的刻书世家余氏书坊主人中最有代表性的人物余象斗的胞弟，名怡台，字象箕。《医学汇函》跃剑山房本中高崇谷序言（该序言作于 1628 年）言：“其山川风土、士林文物，低徊不忍遽去，乃因吴友翼登诣跃剑山房，偕余元翼、余天羽促膝论文，继且持艺相商。”后由于高崇谷的仆人触冒暑邪患病，卧不能即行，“既而元翼、天羽令椿君号忆台者，投刺访予”，同时言“忆台君，有官守者也”，此处“忆台”，即余象箕的名“怡台”的不同写法。忆台一剂药竟使病人痊愈，“予因细叩其胸臆所储，穆然皆活世慈肠，缘出所参阅医集，颜曰《医学汇函》者以示”，印证余象箕审阅过《医学汇函》的事实，可见高崇谷作序前（1628 年）《医学汇函》就已成书，随后“梓焉公诸海内”，可见，1628 年（崇祯元年）即为《医学汇函》的成书年代，也是首刻年代。〔《医学汇函·高崇谷序》〕

（邱　玏）

喻昌

谱前

喻昌无后，仅有一姐，嫁于靖安舒氏。“嘉言本姓朱，江西人，明之宗室也。鼎革后，讳其姓，加朱以捺为余，后又易木以刖为俞。向往来钱牧斋之门，结庐城北之麓。少遇异人，授以秘方，兼善黄白之术。弟子有祈其术者，辄语曰：“我誓以济世不以私，先师强授我，然尚不免大谴二：一夭殛，一无后。汝愿夭殛乎？无后乎？二者必于设誓时愿受其一乃可。弟子闻而惧，不复请。人或疑其托词以拒，然嘉言实无后。”〔《牧斋遗事》〕

根据实地考察、文献记载，喻昌非明朝宗室，实为喻姓无疑。此段记录，可推测喻昌少时曾接触道教炼丹术，由此给喻昌无后蒙上了一层神秘的色彩，然喻昌大公无私的高尚品格以及高超的医术确是事实。

“新建人，明季副贡，学博才宏。隐于医，其女兄嫁邑之舒氏，故居靖安最久。”〔《靖安县志》〕

1585 年（明万历十三年） 生于江西新建。

喻昌 1585 年生于江西新建县喻家村（今新建县朱坊大队喻家村），在其著作《医门法律》自序中可为印证：

“顺治十五年上元吉旦，南昌喻昌嘉言老人，时年七十有四序。”〔《医门法律·序》〕顺治十五年喻昌 74 岁，可推其生年为 1585 年。

喻昌，《医门法律》24 卷，《尚论篇》8 卷（前志作《伤寒尚论编》），《寓意草》1 卷。新建人，寓常熟。〔《苏州府志·卷 139》〕

喻昌，新建人，读书精医术，兼通释典，游吴中，侨居常熟，治疗多奇中，年八十预知死期，坐论而化。所著《医门法律》《尚论篇》行于世。〔大清一统志·卷 310》〕

1630 年（明崇祯三年） 45 岁。中副榜。

“喻昌，字嘉言。选贡生，与临川陈际泰友善。中崇祯庚午副榜，入京以书生上书，愤欲有为，卒无所就。”〔《新建县志·卷 49·高士》〕

1633 年（明崇祯六年） 48 岁。离开京城。

喻昌在京的三年，愤欲有为，然不鸣一邑，遂返回故里：“不揣欲遍历名封，大彰其志。不谓一身将老，世态日纷，三年之久，不鸣一邑。幸值谏议卣臣胡老先生建言归里，一切修举，悉从朝廷起见。”〔《寓意草·自序》〕

1643年（明崇祯十六年） 58岁。作《寓意草》。

大凡一位大医的诞生，莫不与崇高的精神境界相关。对于人类的大爱，超越了狭隘的自我，以病人利益为一切，救死扶伤，无论富贵贫贱，视同一等。喻昌就是这样的一位医生，在他的《寓意草》自序中，这样写道：

“昌于此道无他长，但自少至老，耳目所及之病，无不静气微心，呼噏与会，始化我身为病身。负影只立，而呻吟愁毒，恍惚而来，既化我心为病心。苟见其生，实欲其可，而头脑骨髓，捐之不惜。倘病多委折，治少精详，蚤已内照。他病未痊，我身先瘁，渊明所谓斯情无假，以故不能广及。然求诚一念，多于生死轮上，寂寂披回……崇祯癸未岁季冬月西昌喻昌嘉言甫识。”病人愁苦，视同已出，没有如此崇高的大爱境界，何以致此?〔《寓意草·自序》〕

清顺治初 58岁以后，出家（披剃为僧），后蓄发侨居江苏常熟。

“喻昌，字嘉言，江西新建人。幼能文，不羁，与陈际泰游。明崇祯中，以副榜贡生入都上书言事，寻诏征，不就，往来靖安间。披剃为僧，复蓄发游江南。顺治中，侨居常熟，以医名，治疗多奇中。才辩纵横，不可一世。”〔《清史稿·列传第289·艺术1》〕

1648年（清顺治五年） 64岁。作《尚论篇》，刊行。

尚论篇作于1648年，有自序为证：

“尝慨仲景《伤寒论》一书，天苞地符，为众法之宗，群方之祖。杂以后人知见，反为尘饭土羹，莫适于用。兹特以自然之理，引申触类，阐发神明，重开生面，读之快然，觉无余憾。至春温一证，别辟手眼，引《内经》为例，曲畅厥旨。究不敢于仲景论外，旁溢一辞。后有作者，庶不为冥索旁趋，得以随施辄效，端有望焉。穷源千仞，进求《灵》、《素》、《难经》、《甲乙》诸书，文义浩渺，难以精研。用是参究仲景《金匮》之遗，分门析类，定为杂证《法律》十卷。覃思九载，拟议以通玄奥。俾观者爽然心目，合之《伤寒论》，可为济川之舟楫，烹鱼之釜鬵，少塞吾生一日之责。即使贻讥于识者，所不辞也。夫人患无性灵，不患无理道。世患无理道，不患无知我。古君子执理不阿，秉道不枉，名山国门，庶几一遇，气求声应，今昔一揆。是编聊引其端，等诸爝火，俟夫圆通上智，出其光华，于以昭彻玄微，与黄岐、仲景而合辙。昌也糠籽在前，有荣施矣。时顺治戊子岁孟夏月，西昌喻昌嘉言甫识。"〔《尚论篇·自序》〕

《尚论张仲景伤寒论》凡8卷，前4卷详论六经证治，已尽伤寒之义矣；后4卷推广春月温病、夏秋暑湿热病，以及脉法诸方。〔《尚论篇·喻跋》〕

1658年（清顺治十五年） 74岁。作《医门法律》，刊行。

"顺治十五年上元吉旦，南昌喻昌嘉言老人，时年七十有四序。"〔《医门法律·序》〕

《医门法律》刊行于清顺治十五年（1658），此时喻昌已经74岁高龄了。喻昌所处时代，是个战争、瘟疫遍地的乱世，在他的医疗实践中发现一些医生"不明辨阴阳逆从，指标为本，指本为标，指似标者为标，似本者为本，迷乱经常，倒施针药"，往往"轻病重治，重病轻治，颠倒误人"，甚至"治病不明脏腑经络，开口动手便错"。这些严重弊端喻昌深恶痛绝，佛教慈悲普度精神难以实施，他精思熟虑仿照佛教戒律为医门立法，以《内经》《伤寒论》等为依据，诞生了这部医学规范。〔《医门法律·卷1》〕

"《医门法律》，……又取风寒暑湿燥火六气及诸杂证，分门著论。次法，次律。法者，治疗之术，运用之机。律者，明著医之所失，而判定其罪，如折狱然。……昌此书乃专为庸医误人而作，其分别疑似既深明毫厘，千里之谬，使临证者不敢轻尝；其抉摘瑕疵，并使执不寒、不热、不补、不泻之方，苟且依违，迁延致变者，皆无所遁其情状，亦可谓思患预防，深得利人之术者矣"。〔《四库全书总目提要·子部·医家类二》〕

"新建俞征君嘉言，发挥轩岐仲景不传之秘，著《尚论篇》，余为序其指要，推本巫医之道术，比于通天地人之儒。世之人河汉其言，惊而相告者多矣。越二载，征君年七十，始出其《尚论后篇》及《医门法律》，教授学者，而复求正于余。余读天台《止观》书，论四大五藏，增损得病，因起非一，病相众多，识因治病。举要言之，则有《瑜伽》四种善巧，《杂阿含》七十二种秘法。其言精深奥妙，殊非世典医经、经方两家所可几及。当知我如来出世为大医王，五地菩萨，方便度生，以善方药疗治诸病，非积劫誓愿，用醍醐上药供养诸佛，教化众生，不能现药王身说法，岂特通天地人之儒也哉！征君外服儒行，内閟心宗，由曹洞五位，君臣旨诀，妙悟医理，用以判断君臣佐使之法。阴病一论，原本四大，广引三界，台宗《地论》之微言，一往参合，所谓如药树王遍体愈病者也。世人规规焉量药于寸匕，程方于点墨，牛羊之眼，但别方隅，其惊而相告也，不亦宜乎？然吾观如来之论医，盖莫精于《大涅槃经》旧医、客医之说。夫旧医之治病，不别风热寒温，悉令服乳，客医之厉禁之者宜也。厉禁行而王病愈，国无横死，禁乳之效，可见于前矣。迨王之热病作也，非乳不起，而客医之所以除病者，即所禁旧医之乳药而已。舍旧医之乳药，而求客医之乳药，虽谒大自在天而请之，岂可得哉？由此观之，病因弘多，病相颇异。古方新病，有不相能。察传变，判死生，在乎三指之间，一息之内。譬如两军相对，决胜负于呼吸。必欲学古兵法，按图列阵，而后从事，良将所不与也。曹洞之宗曰：动成窠臼，差落顾伫，背触俱非，如大火聚。征君之著书，其殆有得于此者乎？佛言旧医别药，如虫食木。知者终不唱言，是虫解字。今《尚论》诸书具在，皆客医之乳药也。学者神而明之，无若虫之解字，为智人所笑，庶不负征君方便苦心矣。”〔《牧斋有学集·卷15·俞嘉言医门法律序》〕

1664年（清康熙三年）80岁。卒于常熟。

喻昌，字嘉言，新建人，崇祯中以选贡入都，上书愤欲有为，卒无所就，顺治初常熟钱谦益邀至邑中，昌少遇异人，授内养法，遂终身不卧，明禅理，精医药，所至活人，又好弈，年八十余，与国手李元兆对弈三昼夜，敛子而逝〔《苏州府志·卷112》〕。

谱后

1734年（清雍正十二年）　康熙间，初由外甥将遗骸运回，寄于靖安萧寺，雍正十二年，由曹必聘与众医移于南昌百福寺，葬于徐孺子墓旁，并立祠以纪念。

“《省志》云：昌无后，其甥负遗骸归，过左蠡，舟遭风浪，首尾尽毁折，独骸龛一舱无恙，屹然湖中。后寄靖安萧寺，有盗其旁铜环者，立中疯毙，今遗骸尚不坏。《绎堂杂识》云：诸生曹必聘与众医舁昌遗骸，瘗于城南百福寺旁，塑像寺中。《省志》以昌列入方伎，然观上书辞徵，立志不俗，使展其所蕴，必不仅为良医也夫。敬置之《高士传》，闻风如见其人。”〔《新建县志·卷49·高士》〕

“不肖斯蔚身受外祖大人高厚洪恩，莫报万一，思以其玄功所获，内体

端凝，永祀寝室。幸于雍正十二年，会同郡诸贤，公请权奉省寺，行拟建祠迭祝。”〔《尚论后编·舒斯蔚跋》〕

新建喻嘉言殁于钱牧斋家，牧斋以坐化龛奉之。康熙间，甥某迎归靖安。雍正中，南昌医士佥曰：先生明处士，隐于医，奈何辱遗骸而佛法祀之！因迎至南昌徐孺子墓侧葬〔《江城旧事》〕。

“既归常熟，遗骸暂寄靖安萧寺。盗环者毙，请祷者生。既而移祀会城，栖神净域。寺名百福，灵庇千人……曩者，聚徒卜葬，瘗公于孺子坟边，累土成圻，树表在纯阳观侧。”〔《喻嘉言先生改葬告词》〕

1739 年（清乾隆四年） 《尚论后篇》刊行。

“不肖斯蔚身受外祖大人高厚洪恩，莫报万一，思以其玄功所获，内体端凝，永祀寝室。幸于雍正十二年，会同郡诸贤，公请权奉省寺，行拟建祠迭祝。又欲以其医学诸集，广传普济，而所刻之《寓意草》《医门法律》及《尚论篇》前四卷，已喜为人世珍，特《尚论篇》后四卷手稿付蔚藏箧，未能续刊。今因房弟长明慨为捐梓，谨将原本清付，一一较刻。书成自必与前刻共传不朽，而不肖之所慰无穷也已。乾隆四年夏月，靖安西关痒生不肖甥舒斯蔚炳文氏谨跋。”〔《尚论后篇·舒斯蔚跋》〕

（邱　功）

张　璐

1617 年（明万历四十五年）　出生。

1617 年，张璐出生于江苏苏州一个望族。苏州以其发达的经济、繁荣的文化、秀美的景致，被誉为“人间天堂”。张璐生活的明末清初的苏州，正是吴中医学的中兴之纪。随着资本主义的萌芽，苏州逐渐成为当时的丝织业中心，经济的繁荣和城市的发展以及人口的集中和流动推动了保健需求，促进了当时医学的发展。

“余生万历丁巳。”〔《张氏医通·自序》〕

“张璐，字路玉，号石顽老人，长洲人。性敏好学，博究古人之书。”〔《苏州府志·卷 110》〕

“家昆路玉，昆之望族，故明廉宪少峰公之孙，光禄烈愍公嫡侄。”〔《张氏医通·序》〕

张璐年少聪明，在学习举子之业的同时，对医药具有浓厚的兴趣并坚持研习。

“余自束发授书以来，即留心是道。”〔《千金方衍义·序》〕

“吾于志学之年，留心是道。”〔《张氏医通·自序》〕

1644 年（明崇祯十七年）　28 岁。躲避战乱，息居洞庭。

1644 年，被称为中国历史上天崩地裂的明清鼎革之际，张璐为躲避战乱，隐居于洞庭西山林屋洞一带。洞庭西山地处苏州西南百里，为太湖中的孤岛，林屋洞在林屋山西部，为道教仙人所居，被称为“天下第九洞天”。张璐在此生活了 15 年之久，其间他广学博览，著书立说，为日后取得辉煌成就奠定了坚实基础。

“甲申世变，黎庶奔亡……当是时也，茕茕孑遗，托迹灵威丈人之故墟，赖有医药、种树之书，消磨岁月，因循十有余载。身同匏系，聊以著书自娱。”〔《张氏医通·自序》〕

“专心医药之书，自岐黄迄近代方法，无不搜揽，金石鸟兽草木，一切必辨其宜，澄思忘言，终日不寝食，求析其得心应手……”〔《张氏医通·序》〕

1659 年（清顺治十六年） 43 岁。离开西山，赋归故园。

1659 年，清人入主紫禁城十余年，社会秩序渐趋安定，生产逐渐恢复。张璐离开洞庭西山，回到苏州城。此时的苏州随着资本主义萌芽日渐生长，商品经济发展推动了交通发达，增加了医生间的交流；科学技术的发展，对医学有重大影响；大批知识分子由儒入医，改善了医生的文化素质和知识结构。张璐回到苏州以后，交游极广，如当时名医叶阳生、程郊倩、李修之、沈朗仲、马元仪、郑月山、汪缵公等，他们之间的学术交流促进了吴中医学的发展。

"岁己亥，赋归故园，箧中辑得方书一通，因名《医归》。"〔《张氏医通·自序》〕

1667 年（清康熙三年） 51 岁。《伤寒缵论》《伤寒绪论》问世。

1664 年，张璐经过数年的修订，将《医归》的内容进一步整理，考虑到其中"多数未惬，难以示人"，于是仅取《伤寒缵论》《伤寒绪论》各 2 卷准备出版，并过娄东（今江苏太仓）请同年胡周鼒为之作序。1667 年，张璐《伤寒缵论》《伤寒绪论》刊行，同时其长子张登《伤寒舌鉴》1 卷、次子张倬《伤寒兼证析义》1 卷并行问世，受到同道的一致好评。

"其间汇集往古传习诸篇，多有不能畅发其义者，次第以近代名言易之。草创甫成，同人速予授梓。自揣多所未惬，难以示人，仅以伤寒缵、绪二论，先行问世，颇蒙宇内颔之。"〔《张氏医通·自序》〕

1689 年（清康熙二十八年） 73 岁。著成《诊宗三昧》。

在清代，对诊断学方面做出过重要贡献的医家，当首推张璐。鉴于医界流弊陋习，异端玄说，张璐著成脉学专著《诊宗三昧》，寓意"以三昧之水涤除尘见"。其中提出的关于望诊"望诊奥妙，全在资禀色泽""色贵明润，不欲沉夭"以及脉诊方面的原则及经验，不少已为中医教科书所采纳，对后世具有很大的指导意义。

1695 年（清康熙三十四年） 79 岁。《张氏医通》《本经逢原》刊行于世。

1695 年，张璐的医学生涯达到顶峰。他幼年苦学及青年隐居西山静心学习行医的经历，终究厚积薄发，在他学验足以自信时终于完成了代表其学术思想的集大成著作《医通》以及药学专著《本经逢原》，两书均在这一年刊行于世。

就在张璐已是七十多岁高龄时，他回首自己的学习行医经历，每每念及“物壮则老，时盛必衰”，颇多感慨，于是从头检点以往写成的书稿，重新编辑完整，予以付梓。

“仍将宿昔所述之言，从头检点，爰命倬儿补辑目科治例，柔儿参入痘疹心传，足成全编，易以通名，标诸签额。”〔《张氏医通·自序》〕

张璐认为《本经》主治乃药学之本源；而张仲景用药圆机活法，不为绳墨所拘；孙思邈独得精髓，有过于仲景。他参照《本草经疏》，以讨论药理为主，适当介绍用药经验。本书疏《本经》之大义，并系诸家治法，以使后学之人左右逢原，故名《本经逢原》。

“医之有《本经》也，犹匠氏之有绳墨也……能以炎黄之道随机应用，不为绳墨所拘者，汉长沙一人而已……长沙已往，唐逸士《千金方》，独得其髓……因不自揣，聊陈鄙见，略疏《本经》之大义，并系诸家治法，庶使学人左右逢原，不逾炎黄绳墨，足以为上工也。”〔《本经逢原·小引》〕

1698年（清康熙三十七年） 82岁。编撰完成《千金方衍义》。

1698年11月，张璐已是82岁高龄，他在此时完成了《千金方衍义》的编著工作。清代藏书家、史学家席世臣对张璐及其《千金方衍义》高度评价：

“张子路玉者，良工也，生平服膺是编，数十年不辍，晚年始有定本，未及刊行。今观其书，于逆从反激之法，探赜索隐，深究而详说之。又援引《本经》、甄权英华之主治，以祛世俗之惑。其于用药之过于峻利者，则又斟酌于南北风气，资禀之强弱而消息之。是书之作，实足以发矇振聩，必传于后，无疑也。”〔《千金方衍义·序》〕

当代名老中医，天津南开医院赵恩俭老先生在谈及《千金方衍义》时，也认为这是张璐所有著作中最好的一部。

1698—1699年？（清康熙三十七年—清康熙三十八年） 辞世。

有关张璐的卒年，《吴县志》《苏州府志》《清史稿》等史料中均无确切记载，其他文献中也暂未找到明确记载，根据记载大致可以推断当在1698—1699年之间。

“康熙岁次戊寅十一月既望八十二老人石顽张璐路玉序。”〔《孙真人千金方衍义序》〕，可知张璐于1698年11月时年82岁时仍在世；

“先伯父石顽先生……”〔《张氏医通·序》〕张大受作序时间为康熙三

十八年岁次已卯仲冬月朔（1699 年 11 月），此时序中即称“先伯父”，说明张璐在此之前已经去世。由此可以推断，张璐卒年当在康熙三十七年（1698）十一月至翌年（1699）十一月间。

张璐一生勤于治学，长于著述。“递年已来，颖秃半床，稿凡十易。”〔《张氏医通·自序》〕他坚持写作，其刻苦程度由此可见一斑。他甚至在年逾古稀，行走不便之时，仍“趺坐绳床”，手提面命，为弟子答疑解惑，孜孜以求，诲人不倦。张璐门人颇多，除私淑弟子外，从学门人有郭友三、王舜年、施元倩、黄二乾、邹恒友、汪楚文、邹鹤坡、袁觐宸、黄采芝、朱丹臣等 10 余人，再门人有丁振公、丁绣原、王禹九等。后世私淑张璐者甚众，如《慎斋遗书·提要》称：“自明以来，江南言医者，类宗周慎斋……雍正以后，变而宗张路玉。”清代名医周学海也自言“于清一代名医，服膺张璐、叶桂两家，证治每取璐说，盖其学颇与相近”。

（侯如艳）

祁　坤

1610年（明万历三十八年）　出生

祁坤字广生，号愧庵，别署生阳子，清代浙江山阴（绍兴）梅市（一作梅墅）人。祁氏自幼聪明，思维敏捷，悟性颇高，精通经史子集，对于诸子百家无不详究。

自叙："余赋质椎鲁，家世业儒，舞象时即肄力于八股之间，学未窥斑而严君见背，时先师戴望之以明经高等擅岐黄业。语余云：先正有言，不为良相，则为良医，治生即治世也。子盍图之，遂奋志攻苦。一切桐君之所秘，雷公之所传，琼函宝笈，靡不搜采。大约内科一门，前贤之论述似详且尽，而外科诸书，或博而寡要，或隐而未备，鹤长凫短，豕腹龙头，心窃疑之，简练揣摩，少有弋获。幸而入侍内庭，谬承委试，奏功甚多。然亦并无他术，惟能辨气禀有浓薄之殊，风土有寒温之异，今所不经见之异症，古所不必有之奇方，驱一己匠心，变通于前辈之遗意，日积月累，未能成帙。"〔《外科大成·自叙》〕

祁坤弃儒从医，拜戴望之为师。戴望之的医道高明，为使祁坤专心于医学，就谆谆告诫祁坤说："先正有言，不为良相. 则为良医。治生即治世也. 子盍图之?"祁坤在戴氏的教导下，奋志学医，对凡能搜集到的历代医书，无不详读精研，更热衷于岐黄之学，对外科造诣较深，名闻遐迩。

顺治朝（1644—1661）　被征召为御医，入皇宫服务。

祁坤之孙云："是时先大人亦以御医侍值内庭，性实介慎，历事圣祖仁皇帝世宗宪皇帝。两朝恩眷特殊，赠太医院判官，忆源方垂髫。先大人即以大成课源兄弟，而冢兄弘涛早世，季弟国兴成戊戌进士，乃心王事，又不果卒业。先大人尝训源曰、嗣我家学人，其惟汝乎，源不肖，惟恐不克仰承，用是黾勉，不敢自逸，于今五十余年。"〔《外科大成·序》〕

1660年（清顺治十七年）　因母亲鲁氏去世，回家丁忧。

自叙"庚子春，先慈弃世。"〔《外科大成·自叙》〕

1665年（清康熙四年）　《外科大成》的崇文堂首刊本印行。

康熙时，祁坤谨慎自重，奏效甚多，康熙帝特别嘉许，赏赐优厚，并擢升为太医院判。他的自叙曰："读礼之余，悉取诸书而折衷之，有言症而不言脉者，有图形象定名色而不分穴次者，有辨大毒而忽小者，有小毒反详而大毒反略者，紊乱无次，未可枚举。僭为考订，汇成一书，重者删之，缺者补之，讹者正之，乱者绪之。〔《外科大成·自叙》〕

其法首列六脉，则邪正虚实若眉分，次列三因，则病源若犀照。再次则列阴阳善恶生死顺逆之诀，辨之则吉凶立判。再次则列肿疡溃疡二治，则先后治法内外诸方无不具矣。又按部位、分经络、定穴次、辨名色，各列于后焉。其调理总不外乎前肿溃二治之中，其稍异者则列本症之下，以补缺略也。其中又有内外相似者，又列各门于本部之后，以便参考，少赘以区区之一得，是集也。辨症辨名从博，虽微疵悉备而不遗。用药用方从约，在单刀直入以取效。至于独悟之心法，不传之秘方，皆为一盘托出，不复珍惜。嗟乎，自古用药者如用兵，兵有以正胜、奇胜、多胜、寡胜、车胜、骑胜、舟胜、五花胜、八阵胜，在审其势之所必用，故一发而奏功。攻毒者如攻贼，贼必有穴，即左洞庭，右太行，铁壁千层，羊肠九叠，而察其穴之所必在，驰一旅可以受缚奏凯之续，岂曰小成，因名其集曰外科大成。以公天下，坤也不敏，大成讵敢易名哉，不过因累积之功而统言之耳。爰使天下之人，偶有滑和之患，开卷然，可以尽谢医师矣。乌得云以书为御者，不尽马之情耶，因缕述一腔之苦衷如下，不敢乞光于大人先生之鸿藻，弁端以张楚。时康熙四年岁在乙巳仲秋之吉太医院御医燕越祁坤广生甫识。"〔《外科大成·自叙》〕

《郑堂读书记》认为此书意义清晰，用辞明确，一字一句都加解释，连疮疡也无不记载，好方法相当齐备。

跋："医自轩岐而始，原无内外科之分，盖缘本于运气之有司天，则有主客加临之迁迭，脏腑之有虚实，则有淫胜郁复之乖变，用药之有气味，则有逆从反正之权衡，是医者一也。至于唐宋之间，分立一十三科，意在学难尽述，使人各治一科，如水陆之殊途矣，第疮疡虽曰外科，而其本必根于内，且多针灸去腐完肌之技，似治外较难于治内耶。近之世，重内而轻外者，由近之医弃内而治外，是舍本而从末也。予暇中殚精采掇，参素问灵枢之奥旨，搜古今名贤之确论，汇为一书，名曰外科大成，直陈本末，一目了然，犹星辰之有躔度河汉之有源流，庶不致轻人命于草菅焉，今大成梓完，尚有内科症治粗评相继发，因书予平昔之所见者着之云尔。愧庵

生阳子祁坤跋。”〔《外科大成·跋》〕

1690年（清康熙二十九年） 去世，享年约80岁。

（曹丽娟）

柯　琴

明末（1644 年明亡）　出生于浙江慈溪。

柯琴生卒年不详，生活年代约在明末（1644 年明亡）至清康熙朝（1662—1722）中前期。

“字韵伯，生于万历（1620 年明神宗崩）末年。好学博闻，能文工诗，同辈皆以大器期之。”〔《慈溪县志·卷 34》〕

后弃举子业，志于医，中年栖息于虞山。

“为吾慈庠彦，不得志于时，遂栖息虞山。”〔《伤寒来苏集·冯序》〕

“鼎革后，焚弃举业，一志医学，博览精思，会悟通彻。游京师，无所遇。归过吴门，值叶桂行医有盛名，因慨然曰：斯道之行，亦由运会乎？于是闭户著书，得《内经合璧》、《仲景伤寒论注》四卷、《伤寒附翼》二卷，《伤寒论翼》两卷，都七卷，名《来苏集》。”〔《慈溪县志·卷 34》〕

“弃举子业，矢志医学。家贫，游吴，栖息于虞山，不以医自鸣，当世亦鲜知者。”〔《清史稿·卷 502·列传第 289》〕

1666 年（清康熙五年）　著成《内经合璧》，未刊印，已佚。

“康熙丙午秋，校正《内经》始成。”〔《伤寒来苏集·柯序》〕

“著《内经合璧》，多所校正，书佚不传。”〔《清史稿·卷 502·列传第 289》〕

1669 年（清康熙八年）　撰《仲景伤寒论注》四卷。

“常谓胸中有万卷书，笔底无半点尘者，始可著书；胸中无半点尘，目中无半点尘者，才许作古书注疏。夫著书固难，而注疏更难。著书者往矣，其间几经兵燹，几番播迁，几次增删，几许抄刻，亥豕者有之，杂伪者有之，脱落者有之，错简者有之。如注疏者着眼，则古人之隐旨明、尘句新；注疏者失眼，非依样葫芦，则另寻枝叶，鱼目溷珠，碔砆胜玉矣。《伤寒论》一书，经叔和编次，已非仲景之书。仲景之文遗失者多，叔和之文附会者亦多矣。读是书者，必凝神定志。慧眼静观，逐条细勘。逐句研审，何者为仲景言，何者是叔和笔，其间若脱落、若倒句，与讹字、衍文，须一一指破，顿令作者真面目见于语言文字间。且其笔法之纵横、详略不同，或互文以见意，或比类以相形，可因此而悟彼、见微而知著者，须一一提醒。更令作者精神见于语言文字之外。始可羽翼仲景，注疏《伤寒》。何前此注疏诸家，不将仲景书始终理会、先后合参？但随文敷衍，故彼此矛盾，黑白不辨，令碔砆与美璞并登。鱼目与夜光同珍。前此之疑辨未明，继此之迷涂更远。学者将何赖焉？如三百九十七法之言，既不见于仲景之序文。又不见于叔和之序例，林氏倡于前，成氏程氏和于后，其不足取信。王安道已辨之矣。而继起者，犹琐琐于数目，即丝毫不差，亦何补于古人，何功于后学哉？然此犹未为斯道备累也。独怪大青龙汤。仲景为伤寒中风无汗而兼烦躁者设，即加味麻黄汤耳。而谓其伤寒见风，又谓之伤风见寒，因以麻黄汤主寒伤营，治营病而卫不病；桂枝汤主风伤卫，治卫病而营不病；大青龙主风寒两伤营卫，治营卫俱病。三方割据瓜分。太阳之主寒多风少、风多寒少，种种蛇足，羽翼青龙，曲成三纲鼎立之说，巧言簧簧，洋洋盈耳，此郑声所为乱雅乐也。夫仲景之道，至平至易，仲景之门，人人可入，而使之茅塞如此，令学者如夜行歧路，莫之指归，不深可悯耶？且以十存二三之文，而谓之全篇，手足厥冷之厥，混同两阴交尽之厥，其间差谬，何可殚举？此愚所以执卷长吁，不能已于注疏也。丙午秋，校正《内经》始成，尚未出而问世。以《伤寒》为世所甚重，故将仲景书校正而注疏之，分篇汇论，挈其大纲，详其细目，证因类聚，方随附之，倒句讹字，悉为改正，异端邪说，一切辨明。岐伯、仲景之隐旨，发挥本论各条之下，集成一帙，名《论注》。不揣卑鄙，敢就正高明，倘得片言首肯，亦稍慰夫愚者之千虑云尔。

慈水柯琴韵伯氏，题时己酉初夏也。”〔《伤寒论注·柯序》〕

1674年（清康熙十二年）　撰《伤寒论翼》二卷。

“世之补《伤寒》者百余家，究其所作，不出二义：一则因论本文为之注疏，犹公、谷说《春秋》也；一则引仲景之文而为立论，犹韩婴说《诗》而为《外传》也。然引征者，固不得断章取义之理；而注疏者，反多以辞害义之文。初不知仲景先师著《伤寒杂病论》合十六卷，良法大备。此《灵》、《素》已具诸病之体，而明针法之巧妙；至仲景复备诸病之用，而详方药之准绳。其常中之变，变中之常，靡不曲尽。使全书具在，寻其所集，尽可以见病知源。自王叔和编次，伤寒、杂病分为两书，于本论削去杂病。然论中杂病，留而未去者尚多，是叔和有《伤寒论》之专名，终不失伤寒杂病合论之根蒂也。名不副实，是非混淆，古人精义弗彰，是以读之者鲜。而旁门歧路，莫知适从，岂非叔和编次之谬以祸之欤？世谓治伤寒，即能治杂病，岂知仲景《杂病论》，即在《伤寒论》中。且伤寒中又最多杂病夹杂其间，故伤寒与杂病合论，则伤寒、杂病之症治井然。今伤寒与杂病分门，而头绪不清，必将以杂病混伤寒而妄治之矣。乃后人专为伤寒著书，自朱奉议出而伤寒之书日多，而伤寒之病日混。非其欲伤寒之混也，由不识何病是伤寒也。陶节庵出而伤寒之书更多，非真伤寒多也，即《金匮》中杂病，亦尽指为伤寒也。世锢于邪说，反以仲景书难读，而不知仲景书皆叔和改头换面，非本来面目也。冠脉法序例于前集，可汗不可汗等于后，引痉、湿、暍于太阳之首，霍乱、劳复等于厥阴之外，杂鄙见于六经之中，是一部王叔和之书矣。林亿诸公校正，不得仲景原集，惑于《伤寒论》之名，又妄编三百九十七法、一百一十三方之数，以附会叔和所定之伤寒。于是欲知仲景之道，更不可得。成无己信古笃好，矫然特出，惜其生林亿之后，欲为仲景功臣，无由得其真传。故注仲景之书，而仲景之旨多不合；作《明理论》，而伤寒之理反不明。因不得仲景伤寒、杂病合论之旨，故不能辨许叔微三方鼎立之谬。反集之于注，开疑端于后人，岂非为三百九十七法等说所误乎？由是方中行有《条辨》之作，而仲景之规矩准绳，更加败坏，名为翻叔和之编，实以灭仲景之活法也。卢子由《疏抄》，不编林亿之数目，不宗方氏之三纲，意甚有见，而又以六经谬配六义，增标本形层本气化气等说。仲景之法，又何堪如此挠乱哉？近日作者蜂起，尚论愈奇，去理愈远，条分愈新，古法愈乱。仲景六经反茅塞而莫辨，不深可悯耶？原夫仲景之六经，为百病立法，不专为伤寒一科。伤寒、杂病。治无二理，咸归六经之节制。六经各有伤寒，非伤寒中独有六经也。治伤寒者，但拘伤寒，不究其中有杂病之理。治杂病者，以《伤寒论》为无关于杂病，而置之不问。将参赞化育之书，悉归狐疑之域。愚甚为斯道忧之，于仲景书究心有年，愧未深悉。然稍见此中微理，敢略陈固陋，名曰《伤寒论翼》。不兼杂病者，恐人未知原文合论之旨，以杂病为不足观耳。其当与否，自有能辨之者。

甲寅春慈溪柯琴序。"〔《伤寒论翼·柯序》〕

1674 年以后（清康熙朝中前期） 病故

"慈水柯琴韵伯氏，题时己酉初夏也。"〔《伤寒论注·柯序》〕

"甲寅春慈溪柯琴序。"〔《伤寒论翼·柯序》〕

（胡颖翀）

薛 雪

谱前　出生于文人世家，先世自山西迁吴郡。

曾祖薛虞卿，为文征明（1470—1559）外孙。

“虞卿文侍诏外孙，工八法，此册尤生平所注意者，顿挫波磔，几欲上掩待诏。盖薛氏世宝也。曾孙雪，与予善，故出而观之。雪亦能书。”〔《归愚文钞·卷8·周伯上十八学士图记》〕

“曾叔祖凡谷公所著《象旨》一书，是其家学，必自有见理深到处。”〔《周易粹义·自序》〕

“先世河东人（今山西省夏县一带），占籍长洲。”〔《清画家诗史·卷乙下》〕

1681 年（清康熙二十年）　出生于吴郡（今苏州）。

薛雪出生年岁有 1681 年和 1679 年两种推算，以薛氏自记为准。

“乾隆甲申夏日，牧牛老朽薛雪书，时年八十又四。”〔《校刊内经知要·薛序》〕

“乾隆十二年（1747），七十五岁。正月，到二弃草堂拜叶横山之位，时老门生存者九人。叶太史定湖年八十一、顾来章七十九、张少弋七十六、予七十五、谢沧湄七十一、李客山、家颖谷、薛一瓢俱六十九、周上庠六十八，恰逢香山之数年亦相近，一时盛事也。”〔《沈归愚自订年谱》〕

家居南园俞家桥扫叶庄。

扫叶庄在南园俞家桥，元时俞叟石铜隐居，曾注《易》于此，后为薛雪所居。

“扫叶庄在郡城南园，薛征君一瓢著书所也。地在俞家桥沿流，面城，树木蓊郁，落叶封径，行人迷迹，宛如空林。呼童缚帚扫除，静中得忙。久矣，成课业矣。昔有元时俞叟石铜隐居，注《易》于此，故桥以俞名。俞《易》理取诸程、象数取诸邵，为诸子《本义》后一书。予尝读其《南园易图》云：‘姬孔在心，眼前皆《易》，碧绿青黄，满园太极。以其随在感触，超乎迹象也。今一瓢注《易》，又能补俞《易》所未及，屡定屡更，芟汰疵类，与扫除落叶相似，则以扫叶颜其庄者，意或在于斯矣。’抑闻韦左司寄友诗云：欲持一瓢酒，远慰风雨夕，落叶满空山，何处寻行迹。取夫人工，不与一归。自然扫者，从人；不扫者，从天也。扫与不扫之间，一瓢试更参之。"〔《归愚文钞·卷9·扫叶庄记》〕

少学诗于叶横山。

"游于横山叶先生之门，自少已工于诗。"〔《国朝画识·卷10》〕

"生白学诗于叶横山，宗法特正。"〔《国朝耆献类征初编·卷482》〕

1736年（清雍正十四年） 56岁。推辞博学鸿词科举荐。

"丙辰鸿博，生白曾与举荐，今鲜有知为诗人者，盖以医掩耳。"〔《国朝耆献类征初编·卷482》〕

"两征鸿博，不就。"〔《吴医汇讲·卷2·日记杂记》〕

"举鸿博，未遇。"〔《清史稿·卷502》〕

1746年（清乾隆十一年） 66岁。仲冬，撰《周易粹义》五卷。

"雪自少性嗜有韵语，未及研究六经，晚岁思欲少探理趣，而易理犹极广大深微。尝取朱子《本义》反复体味，于画观象，于象玩辞，略有得心。复取程传及诸儒先说参订，其间说有异同，理惟一是，因就《本义》已明者，录《本义》，《程传》为长者，录《程传》或诸儒先说，有补程朱所未及，发明程、朱所未显，则兼录诸说而又慎于笔墨，毋取冗长，辄不自揣，芟繁就简，虽无创立别解，而已非尽前贤旧文，故不暇分别姓氏，但集精义如一家语，编成名为《周易粹义》。窃自谓于四圣人之道，庶几窥测万一也。家上宾弟设帐寒斋，甲子秋闱以是经发解，其于治'易'积二十年。而曾叔祖凡谷公所著《象旨》一书，是其家学，必自有见理深到处。爰出是编，嘱其更加厘定。丙寅岁上摒弃人事远馆于荒江寂寞之滨，课徒之暇为予细心参酌，成书而归于予。予复加较核，见解意趣大略相同，而融会贯通更为过之，是足为读易者明白易简之一助抑。予所窥测万一者亦益坚所信矣。老年喜事有韵，鄙作前已刻有数种易学尤世，所究心之多者敢不出以问世乎？遂付之剞劂氏。

时乾隆十一年岁次丙寅仲冬河东薛雪书于扫叶庄。"〔《周易粹义·自序》〕

1747年（清乾隆十二年） 67岁。正月，与同门沈德潜等人聚二弃草堂，拜先师叶横山之位。

"乾隆十二年（1747），七十五岁。正月，到二弃草堂拜叶横山之位，时老门生存者九人。……薛一瓢俱六十九。"〔《沈归愚自订年谱》〕

1751年（清乾隆十六年） 71岁。五月，于南园设宴，召集诸耆英，吟咏诗文，后编成《旧雨集》一卷。六月，再招同人相会。

宴请当时吴中地区的文人学士于南园，饮酒赋诗。

“乾隆辛未，予在吴门。五月十四日，薛一瓢招宴水南园。座中叶定湖长杨、虞东皋景星、许竹素廷铢、李客山果、汪山樵俊、俞赋拙来求，皆科目耆英，最少者亦过花甲；惟余才三十六岁，得遇此会。是夕大雨，未到者沈归愚宗伯、谢淞洲征士而已。叶年八十五，诗云：‘潇潇风雨满池塘，白发清尊扫叶庄。不有忘形到尔汝，那能举座尽文章。轩窗远度云峰影，几席平分水竹光。最是葵榴好时节，醉吟相赏昼方长。’虞八十有三，句云：‘入座古风堪远俗，到门新雨欲催诗。’俞六十有九，句云：‘社开今栗里，树老古南园。’次月，一瓢再招同人相会，则余归白下，竹素还太仓，客山死矣。主人之孙寿鱼赋云：‘照眼芙蕖半开落，满堂名士各西东。’”〔《随园诗话·卷3·五九》〕

水南园宴请，诸名士诗文见《旧雨集》〔《吾以吾鸣集抄·旧雨集·旧雨二集》〕。

1752年（清乾隆十七年） 72岁。四月，为徐赤《伤寒论集注》撰序文

“先圣开物成务以来，医虽小道，最不易言者何也？凡物出乎覆载？而天地包乎阴阳？苟非学究天人洞彻阴阳回互之机，然后潜心于君臣辨论之旨推原。夫草木良毒之功出其绪余，为生民补偏就弊，不可以轻言之也。去轩岐之世二千余年，笃生张长沙者慧海无边，智灯独耀，集大成而继道统著书垂教精微粹美。读其书，证其心，民可无夭枉之虞矣。尤有孙、葛、许、陶、朱、张、刘、李之辈，纷纷出世立说，明道饶益生民。岂浅显哉！无如去长沙又千余年，医道之荒唐至不可以理穷数究也。盖谓至于今日以家学言者，其父之学早已心目俱盲，传于其子，有不倍盲者乎？以师承言之，其师之学，不特盲于目，抑且盲于心。授于其弟，概可知矣。嗟嗟！父师盲于前，子弟盲于后，以盲引盲，举世之医无不盲矣。使止盲于目者，治人尤不可，况并盲于心者耶！有悯世之心者，必先治其医，然后可使以治人，治医之道其在书乎？不然。其荒唐之，至于不可以理穷数究，何术以救之哉？吾友徐君五成，多学博闻，才兼众艺，乐善好生，思有以振之。爰取长沙之微言妙论，条疏节解，更与吴子申培参互而成之。天地间遇合有数，书成而不流传，著犹不著也。适徐君馆于复园甚久，书亦成于复园。复园主人之乐善好生，尤深于徐君。今徐君墓木拱矣，复园主人恐其书不传，亟付之剞劂，且使予序之。以予于徐与吴皆旧交也，世有不盲于目，而并不盲于心者，购其书而读之，于生民之疾苦，不无小补云。

乾隆壬申四月仙诞日同学弟一瓢薛雪拜撰。”〔《伤寒论集注·薛序》〕

1754 年（清乾隆十九年） 74 岁。刊印《医经原旨》六卷。

薛雪治医学尤重经典，生前刊印的医书唯有《医经原旨》六卷。

“黄帝作《内经》，史册载之，而其书不传。不知何代明夫医理者，托为君臣问答之辞，撰《素问》、《灵枢》二经传于世，想亦闻陈言于古老，敷衍成之，虽文多败缺，实万古不磨之作。窥其立言之旨，无非窃拟壁经，故多繁辞，然不逭拜手赓扬、都俞吁咈之风远矣！且是时始命大挠作甲子，其干支节序占候岂符于今日？而旨酒溺生，禹始恶之。当其玄酒味淡，人谁嗜以为浆，以致经满络虚、肝浮胆横耶？至于十二经配十二水名，彼时未经地平天成，何以江淮河济、方隅畛域，竟与后世无歧？如此罅漏，不一而足。近有会稽张景岳出，有以接乎其人，而才大学博，胆志颇坚，将二书串而为一，名曰《类经》，诚所谓‘别裁伪体’者欤？惜乎疑信相半，未能去华存实。余则一眼觑破，既非圣经贤传，何妨割裂？于是鸡窗灯火，数更寒暑，彻底掀翻，重为删述，望闻问切之功备矣！然不敢创新立异，名之曰《医经原旨》，为医家必本之经，推原其大旨如此。至于针灸一法，另有专书，故略收一二，余多节去。其据文注释，皆广集诸家之说，约取张氏者为多，苟或义理未畅，间尝缀以愚见，冒昧之责，何所逃避？际此医风流弊之日，苟有一人熟读而精思之，则未必无小补云。

乾隆十九年岁在甲戌，扫叶老人薛雪撰。”〔《医经原旨·自序》〕

1756 年（清乾隆二十一年） 76 岁。逃禅退院，不提医道。

“余久遭老懒，自丙子岁后，竟作退院老僧，绝口不谈此道矣。”〔《校刊内经知要·薛序》〕

1763 年（清乾隆二十八年） 83 岁。袁枚病起赠薛雪诗。

薛雪与袁枚（1716—1798）为忘年之交，交往颇多。薛氏多次为袁氏疗疾，薛雪亡故后，袁枚曾作祭文。

“隐者陶弘景，神仙葛稚川。赋诗常作谶，论道必钩玄。襟抱烟霞外，湖山杖履前。人间小游戏，八十有三年。医术非君好，云池水恰清。九州传姓氏，百鬼避声名。散药如颁赈，筹方当用兵。衰年难掩户，也为活苍生。一闻良友病，身带白云飞。玉杖偏冲暑，金丹为解围。清谈都是药，仙雨欲沾衣。即此论风义，如公古所稀。往日耆英会，曾开扫叶庄。于今吴下士，剩有鲁灵光。旧鹤还窥客，新秋又陨霜。与共吹笛坐，愁话小沧桑。”〔《小仓山房诗集·卷17·病起赠薛一瓢》〕

1764年（清乾隆二十九年）　84岁。为李念莪《校刊内经知要》撰序文。

“为人子者，不可以不知医。此言似乎专指孝友中之一端而言之者也。何也？夫人之禀体毋论，其他六淫戕其外，七情贼其中，苟不知节，鲜不病且殆也。为人子者，可以父母、伯叔、兄弟、妻子及诸眷属付之庸医之手乎？故不可不自知之。然知之为知之则可，若强不知以为知，不如无知。从来偾事皆属一知半解之流，而不知奴隶之夫、乳臭之子，一朝而苟得权势，侥幸而世拥多资，便肆其骄慢之气。役医如吏，藐医如工。家有病患，遂促其调治，并以生死之权责成之。初不闻扁鹊有云‘臣能使之起，不能使之复生’乎？在医者亦不思往古分医为十四科，使其各治一科为专科，志在济人。今则率皆相习成风，趋炎奔竞，其志不过啖名谋食而已，岂不卑哉！要知此道之源出自轩皇君臣，以羲皇一画之旨，终日详论世人疾病之所以然，垂教天下后世以治法之所当然。而药物则又出乎炎帝，躬行阅历，察四时山川水土之宜，考五金八石之性，尝水陆草木之味，以定其有毒无毒、寒热温平、攻补缓急之用，相传各有遗书，轩皇者曰《素问》、曰《灵枢》，炎帝者曰《本草》。《素问》自王冰注后，嗣出者不下数十余家。《本草》自陶氏《别录》外，历代以来，何止汗牛充栋。无奈时师心喜置身于时路，茫茫然朝值衙门，退候缙绅，酬应乡党。惟恐一人不悦，则谤端百出，飞祸无穷，所以无日不卑躬屈节，寝食俱废，岂有余日孳孳于诵读者哉！以故卷帙繁多，如李时珍、张介宾之所集，罔弗望涯而退，奚能念及此言似乎专指孝友中之一端而发者。扪心惝恍，务必旁通一贯，由亲亲而兼及于仁民耶，余久遭老懒，自丙子岁后，竟作退院老僧，绝口不谈此道矣。一日偶然忆及云间李念莪先生所辑诸书，惟《内经知要》比余向日所辑《医经原旨》，尤觉近人。以其仅得上下两卷，至简至要，方便时师之不及。用功于鸡声灯影者，亦可以稍有准则于其胸中也。叩之书贾，佥云其板已没久矣，遂嗾余为之重刊。惜乎书可补读，理可渐明，其如笼中药物，悉非古之道地所产及时采取者矣。医岂易知而易为者哉，然亦不可不知者也。

乾隆甲申夏日，牧牛老朽薛雪书，时年八十又四。”〔《校刊内经知要·薛序》〕

1770 年（清乾隆三十五年） 90 岁。卒于苏州。

好友袁枚作祭文以悼念好友。

呜呼！伊己巳之仲冬兮，余殗殜于床底。谒三医而莫救兮，疑季梁之将死。闻先生之渡江兮，心钦迟而欲问所以。已锜戚以召之兮，复冗豫而中止。曰斯人之奇介兮，托许由之一瓢。抱《内经》之绝业兮，如孤云之难招。甘始投万金于海兮，颜阖凿坏以逃。岂戋戋之山中氓兮，所能执讯以相要。

忽车声兮哼哼，溓深泥兮叩门。俨雅踞而相对，各清谈兮干云。上自两戒之形胔兮，下极三雍之礼乐。细而铸凝手搏之杂伎兮，大而风后奇胲之方略。五称兮如响，《七发》兮皆药。悔予病之不早兮，致见君之已晚。君亦忘万颈之胥延兮，每一来而不返。吴阊兮再见，鸽鸽兮相从。君作夷门之大会兮，余寻河朔之高踪。聚海内之耆硕兮，纵捭阖之谈锋。或击钵兮擘锦，或搥琴兮歌风。春复春兮花落，岁复岁兮人空。渺山河之一笛，送此夕之诸公。天哀民之颉颃多疾兮，故留此晨星之孤耀也。惟学之靡所不窥兮，故能进技于道也。乃门高无客敢撇裾兮，偏独与余以为好也。

先生之诊疾兮，每神游于象外，逞青睛于一盼兮，已穿穴其五内。随灵机以倏变兮，遽斩关而扼隘。代肺腑以作语兮，化豨苓为沆瀣。夺亢父之生魂兮，走游枭之百怪。先生之清尚兮，意飘飘而凌九垓。贵不足以虞其志兮，利不足以挻其怀。吞丹篆兮吸玄泉，纂《真诰》兮题《灵笙》。极三微兮穷五际，奴金虎兮婢铜仙。瘗华阳之鹤一只兮，畜世隆之龟三千。呜呼！方冀至于殊庭兮，忽神船之已渡。岂大耋之逢占兮，抑风灯之难护？乃天道之自然兮，苟有朝其必暮。虽金丹之如雪兮，终玉棺之必赴。惟神理之绵绵兮，去恒干而弥固。

乱曰：化人行矣，天酒清兮；先生往矣，岁星明兮。他日来归，桑海更兮；满世曾孙，呼谁听兮。

重曰：宅掩兮青松，园开兮水南。我无车兮越吊，莽有泪兮悲含。羌招魂兮江上，极思心兮潭潭。哀哉，尚飨！〔《小仓山房文集·卷 14·祭薛

一瓢文》〕

“所著诗文甚富，又精于医。与叶天士先生齐名，然二公各有心得而不相下。先生不屑以医自见。故无有成书，年九十而殁。”〔《吴医汇讲·卷2·日记杂记》〕

（胡颖翀）

王维德

谱前

医学家的事业成就，往往和他的家庭环境熏陶、个人经历、时代背景密切相关。王维德曾祖父王若谷，精通医学，尤精于外科，并以其多年临床经验效方笔之于书，传为家宝。家传医学对于王维德有很大影响。

“余曾祖留心此道，以临危救活之方，大患初起立消之药，一一笔之于书，为传家珍宝。余幼读之，与世诸书治法迥别。”〔《外科证治全生集》〕又据《清史稿》“王维德字洪绪，自号林屋山人。曾祖字若谷，精疡医，维德传其学，著《外科全生集》。”〔《清史稿·卷502·列传第289》〕

1669年（清康熙八年）　出生于江苏省吴县太湖西山岛慈里村一个世医家庭。

所见史料中没有王维德生年的记载。根据其所著《外科证治全生集·凡例》所云：“余年七十有二矣，治病历四十余年，用药从无一误。”可知王维德著成《外科证治全生集》时年龄为72岁。根据《外科证治全生集·自序》后的落款时间，“乾隆五年（1740）岁在庚申仲春朔日林屋”，可知乾隆五年（1740），王维德年龄为72岁。这两条依据是王维德自己所写，当可信，故从之。由此向前推算，王维德出生于康熙八年（1669）。〔《外科证治全生集》〕

王维德的故里在苏州吴中区太湖西山岛西部。根据《林屋民风·叶序》：云“其间必有隐君子在也。访诸父老则言王子洪绪氏，急欲求其人不果。数年以来，心焉慕之。今春复续旧游，至慈里湾。湾为夏黄公所隐处。又名万花谷。王子洪绪居焉。造其庐，与语，不觉膝之前于席。而后叹：人之称述，洵不虚。予之相见恨已晚也。因出其所著《林屋民风》集，问序，展卷，下见其详。”叶氏记载为其亲自经历，以此为依据，可以确定王维德的故里就在西山镇慈里。

根据实地调研，当地人介绍，慈里湾清代是太湖在西山岛东侧形成的一个湖湾，有数个渔村。经过数百年沧海桑田的变迁，慈里湾已经被淤泥填上，现湾里已经种上了庄稼。慈里村原来是一个独立行政村，管辖几个自然村，有慈东、慈西、苏家上头、白果上头等。现慈里村已经取消，慈里的几个自然村现在已经合并到衙角里行政村。村中还有乾隆年代的老房子，但是村中已经没有人了解王维德及其后人线索。

1688年（清康熙二十七年）前　家境颇丰，虽然早年丧母，但是自幼受家庭熏陶，且聪颖好学，凡星相、算命、卜筮、阴阳、医学之书无所不览。其父教子十分严格，王维德从小受到良好的教育，养成了读书的习惯，并继承家学，研读医书。

"林屋先生，博古君子也。于阴阳造化之理，默契其韵"。〔《外科证治全生集·宋邦绥序》〕

1688年（清康熙二十七年）　20岁。经过多年的学习，已经对阴阳术数之学颇有研究，开始占卜算卦。这一年给自己占过一卦一生的预测卦。

在他的《辟〈易林补遗〉终身大小限之谬》篇中，自述自己20岁戊辰年时，自占终身成败卦；并以问答形式，讲述了20岁以后自己的经历，对这一卦内容的印证情况。这段内容补充了王维德生平资料。〔《卜筮正宗》〕

1689—1690年（清康熙二十八年—清康熙二十九年）期间　结婚。此时父亲还在世，对他多有教诲。

在他的《辟〈易林补遗〉终身大小限之谬》篇中有"方上有严君，新婚未几"。〔《卜筮正宗》〕

1691年（清康熙三十年）　23岁。父亲去世。同年得长子，名其龙（字云客）。

在他的《辟〈易林补遗〉终身大小限之谬》中有"辛未年丧父得子"。〔《卜筮正宗》〕

1693年（清康熙三十二年）　25岁。喜欢地方历史文化，尤其关注洞庭西山的地理、历史、名胜、古迹、人物、物产、风俗，开始实地考察洞庭西山的山水地理，民俗风情。

1694年（清康熙三十三年）　26岁。得次子，名其章（字琢轩）。家业逐渐衰败，不得已卖卜为生。

在他的《辟〈易林补遗〉终身大小限之谬》中有"甲戌年生次子……自甲戌岁予年二十六，家业渐废。……节年颠沛，竟以卖卜为生。"〔《卜筮正宗》〕他幼时饱读诗书，也曾想走科举入仕的富贵之路，但是卦上显示功名不可问。随着父亲去世，家业衰落，他彻底放弃了读书谋求功名的想法。

1697年（清康熙三十六年） 29岁。又得一子，次年夭折。

在他的《辟〈易林补遗〉终身大小限之谬》中有“丁丑年生一子……果于次年即夭。”〔《卜筮正宗》〕

1699年（清康熙三十八年） 31岁。与妻儿远别，离开家乡，外出谋生，此时其妻已经怀孕。

在他的《辟〈易林补遗〉终身大小限之谬》中有“已卯年远行”。〔《卜筮正宗》〕

1700年（清康熙三十九年） 32岁。远游在外，其妻在家又生一子，字琢如。

在他的《辟〈易林补遗〉终身大小限之谬》中有“庚辰年果得子”。〔《卜筮正宗》〕

1700—1702年（清康熙三十九年—清康熙四十一年）期间 与浙江新安术数家杨广含先生认识，得其传授真诀，并获得杨广含先生数册《占验必录》。

1702年（清康熙四十一年） 34岁。二月，回到家乡。其妻已经故去，家中生活十分清贫，三个儿子还十分幼小，长子云客才11岁，小儿子仅仅2岁。他一边四处卖卜，维持生计，一边抚育儿子。日子虽然过得艰辛，但他始终坚持教育孩子读书，继承家学。

在他的《辟〈易林补遗〉终身大小限之谬》中有“壬午二月归，妻已故矣。……妻死不面”。〔《卜筮正宗》〕

1704年（清康熙四十三年） 36岁。生活逐渐安稳，一边垂帘卖卜，一边继承家传医学，开始治病救人。随着生活状态的好转，一生喜欢读书的他，不仅继续研究易理，同时萌生了自己著书立说的想法。

在他的《辟〈易林补遗〉终身大小限之谬》中有“甲申年始得安稳”。〔《卜筮正宗》〕从这时起，王维德终于结束了颠沛流离、行走不定的生活，开始在闹市驻店卖卜行医。

根据他在《卜筮正宗·凡例》中云：“余垂帘市肆，酬应纷如，拟异日返故山，结庐林屋，尽谢人事，聿著成书，藏之石室，不欲向外人道也。奈从游至今，相与讲论之馀，手定是编……”。王维德在生活基本稳定以后，就开始著书立说。

《卜筮正宗·原序》云：“林屋王山人垂帘于吴郡治之东偏，与余居密迩，有疑则往叩焉，素验不爽，如烛照数计，远近咸颂之为神。”

1708 年（清乾隆四十七年）　在行医卖卜之余，开始撰写太湖西山志书。

根据《林屋民风·自序》：“季集月考越二十季成书。编次若干卷，盖勤一世，以尽心于此矣。”《林屋民风》成书于乾隆五十二年（1713），因此，可以确定，王维德开始撰写《林屋民风》的时间，是乾隆四十七年（1708）左右。

1709 年（清康熙四十八年）　41 岁。自幼精研易理，后师于术数名人浙江新安杨广含先生，得到悉心培养。在杨广含先生所授之基础上，增益删杂，编辑撰写《卜筮正宗》14 卷，版刻成册。《卜筮正宗》流传甚广，对卜筮学发展具有重要影响作用，是六爻预测学的集大成著作，至今仍被研究周易卜筮者所重视，近年有刊印本出版，王维德也因此被誉为明清周易大家。

《卜筮正宗》宏道堂版，出版时间为康熙四十八年（1709），另有民间藏书敬文堂版，序款题为“康熙己丑岁冬十月吴郡张景崧书于蓉江草堂”，因此可以确定《卜筮正宗》出版于康熙四十八年（1709）。

根据《卜筮正宗·凡例》王维德云：“余幼研易理历有年。所後遇新安杨广含先生，因得以悉其所学。是书十三、十四卷，有十八问，皆吾师所授，及余所占验。”

1711 年（清康熙五十年）　43 岁。夏，撰写《永宁通书》3 卷，版刻于凤梧楼。他的两个儿子，20 岁的长子王其龙、17 岁的次子王其章参加了《永宁通书》的校订工作。《永宁通书》是地理堪舆学即风水学中一部影响极大的名著，该书重点是预测人生中常见的婚、葬、住、行及建造墓穴和住宅等方面，实用性极强，至今已有多种版本出版，农家历、万年历吉凶宜忌的编纂即可以此为依据。

王维德不仅精通《周易》卦理，对术数之学、驱吉避凶堪舆学深有研究，他“荟萃诸书，潜心参究”〔《永宁通书·自序》〕，将洪范诸家学说，结合家传秘本“阳宅一卷”，著成《永宁通书》。

根据《永宁通书·天集》的第一页有：“男王其龙云客、其章琢成（疑为琢轩）同校”的记载，由此可以知道王维德虽然经历了10 年颠沛流离艰辛的生活，但他还是坚持了诗书传家，继承了家学，并使他的三个儿子都得到了良好的教育。《外科证治全生集》宋序中有："晚年勤于课子"的记载，反映了他直到晚年，一直亲自教授其子。

《永宁通书·自序》落款为："时在康熙五十年岁次辛卯季夏，林屋山人王维德洪绪氏于凤梧楼。"因此《永宁通书》的出版时间是康熙五十年（1711）。

《永宁通书·自序》云："予一生考订参酌之劳，自信能补前人之所未及"。《永宁通书》直到今天仍然是实用性很强的著作。

1713 年（清康熙五十二年） 45 岁。经过多年对西山地区的实地考察和辛勤考证工作，完成西山地理志《林屋民风》12 卷撰写。该书署名"布衣王维德"著，并由其两个儿子，22 岁的王其龙和 19 岁的王其章校订。书前有姑苏郡守长沙陈鹏年序及叶氏的序，由凤梧楼刊刻印刷，5 册 12 卷。该书对太湖西山地区山水名胜、风土人情、名贤节烈，都有记述，是了解清代太湖西山及太湖历史文化、山水人文的重要文献。

《林屋民风》前的三篇序文，陈序、叶序和王维德的自序，落款都有明确的撰写时间，年代为康熙癸巳年。

《林屋民风》目录页有："古吴洞庭王维德编辑，男其龙、其章校订"。可知王维德的两个儿子虽然年轻，也是通经史子集的博学者，他们已经开始协助父亲的著述工作，参与校订。

林屋为洞庭西山之别名。维德以太湖诸山，洞庭最大，故举其名集，而诸山则附载焉。其所采录，赋咏居多，考证殊鲜。

1714 年（清康熙五十三年） 46 岁。经过 10 年的辛勤著述，已经完成了三部重要非医学著作的编撰。随着生活逐渐稳定以后，中年以后专心致力于临床医疗和医学研究。继承家学，医术精湛，通晓内、外、妇、儿各科，长期在江南水乡行医，使他对当地常见病痈疽之证，有精深研究，医名享誉姑苏洞庭，病人遍布江浙一带。

1736 年（清乾隆元年）前后 经过 40 多年临症医疗，王维德荟集祖传效验方，结合自己多年亲治验方，著成《外科证治全生集》，又名《外科全生集》，书成秘藏于家。

根据《外科证治全生集·凡例》中王维德云："余年七十有二，治病历四十余年，用药从无一失。"可以知道王维德行医是从 30 余岁开始。当在他游历回到家乡以后。《外科证治全生集》收录了他治疗 15 种疾病的 25 个典型医案，病人不仅有来自南濠、枫镇、木渎镇、洞庭、山塘、兴邑等苏州和吴县周边地区，还有无锡、宜兴、常熟、福建等地病人，慕名前来求医就诊。

1737 年（清乾隆二年） 69 岁。其三子琢如 37 岁，参加了科举考试，与宋邦绥同时取得进士功名。宋邦绥取得功名后，在翰林院任职。这时，王琢如将父亲王维德编撰的《外科证治全生集》，拿给翰林院宋邦绥看。宋邦绥认为此书可以造福于社会。

“琢如年兄，丁巳岁与余同捷礼闱”以及序文落款处“赐进士第翰林院庶吉士年眷侄宋邦绥拜撰。”〔《外科证治全生集·宋序》〕

宋邦绥对其子琢如称为年兄，当是与王琢如同年参加科举考试，同时被赐进士第。从王琢如论辈分，所以宋邦绥在序中自称侄。

《续修四库全书总目提要》也指出：“维德传其学，著是书藏于家，为秘本。至子琢如通籍后，始刊行于世。”〔《中国历代名医碑传集·王维德》〕有关王维德三子王琢如的资料目前还没有其他新的发现。

1740 年（清乾隆五年） 72 岁。经过三子王琢如的努力，王维德荟集祖传效验方及其自己 40 余年亲治验方的医学著作《外科证治全生集》，由翰林院宋邦绥作序，刊行于世，其长子王其龙，其孙王三锡、王三才参加了校订。

《外科证治全生集》王维德自序和宋邦绥序，都有明确的落款时间。自序时间为“乾隆五年岁在庚申仲春”，宋序时间为“乾隆五年岁在庚申孟春”。

根据《外科证治全生集》宋邦绥序：“剖析阴阳虚实之理最精且备……世之获是书者，倘能依方修合，依证用药，即穷荒僻壤，咸庆全生，洵乎痈疽无死证，而可以造福于天涯……至其学术渊深，理趣洋溢。”由于王琢如的关系，宋邦绥看了王维德的书后，大为赞赏，并欣然作序。

在《外科证治全生集》清同治八年（1869）常州蒋氏刻本 4 卷本，可以看到每卷开篇都有：王维德编撰和男王其龙，孙王三锡（字功纯）、王三才（功一）校定。另外关于王维德孙辈的记载还有《外科证治全生集》宋序：“唯贻厥孙谋，亲承家教，当必科名接踵，甲第联飞，明体达用，大发其英华。”此言虽是溢美之词，但由此可以了解王维德虽为民间医生，但是他一家十分重视传统教育，其子孙都精通典籍和儒学。

同年，王维德还编辑了2本著作。其一《外科证治全生择要诸方》不分卷，王洪绪原著，潘霨选编。被收入《灵芝益寿草》刊于清光绪十一年(1885)，为仅存版本，此书流传很少。其二是《选方拔萃》不分卷，书中选王氏家制方，分门别类，载痈疽总论、疔疮论、妇人临产论、外治各法及方剂等。流传很少。

根据《灵芝益寿草》中《外科证治全生择要诸方》，可知此书分痈疽论、痈毒治法、阴疽诸方三部分，仅2500多字。此书正文内有潘霨的评论。如痈疽论开篇就有“王洪绪曰”；结尾处有“王洪绪先生，别号林屋山人，所著外科全生一书，乃世传秘本，剖析阴阳虚实之理，至精至备，不施升降不用刀针，经历四十余年用药从无一误”，痈毒治法结尾有“此林屋山人经验方也”的评价语，可知此书内容经过潘霨编辑。

根据《选方拔萃》竹攸山人刻本，此书实际为一本外、产、儿及杂症经验汇编书籍，有方有论，所载方药精当，许多都是传世名方。全书分为5部分，外科、产科、儿科、杂症及附录部分。外科部分开篇明义，题王洪绪先生痈疽总论，后有疽论、痈疖论、外科部位论、疔疮论等内容，载有医方20余首；妇人临产论记载了临产六字真言、产妇生产时在产程中的注意事项和不同应对措施，助产者（稳婆）手法配合以及7个妇科方剂；儿科内容包括小儿望诊、小儿外治九法：疏表、清里、解烦、开闭、引痰、通脉、暖痰、纳气、定痛，以及小儿指纹望诊及杂病方剂等。杂症部分为“又张篇渚忠中丞原刊治法选抄”，后附录资生丹治法，实为用法。此书为竹攸山人所编，书末有竹攸山人跋云：“余家有全生集，淮郡有达生篇，此二书皆极验，恐失所传，屡年集月用，将各论及家制要方并耳闻目睹灵验各方，分门别类，统列此书，题其名曰《选方拔萃》。”书中篇名前加“王洪绪先生论……”论述痈疽部分内容与《外科证治全生集》相同。此书流传很少，仅存清光绪十八年（1892）竹攸山人刻本。

1749年（清乾隆十四年） 81岁。去世。

《清史稿》《苏州府志》《吴县志》《西山镇志》等书，都没有王维德卒年的记载。根据《吴中十大名医·王维德》中记载：“卒于乾隆十四年(1749)”，这是目前比较公认的说法。《中医人物词典》《中国医学通史古代卷》都记载王维德卒于乾隆十四年（1749）。

（任 旭）

吴 仪 洛

1704 年（清康熙四十三年） 出生。

1704 年，吴仪洛出生于浙江省海盐县澉浦镇北大街一户官商家庭。澉浦镇在浙江省海盐县城南 20 公里的钱塘江杭州湾出海口北岸，地处长江三角洲太湖流域，属明代沿海军事要地之一。为抗击倭寇海上骚扰，“明代十六年（1418），建成墙高二丈四尺五寸，四周河道环绕，南北宽、东西狭长之砖石城镇；至嘉靖三十三年（1554），由时任海盐知县郑茂加修敌台 16 座，陆路城门 4 座，水城门 1 座，而成坚固城池。”〔《澉水新志·地理》〕。据载：当时城内商贾林立，市景繁茂，每日云集着往来于沪、杭、徽、赣等地，贩卖棉、粮、盐、茶及丝绸等物资的各类商人。

有关吴仪洛之生卒年，史书无明确记载。据何时希所著《中国历代名医传录》所载，认为应“生于清雍正，而活跃在乾隆间”。其卒年，据《医药编》引《四部寓眼录》谓“吴先生于已卯秋下世”。何时希按“已卯为乾隆二十四年（1759），早于《成方切用》自序之二年，必不确”而加以否定。因该年吴氏已去世二年，何来自序？

笔者以为：何氏与《医药编》对吴仪洛生卒年之有关论述皆有误。我们只能从吴仪洛的启蒙老师张履祥的史书记载中，便可推理获悉吴氏出生的有关信息。据《中国地方志集成·乡镇志专辑》影印清嘉庆十七年（1812）王德浩《硖川续志·卷 7·耆旧》张履祥条下云：张履祥于“甲申后，不复应试，隐居杨园村舍，著书教授”。此处的甲申年，是指清康熙四十三年（1704），也就是吴仪洛的出生年，待过六、七年后，即吴仪洛 6～7 岁时，遂私淑启蒙于张履祥则颇为可信。

又《中国地方志集成·乡镇志专辑》影印清嘉庆十七年（1812）王德浩《硖川续志·卷 7·耆旧》吴仪洛条下载述云：“乾隆初，卜居于硖。”

乾隆初年，吴仪洛此时已至少 32 岁，人到中年，他放弃功名，而举家迁往海宁硖川（今海宁市硖石镇）行医治病，并著书立说，似可印证吴氏之出生年应当是 1704 年。

另外据“海盐农民”〔2006-7-14 百度网〕及宁波市文化局徐建成“天

一阁进呈书籍之命运”〔2007-1-11 百度网〕网文载录，吴仪洛生年为康熙四十三年（1704），卒年大约为乾隆三十一年（1766），即《伤寒分经》刊刻的当年，可作参考。

1711 年（清康熙四十九年） 8 岁。接受启蒙教育。

1711 年，年仅 8 岁的吴仪洛始接受桐乡张履祥启蒙教育。据《中国地方志集成·乡镇志专辑》影印清·王德浩纂《硖川续志·卷 7·耆旧》吴仪洛条下云：“吴仪洛，字遵程，盐邑诸生，力学砥行，私淑张履祥，得闽洛正宗……”

又在张履祥条下云：“张履祥，字考夫，一字杨园。桐乡学诸生。幼孤，稍长读小学近思录有得，作愿学记，渡江游刘宗周之门归，益肆力程朱之书。甲申后（1704）不复应试，隐居杨园村舍，著书教授居恒。虽盛暑必衣冠端坐，如对宾客。修己教人，一以居敬穷理，躬行实践为本。尝云：三代以上折衷于孔孟，三代以下折衷于程朱。又谓元明以来，惟许鲁斋、薛敬轩、胡康斋诸书，乃与朱子相表里，其他不皆醇论者。谓张履祥笃实宏远，轶薛胡而上之，朱后一人而已……”

所谓闽洛：即宋代理学以二程（程颢、程颐）和朱熹为首两学派的并称。二程为济阳人，朱熹曾侨寓福建建阳，故称。

1724 年（清雍正二年） 21 岁。乡试考取秀才。

史书上并未载有吴氏考取秀才的具体时间。据徐善元《浙江中医杂志》1984 年 10 期“吴仪洛及其著作述略”，载有“雍正二年（1724）中秀才”。考取秀才时吴仪洛已 21 岁，依吴氏当时之家庭经济状况，他有条件外出游历南北数省。

1731 年（清雍正九年） 28 岁。始在宁波“天一阁”研读经史子集，历时 5 年。

史书及其他资料对吴氏赴“天一阁”研读具体时间无载录，只能估计其在 28 岁左右，这是因为各类史书皆对吴氏生平载录其“中年欲以良医济世”，或“中年屡试不第”。所以推理分析，28 岁前吴氏仍在主攻举业而旁及医学，不能算“以医为业”；28～32 岁留居“天一阁”研读诸子百家，至 33 岁后仍未考取功名，遂放弃举业，以医为生。

1738 年（清乾隆五年） 35 岁。吴仪洛举家从海盐澉浦迁居海宁硖石。

“……乾隆初，卜居于硖。”〔《中国地方志集成·乡镇志专辑》影印

清·王德浩纂《硖川续志·卷7·耆旧》]

海盐澉浦为乡属小镇，地处浙江钱塘江杭州湾沿海一隅，信息颇为闭塞，又非交通要道。时至清代中叶，澉浦商业已现颓势，人口流动日渐式微，故吴氏举家迁至交通便利，商业、人口更为繁茂的海宁硖石。

又据清代朱昌燕纂《海宁吴氏宗谱》序云："吾硖吴氏，厥望有四：一出唐御史中丞曰公约，后者若明恩贡曰默成，国朝徽士曰嗣广，文学曰元莱、曰罔、曰山来，岁贡曰德基是也。一出宋州刺史曰天球，后者若明太仆曰遵、国朝县令曰绍隆、教授曰作楫是也。一出自武源之澉浦来者，耆儒曰仪洛，暨其孙上舍曰应和、参军曰修是也。……"〔《海宁吴氏宗谱》〕

1757 年（清乾隆二十二年） 54 岁。三月，《本草从新》刊刻问世。

吴氏在该书序言中云："夫医学之要莫先于明理，其次则在辨证，其次则在用药。理不明，证于何辨？证不辨，药于何用。"序末签署"乾隆丁丑岁三月上巳日澉水吴仪洛遵程书于硖川之利济堂"〔《本草从新》〕。

1761 年（清乾隆二十六年） 58 岁。《成方切用》刊刻问世。

吴氏在该书序言中云："《内经》，医之奥旨也；诸方，医之粗迹也。近代时医，相率以方授受，而求经纶者无之，舍奥旨而务粗迹，安望其术之神良乎"？……洛不揣愚陋，取吴氏、汪氏所辑而增改之，得古今良方凡一千一百余首，……以所录皆取切于时用之方，而尤期用方者之切于病情也。"序末签署"乾隆辛巳仲冬月澉水吴仪洛遵程书于硖川之利济堂"。〔《成方切用》〕

1766 年（清乾隆三十一年） 63 岁。《伤寒分经》刊刻问世。

吴氏在该书序言中云："儒不通经，不可以称儒；医不通经，不可以称医。《灵》、《素》诸经，犹儒者之六经也；仲景诸书，犹儒者之四书也。……医门著作林立，其能发挥《素问》之蕴奥者首推王氏，而能发挥仲景之蕴奥者则首推喻氏，非络一人之私言云尔也。"书末签署"乾隆丙戌年上元前五日澉水吴仪洛遵程书于硖川之利济堂"。〔《伤寒分经》〕

1766 年（清世宗乾隆三十一年） 63 岁。吴仪洛病逝于硖川（海宁硖石）利济堂。

关于吴仪洛弟子及儿子的史料记载：

弟子许栽："许栽，字培之，国学生，吴遵程高弟，人品高洁，专精医学。所辨《伤寒分经》，实得仲景遗法。每有患症，他人束手无策者，投以药剂，活全不少。著有《古今名方摘要歌》《劳倦内伤论》《医案赏奇》《痢症述》《金匮述》等书。兼工诗，有高阳山人诗稿。”〔《溆水新志·卷9·人品》〕

儿子有榆：“子有榆，字苍培，至性恳挚，事父不违。年逾六十，依依如孩提。幼失母，讳日必流涕。著有《居易居诗》文集。”〔《硖川续志·卷7·耆旧》〕

（朱定华）

何 梦 瑶

1692 年（清康熙三十一年） 出生。

1692 年，何梦瑶出生于南海云津堡（今广东省南海县西樵区崇北乡下坊村）。

“何梦瑶，字报之，广东南海人。”〔《清史稿·列传》〕

1701 年（清康熙四十年） 10 岁。聪颖能文。

“颖悟绝伦，十岁能文。”〔《南海县志》P13b〕

1704 年（清康熙四十三年） 13 岁。参加童子试。

“十三工诗，即应童子试。”〔《南海县志》P13b〕

1705—1720 年（清康熙四十四年—清康熙五十九年） 屡应童子试不中。

及长，博学多识，不仅对文史、音律、算术、历法等有研究，而且于医学颇感兴趣，日喜诵岐黄家言，认为“医虽小道，亦道也”。

“十岁能文，十三工诗，即应童子试，屡考辄落。”〔《南海县志》P13b〕

1721 年（清康熙六十年） 29 岁。成为“惠门八子”一员。

何梦瑶 29 岁，遇长州天牧惠公（惠士奇、康熙进士）督学广东，于羊城九耀官署（今广州教育路南方戏院）检考郡邑诸生，何氏为惠氏入室弟子，亲受其业，与劳考兴、吴世忠、罗天尺、苏珥、陈世和、陈海六、吴秋等一时并起，故有“惠门八子”之称。

“何梦瑶，字报之，南海人。惠士奇视学广东，一以通经学古为教。梦瑶与同里劳孝舆、吴世忠，顺德罗天尺、苏珥、陈世和、陈海六，番禺吴秋一时并起，有‘惠门八子’之目。”〔《清史稿·列传》〕

1724 年（清雍正二年） 惠士奇赞誉何梦瑶为“南海明珠”。

大学使惠士奇再督粤学，举优行特免何梦瑶检试，且曰“何生文行并优，吾所素悉”，并赞誉何梦瑶为“南海明珠”。何梦瑶有诗歌《珠江竹枝词》（六首）是特为其检考而作，何梦瑶在其诗歌题目后自注：“学使惠天牧先生试士题。”而他的另一首诗作《拜石亭杂咏》则是对惠天牧督学广东之时的住所进行吟咏。

“拜石亭边九耀连，蓬壕清浅已多年。当时泛舟西湖侣，曾对青苔忆采莲（其一），艇梓回廊泊浅沙，玉堂仙从本清。龙门泉石杳山月，恰称诗情七字佳（其二），莲池东畔草芊芊，剩许残碑卧断烟。文字有灵能不朽，千年波磔尚森然（其三）。”〔《匊芳园诗钞》〕

1729年（清雍正七年）拔贡生，领乡荐，并撰成《三角辑要》。

雍正己酉（1729）年，何梦瑶参加拔贡（清代选拔国子监生员的一种考试）科举，考官以水利设题试之，他对答时，却“以医喻，娓娓千言”，受到了当时的学政顾公的赏识，“拔置第一”，顺利通过了拔贡的考试。

何梦瑶“拔贡”后不久，又领乡荐。何梦瑶的出生之地西樵俗多为吏，梦瑶尝给事大府，不合舍去，乃攻举业〔《匊芳园诗钞》〕。但终因少时多病失学，致使他几次考试均以落第而终。

“雍正己酉拔贡领乡荐。”〔《广州府志》P6b〕

1730年（清雍正八年）38岁。中进士。

科试联捷，荣登进士榜，时年38岁，官历广西义宁、阳朔、岑溪、思恩县宰、奉天辽阳州牧等。他“治狱明慎，宿弊革除，有神君之称”；他关心民众疾苦，思恩县发生瘟疫，即“立方救疗，多所全活”；他为官清廉，20年仍两袖清风，“不名一钱，归而悬壶自给”。

何梦瑶诗作《九君咏序》：“庚戌（1730）榜后，分发广西候补者十人，未十载而死者三，黜者三，以忧去者二，独予与李宁明在耳。聚散无常，日月流逝，抚今追昔，深用怆怀，作九君咏。”〔《匊芳园诗钞》〕

“予友何君西池，年三十八始成进士，其成晚，故得博通诸艺。能医，尤其笃嗜而专精者也。”〔《医碥》〕

“雍正八年进士，官奉天辽阳州知州。”〔《清史稿·列传》〕

1738年（清乾隆三年）为南海名医郭元峰鉴定《脉如》。

1738年，为南海名医郭治（元峰）鉴定《脉如》并作序。

“予友郭子元峰，本邑名诸生，能医，尊刘、朱，与余议合。其尊人兼水公儒者也，精于医，求治者无虚日取，疗辄奇中……乾隆戊午年重阳前五日，家眷世弟何梦瑶书。”〔《脉如》〕

1750年（清乾隆十五年）58岁。无意官场，弃官归粤，热衷于医学教育。

何梦瑶自辽阳弃官归，于羊城遇学友罗天尺，已发白齿豁，两人共话前尘，恍然若梦。何氏已无意官场，即主要担任广州粤秀书院、越华书院、肇庆端溪书院院长，热心于医学教育，他的学生很多，分布范围很广，医术影响深远，源远流长。

“清乾隆十五年（1750）任粤秀书院山长，十八年任肇庆端溪书院山长，后任广州越华书院山长。”〔《中国书院辞典》〕

1751 年（清乾隆十六年） 撰成《医碥》一书。

《医碥》是何梦瑶的医学代表作，命名为《医碥》，有两个含义：一是所谓“碥”，即将登车的履石，作者想让初学者，借此以登，如履“碥石”。二是针对当时在医学领域上有一股偏温补之风，含有针砭时医弊病之意。

何梦瑶《医碥》自序曰：“方今《景岳全书》盛行，桂附之烈，等于昆冈，子作焦头烂额客数矣。人咸谓子非医病，实医（医）。是书出，其时医之药石欤。碥当作砭。”〔《医碥》〕

1764 年（清乾隆二十九年） 去世，享年 72 岁。

何梦瑶 58 岁时弃官，自辽阳归里，以医为业，悬壶自给，最终以医终老。乾隆二十九年（1764）病逝，终年 72 岁。

“卒年七十二。”〔《南海县志》P15b〕

此外，“何梦瑶一生性长于诗，兼通音律算术。谓蔡元定《律吕新书》、《本原》、《九章》，为之训释。更取《御制律吕正义》，研究八音协律和声之用，述其大要。参以曹廷栋《琴学》，为书一编，时称其决择精当。又著《算迪》，述梅氏之学，兼阐《数理精蕴》、《历象考成》之旨。江籓谓近世为此学者，知有法，不知法之所以然；知之者，惟梦瑶也。”〔《清史稿·列传》〕

《匊芳园诗钞》在乾隆十五年（1750）以前成书。

《算迪》撰成于乾隆十八年（1753）。

《皇极经世易知》成书于乾隆二十八年（1763）。

《本草韵语》刊于清同治十一年（1872）。

《医方全书》于 1918 年由两广图书馆刊行。其中第 1～7 册为内科《医碥》，第 8 册名《幼科良方》，第 9 册是《妇科良方》和《追痨仙方》，第 10 册系《痘疹良方》，第 11～12 册称《神效脚气方》。

《伤寒论近言》载于民国十六年（1927）广东中医出版的《中医杂志》第 3、4 期。

（张丽君　肖永芝）

黄元御

1705 年（清康熙四十四年） 九月十八日下午 5 时，生于山东省昌邑县城西郊黄家辛戈村。

“黄元御，钟之三子，讳玉路，字元御，一字坤载，号研农，另号玉楸子”，“生于康熙四十四年九月十八日申时。”〔《黄氏家谱》[①]〕

1705 年（清康熙四十四年）以后 幼年及少年。自幼聪慧过人，并拜金乡县知县于子蘧为师学习，“诸子百家之论，率皆过目而冰销，入耳而瓦解”。努力学习，是欲效仿先祖，入仕途以治国安邦。但科举之途并不顺利，在考中庠生之后，直到 30 岁一直未能考中举人。

“业师于子遽，司铎金乡，录证来问……”〔《黄元御医书十一种·素灵微蕴》〕

1734 年（清雍正十二年） 30 岁。八月，患目疾，因“误药粗工”，致左目失明，于是“委弃试帖”，转而学医。自此“考镜灵兰之秘”，发奋学医，自堂兄黄德静处取来张仲景《伤寒论》，开始攻读。历时 3 年，“博搜笺注，倾沥群言。纵观近古伤寒数十百种”，但难解张仲景之学。

“甲寅之岁，以误药粗工，委弃试贴。考镜灵兰之秘，讵读仲景伤寒。”〔《黄元御医书十一种·伤寒悬解·自序》〕

“玉楸子中外条固，夙无苛殃。甲寅八月，时年三十。左目红涩三日后白睛如血，周外肿起，渐裹黑珠，……延一医诊之，高冠严色，口沫泉涌，以为大肠之火，用大黄、黄连下之，不泄。又以重剂下之，微泄，不愈。乃意外有风寒，用滚茶一盆，覆衣熏蒸，汗流至踵，不愈。有老妪善针，轻刺白珠，出浊血数十滴如胶，红肿消退，颇觉清朗。前医犹谓风火不尽，饮以风燥苦寒数十剂，渐有飞白拂止，如轻雾蒙笼。伊谓恐薄翳渐去，乃用所谓孙真人秘方，名揭障丹，一派辛寒，日服二次。又有熏法，名冲翳散，药品如前，煎汤热覆，含筒吹熏，取汗如雨，每日一作。如此半月，薄翳渐长渐昏，蟹睛突生，外皆光流似电。脾阳大亏，数年之内屡病中虚，

① 山东省昌邑县城西郊黄家辛戈村黄元御后人藏。

至今未复。”〔《黄元御医书十一种·素灵微蕴·目病解》〕

“黄元御，字坤载，山东昌邑人。诸生。因庸医误药损目，发愤学医。”〔《清史稿·卷502》〕

1734年（清乾隆二年） 33岁。仲春，发奋学医已数年，于张仲景伤寒之旨已有所悟，知前人注伤寒之非，欲欲笺疏《伤寒论》，但因“腹稿荒残，零落不追”，只得作罢。

“考镜灵兰之秘，讵读仲景伤寒。一言不解，乃博搜笺注，倾沥群言，纵观近古伤寒之家，数十百种，岁历三秋。……丁巳仲春，此心未已，又复摊卷淫思，日落审疲，欹枕假寐。时风静月白，夜凉如水，素影半床。清梦一肱，华胥初回，恍然解矣。……伊时，拟欲作解，年岁贸迁，日月缠迫，腹稿荒残，零落不追。”〔《黄元御医书十一种·伤寒悬解·自序》〕

1740年（清乾隆五年） 36岁。将3年来所积资料加以整理，九月二十八日，撰成《素录微蕴》4卷，计26篇，阐发《内经》微旨，扶阳抑阴之思想已成。《素灵微蕴》成书后，医士文人对其既有赞扬，亦有发对，甚者谓其“不急之务，虚亘岁月”，于是又作《杝元赋》以解嘲。

“杜门谢客，罄心渺虑，思黄帝、岐伯、越人、仲景之道，三载而悟，乃知夫圣人之言冥冥，所以使人盲也。……因溯四圣之心，传作《素灵微蕴》二十有六篇。原始要终，以究天人之际，成一家之言，藏诸空山，以待后之达人。岁在庚申，九月二十八日草成。”〔《黄元御医书十一种·素灵微蕴·序》〕

“玉楸子著《素灵微蕴》既成，绚华之客以为不急之务，虚亘岁月，乃述上圣之功，剖作者之义，作杝元以解嘲。”〔《黄元御医书十一种·杝元赋》〕

1745年（清乾隆十年） 41岁。此后3年，研读仲景《金匮玉函要略》，历阅注家之书，然不解仲景之旨，故谓“仲景先师，忧念元元，意济后来，知其解者，旦暮俟之。千百年来，竟索解人不得，此真欲广文通恨事已”。

“仲景先师著《金匮玉函要略》一书，垂诸杂病之法，以约言而析玄理。玉楸子神宇天光，自负解者，乃参伍悦研，三载于兹。真宰恍惚，未得其联。”〔《黄元御医书十一种·金匮悬解·自序》〕

1746 年（清乾隆十一年） 42 岁。十一月二十四日上午，父黄钟去世。

"钟，远贞长子，字长律，邑庠生。生康熙二十二年十月十二日子时，终乾隆十一年十一月二十四日卯时。"〔《黄氏家谱》〕

1748 年（清乾隆十三年） 44 岁。因事滞留阳邱（今湖南张家界），宿于刘氏荒斋。此地风景甚好，于是有著书之意，自春暮开始，成于秋始，于七月初三著成《伤寒悬解》。《伤寒悬解》书成后，虽心枯神疲，又复"凝思眇虑"，于八月末撰成《金匮悬解》。

"乾隆戊辰，以事滞阳邱，宾于刘氏荒斋，……乃有著作斐然之志。于是掩关静拱，……十载忧思，三月而就。起于春暮，成于秋始，时七月初三也。……今春秋四十四矣。……今日顿启灵源，成兹玄构，虽不能媲美前哲，要亦可备一家之言也。嗟乎，仲景著书，几何年矣。而告功尘封，迄无解者。今日之外，纵尔弊精劳神，不得已也。"〔《黄元御医书十一种·伤寒悬解·自序》〕

"戊辰之岁，成《伤寒悬解》。"〔《伤寒说意·自序》〕

"戊辰孟秋，既成《伤寒悬解》，乃复凝思渺虑，入此坚白。心游万仞，精骛八极，八月末望，又告成功。……向解《伤寒》，心枯神疲，几于白凤朝飞，彩毫夜去，讵以强弩之末，竟尔羽没石开，是亦千古之奇也。"〔《黄元御医书十一种·金匮悬解·自序》〕

1749 年（清乾隆十四年） 45 岁。春初，草创《四圣悬枢》，析温疫痘疹之义。二月，作《四圣心源》，创辟大略，但因事辍笔。

"仆于己巳春初，草《四圣悬枢》，析温疫痘疹之义，辛未六月，笔削于清江河院署中。四部俱成，《伤寒》之义元矣，疫疠之义元之又元。"〔《黄元御医书十一种·四圣悬枢·自序》〕

"医有黄帝、岐伯、越人、仲景，四圣之文，争光日月，人亡代革，薪火无传。玉楸子悯后世作者不达其意，既解《伤寒》、《金匮》，乃于己巳二月作《四圣心源》，解内外百病原始要终，以继先圣之业，创辟大略，遇事辍笔。"〔《黄元御医书十一种·四圣心源·自序》〕

1750 年（清乾隆十五年） 46 岁。二月初，考写《迁徙渊源》。春，旅居济南，历下申士秀为其撰写《金匮悬解后叙》，并草成《伤寒说意》数篇。四月，北游帝城为乾隆帝诊病。乾隆帝病愈，御赐"妙悟岐黄"匾额。十一月终，又南赴清江。

“别驾思祖公十三世孙源泗公，宋时为东莱司马，遂家东莱之昌邑县画埠，元延祐间谷保公又自画埠迁居新郭。时乾隆十五年岁次己巳仲春上浣十六世孙玉路谨考。”〔《黄氏家谱·迁徙渊源》〕

“乃有都昌上士，莱国鸿生，史服经衣，探《八索》、《九丘》之奥，仁巢义杖，发三辰、五岳之灵。本良相之心为良医，……乾隆岁次上章敦牂窍月，历下申士秀谨序于莲子湖上之鹊华山房。”〔《黄元御医书十一种·金匮悬解·申士秀后序》〕

“戊辰之岁，成《伤寒悬解》。庚午年春，旅寓济南，草《伤寒说意》数篇。”〔《黄元御医书十一种·伤寒说意·自序》〕

“庚午四月，北游帝城。”〔《黄元御医书十一种·四圣心源·自序》〕

“御赐匾额‘妙悟岐黄’，悬挂太医院。”〔《黄氏家谱》〕

“十一月终，南赴清江。”〔《黄元御医书十一种·四圣心源·自序》〕

1751 年（清乾隆十六年） 47 岁。二月，乾隆帝南巡，随驾武林（今杭州）。4 月回清江河院署，研习《四圣心源》草稿，十得其九，但未竟全功。六月，客处江都（今江苏扬州），续成《伤寒说意》一书。六月末，于回清江河院署，笔削《四圣悬枢》。八月十五日，自南方返京，再次客居北京。是年秋，又南浮江淮，客阳邱，欲作《长沙药解》，但思虑未熟而搁笔。

“辛未二月，随驾武林。四月还署，研思旧草，十得其九，厥功未竟。八月十五，开舟北上，再客京华。”〔《黄元御医书十一种·四圣心源·自序》〕

“辛未六月，客处江都，续成全书。”〔《黄元御医书十一种·伤寒说意·自序》〕

“恒有辨章百草之志，未遑也。辛未秋，南浮江淮，客阳邱，默默不得意。”〔《黄元御医书十一种·长沙药解·自序》〕

“仆于己巳春初，草《四圣悬枢》，析温痛痘疹之义。辛未六月，笔削于清江河院署。”〔《黄元御医书十一种·四圣心源·自序》〕

1752 年（清乾隆十七年） 48 岁。十月，作《天人解》，加以前旧作，终成《四圣心源》。

“壬申十月，作《天人之解》，续成全书。”〔《黄元御医书十一种·四圣心源·自序》〕

1753年（清乾隆十八年） 49岁。二月，作《长沙药解》，五月删定《伤寒悬解》，七月笔削《金匮悬解》，八月修《温疫痘疹》，成于九月十七日。其间于九月十一日作《四圣心源自序》。《四圣悬枢》成书后，时值秋季，天气萧肃，客居他乡，顾景伤情，遂取《四圣心源》旧本，加以润色。

“癸酉仲春之初，东郊气转，北陆寒收，遂乃远考农经，旁概百氏。……乃取仲景方药，笺疏之，作《长沙药解》，停笔怆怀，中宵而叹。”〔《黄元御医书十一种·长沙药解·自序》〕

“癸酉二年，解长沙药性，五月删定《伤寒》，七月笔削《金匮》，八月修《温疫痘疹》，成于九月十七日。维时霖雨初晴，商飙徐发，落木飘零，黄叶满阶。玉楸子处萧凉之虚馆，坐寂寞之闲床，起他乡之遥恨，生故国之绵思。悲哉！清秋之气也，黯然远客之心矣。爰取《心源》故本，加之润色。”〔《黄元御医书十一种·四圣心源·自序》〕

1754年（清乾隆十九年） 50岁。正月，虽久宦京华，但不得志，因而删定《伤寒说意》。三月，《伤寒说意》成书。五月，《素灵微蕴》成书。六月，因《长沙药解》只及仲景之药，而仲景未用之药散于后世本草，“数百千载，狂生下士，昧昧用之，以毒兆民”，于是复作《玉楸药解》，至八月癸丑成书。八月甲寅，撰《玉楸药解自叙》。著书8部。“萧萧古寺，落落荒斋，感岁月之已晚，伤春秋之欲暮”，可知感伤晚怀。

“甲戌正月，久宦京华，不得志，复加删定，仲景之意得矣。”〔《黄元御医书十一种·伤寒说意·自序》〕

“甲戌三月成《伤寒说意》，五月成《素灵微蕴》，六月复作《玉楸药解》，八月癸丑告成，此愚书之第八部也。”〔《黄元御医书十一种·玉楸药解·自序》〕

“乾隆甲戌，客处北都，成新书八部，授门人毕子武龄。服习年余，真与扁、仓并驾。毕子既得先圣心传，复以笺注《素》、《灵》为请，期时精力衰乏，自维老矣，谢曰：‘不能’。”〔《黄元御医书十一种·素问悬解·自序》〕

1755年（清乾隆二十年） 51岁。二月，开始撰写《素问悬解》，十一月书成。

“乾隆甲戌，客处北都，成新书八部，授门人毕子武龄。服习年余，真与扁、仓并驾。毕子既得先圣心传，复以笺注《素》、《灵》为请，期时精力衰乏，自维老矣，谢曰：'不能。'乙亥春正，毕子又以前言请，且谓：'医尊四圣，自今日始，仲景二注已成，岐黄扁鹊之书，迄无解者，三圣之灵，未无遗恨。过此以往，来者诵法新书，心开目明，而不解先圣古义，又将恨无终穷也。'时维二月，寒消冻解，律转阳回，门柳绽金，庭兰孕玉。玉楸子客况萧零，旅怀索落，歌《远游》之章，诵《闲居》之赋，幽思缕起，殊非杜康所解，乃笺释《素问》，以消菀烦。十一月终书成，淆乱移正，条绪清分，旧文按部，新义焕然。"〔《黄元御医书十一种·素问悬解·自序》〕

1756 年（清乾隆二十一年） 52 岁。正月，时与澹明居士谈论百家之言，其间论及《道德经》，二月，欲先解《灵枢》待其完成后，再解《道德经》。澹明居士请黄元御先解《道德经》。于二月一日开始作《道德悬解》，历时 20 日而成。《道德经解》成后，于二月二十五日开始撰写《灵枢悬解》，五月二日书成。五月十六日，开始撰写《难经悬解》，五月二十二日书成。三月，与元览处士谈论《易经》颇有所得，于六月中撰写《周易悬解》。在完成《周易悬解》后，对自己一生的著述进行了整理，选集其著作之序言，以及诗词文章和医话等，集成一集，名《玉楸子堂稿》。

"丙子二月，方欲作之，澹明居士请先解《道德》。《道德》即成，于二月二十五日，乃创此草。正其错乱，发其幽杳，五月二日书竣。"〔《黄元御医书十一种·灵枢悬解·自序》〕

"丙子五月，《灵枢解》成。岐黄而后，难灵素者，扁鹊耳。代天地司生者，寥寥无几，代天地司体杀者，芸芸不绝，《难经》不可不解也。五月十六创始，二十二日书竣。"〔《黄元御医书十一种·难经悬解·自序》〕

"仆于易理，十年不解。丙子三月，偶与元览处士烛下清言，间及王辅嗣易，无互体之论。元览以系传非其中爻不备，析之默然而退，遂有仰钻之隙。既解《道德》、《灵枢》，六月中，乃草《周易》，诸象元杳皆在说卦之中，临文有得，不烦蔓引株连。尔时剪烛夜研，辟户晨推，每讶心开，恒惊须断。"〔《周易悬象、道德悬解·自序》〕

"丙子正月上元，间与澹明居士商略百家，言及五千之文，玄几奥窈，欲俟《灵枢》笺成，续为之解，今且未遑，期之来岁。澹明性爱玄虚，尤癖《道德》，请先为此注以畅微言，……于是悉搜研，再易玄草，起二月初一，二十日成，叙其大意，以俟明者。乾隆二十一年二月二十一日，东莱

黄元御撰。”〔《周易悬象、道德悬解·自序》〕

“玉路……尤精医术，著解《素问》，……《玉楸堂稿》等书。”〔《黄氏家谱》〕

1758年（清乾隆二十三年） 54岁。九月十七日晚9时，黄元御于昌邑城里南隅寓所去世，葬于昌邑城西郊黄家辛郭村南黄元御祖茔。

（张海鹏）

郑梅涧

谱前

1532年（明嘉靖十一年）　先祖郑赤山自嘉靖年间即以行医名闻远近。

“先高祖赤山公，瀚七代祖也，性好堪舆，精研岐黄，渊源已久，是故知医代不乏人，然未尝轻言也。”〔《重楼玉钥续编·自叙》〕

这说明郑氏家传医学源于郑赤山，且传至郑枢扶代有传人。

“君姓郑，讳思穆，字克深……性无系吝，好周人急……君生弘治癸亥年八月二十六日巳时。”〔《名医类案·明处士郑赤山君克深墓志铭》〕

此墓志铭示郑赤山生于明代弘治癸亥年（1503），结合郑枢扶之序，其“精研岐黄”、青囊济世的年代，约为明代嘉靖初年。在郑梅涧的父亲郑于丰以前的五世（郑赤山、郑德孚、郑国器、郑士寰、郑以相）皆“精研岐黄”，以大方脉（内科杂病）服务于乡里，历约200年。据郑枢扶《重楼玉钥续编·自叙》记载，康熙五十年，郑于丰、郑于蕃兄弟随父郑以相客商于江西南丰县，遇闽人黄明生先生，黄氏精喉科。于丰之父病阴结，黄明生一诊而愈。于丰兄弟备厚礼答谢并欲师其学，再三恳求之下，黄明生始俯允，出其书（即《喉科三十六症》）上下两卷与于丰、于蕃兄弟读之，外参治法口授，郑氏兄弟谨以受教，越三载告归，命子侄辈悉心研究，凡患喉症，依法治之，无不神验。

1727年（清雍正五年）　农历闰三月十五日酉时，出生于安徽歙县郑村南园。

“26世（1727—1787）纪原，号梅涧，名宏纲，别号雪萼山人。梅涧，生于雍正五年1727闰三月十五日，殁于乾隆五十二年1787四月二十二日。”〔郑村南园手抄35世世系表〕

“郑宏纲（喉科，清），字纪元，号梅涧。歙县人（1727—1787）。”〔《中医大辞典》〕

“郑梅涧（1727—1787），名宏纲，字纪元，晚年别号雪萼山人。郑于丰之五子。”〔《新安医学史略》[1]〕

---

① 洪芳度. 新安医学史略［M］. 歙县中医院，1990.

1740年（清乾隆五年） 14岁。承喉科秘术，尤精之，好岐黄家言。

“吾乡郑梅涧先生，性好岐黄家言，其先世得喉科秘授，故于此尤精，远近无不知之，救危起死，不可胜数。”〔《重楼玉钥·原序》〕

1745年（清乾隆十年） 18岁。娶妻。

1746年（清乾隆十一年） 19岁。长子郑枢扶子农历三月二十九日巳时生于安徽歙县郑村南园。

“27世若溪，字枢扶，名承瀚，长子，1746—1813。”〔郑村南园手抄35世世系表〕

“郑枢扶，名承瀚，字若溪，生于清乾隆十一年，卒于嘉庆十八年（1746—1813），为郑梅涧之长子。”①

1755年（清乾隆二十一年） 28岁。三子郑承洛出世。

“27世既均，号杏庵，名承洛，名泰，三子，1755—1830。”〔郑村南园手抄35世世系表〕

1757年（清乾隆二十二年） 30岁。30岁左右与方成培交好。方成培，歙县人，约生于雍正末年，死于嘉庆十三年（1808）前后，清著名的戏曲家，曾以《白蛇传》留芳后世。精医学，曾见郑梅涧治垂毙者，先生刺其颈出血，如墨，豁然大愈，治效如神，甚珍其方，不以示人，郑与方论医有针芥之契，并手授口传。

“清季新安医家、曲艺家方成培与新安郑氏喉科交谊胜于至亲密友。郑梅涧授传方氏喉科医术，为方氏家传秘本《授医秘录》作序，为方论授运气学说。方氏参与《重楼玉钥》命名、作序、修订工作。方氏与郑枢扶合著《重楼玉钥续编》，郑枢扶将方氏家传喉科三首秘方补入《重楼玉钥》。方氏遗存医籍（含亲笔墨迹）、乐律曲谱、医用工具在郑氏宅中。”②

1767年（清乾隆三十二年） 41岁。父郑于丰卒，终年74岁。

“郑于丰，字绥年，郑村人。父患痈，丰口吮秽浊，毒尽痈愈。旧有师山书院已倾圮，丰偕弟于蕃鸠工新之。乾隆辛未郡饥米价腾踊，丰购米数千斛以平市粜，全活甚众。又修村后达棠樾路，行人德之。暇辄习医，尝于萧沛间得喉科善本，遂精其术。”〔《歙县志·卷10·人物志·方技》〕

① 洪芳度. 郑梅涧父子及其著作考略［J］. 中医杂志，1980，（12）：59.
② 郑日新. 新安医家方成培传［J］. 安徽中医学院学报，1994，（2）：12.

"25世于丰，字绥年，号作周，别名㤋斋，长，下称南园；于蕃，出继，次，下称西园。于丰生于康熙三十一年，1692年正月初五日，殁于乾隆三十二年，1767年七月二十一日。"〔郑村南园手抄35世世系表〕

1767年（清乾隆三十二年） 41岁。与兄弟郑于蕃分家，建立南园。

"郑于丰（1692—1767），字绥年，号㤋斋。弟郑于蕃（1694—1765），字松屏，号仰山。安徽歙县郑村人士。""康熙六十年（1721），于丰、于蕃兄弟分家，于丰住宅南园，世人称之为'南园喉科'；于蕃住宅西园，世人称之为'西园喉科'。"〔《历代新安名医精选》〕

"南园建于梅涧公41岁，乾隆十二年（1768）。南园堂名郑瞻麓堂。南园之说来自唐诗佳句'南园绿草飞蝴蝶'，由此而有'飞绿草堂'之特称。"〔郑村南园手抄35世世系表〕

1768年（清乾隆三十三年） 42岁。《重楼玉钥》成稿，仲秋，方成培为之序。

"余常见有垂毙者，先生刺其颈，出血如墨，豁然大愈。其妙如此，而未尝受人丝粟之报，惟以利人为急。殆亦范文正、陆忠宣之意欤？先生秘惜此书，又恐人乘危邀利，故未尝授人。余幸得阅一二，故喜而叙之。"〔《重楼玉钥·方成培原序》〕

"叔祖仰山公携遗像一帧而归供奉于书室中，由是数十年来活人甚广。后被仆人私窃其半，贪利而售之于外，遂至更相传抄，家有其本迩来业是科者，皆执此书为圭臬焉！"〔《三三医书·第三集·第27种·重楼玉钥续编》〕

"《重楼玉钥》一书，世人皆谓郑梅涧撰于清嘉庆二十年（1815），有谓1839年？据梅涧后裔郑景崎医师家藏本所证，此书草创于乾隆三十三年（1768）之前，是郑梅涧根据黄明生先生《喉口三十六症》之传授秘本，参以自己临床心得多次修改增订而成。后来，其长子郑枢扶又作整理，并加按语。又将既均手录的'梅涧医语'一则补入书中。后人误以'郑梅涧，字枢扶，号若溪'，把郑氏父子混为一谈，实由于此。"〔《新安医学史略》〕

《重楼玉钥》著成后，其书疗效显著的喉症治疗经验对社会带来影响。"使之成为临床医生渴求之书。惜郑家'居奇守秘'秘而不传的职业弊端，限制了《重楼玉钥》的流通，致使流传中出现盗版或增补本、删节本、正本与续编的出现。直到道光十八年（1838）津门冯相棻以《重楼玉钥》的

再录稿本，寄给吴门孙学诗校刻印行。”〔《重楼玉钥》〕

1776年（清乾隆四十一年） 50岁。白喉在歙县江南一带大为流行，对此症用紫正地黄汤去荆皮、茜草而收奇功，并将此法口授其子。晚年还著成《痘疹正传》《箑余医语》，因书中年代无考，但从其内容来看，学术思想比较成熟，疑晚年之作。

“清乾隆四十年（1775）以后，歙县、徽州等地流行白喉，为害匪浅，古书未见记载，无经验可寻，郑氏对症治疗，积累了初步经验，并口授其子，为其子创养阴清肺法奠定基础。郑氏兼通内科、儿科，其儿科授业于《幼幼集成》著者陈飞霞，尚著有《痘疹正传》、《箑余医语》等书”。〔《中国历代名医名术》〕

1787年（清乾隆五十二年） 60岁。农历四月二十二日午时，病殁于郑村南园。

“26世（1727—1787）纪原，号梅涧，名宏纲，别号雪萼山人。梅涧，生于雍正五年1727闰三月十五日，殁于乾隆五十二年1787四月二十二日。”〔郑村南园手抄35世世系表〕

（刘玉玮）

余 霖

约 1725 年（清雍正三年） 出生。

余霖字师愚。祖籍或为江苏常州，自幼即居安徽桐城。

撰于 1794 年（乾隆五十九年甲寅）的《疫疹一得》“蔡曾源序”中，明确提到余氏“今年且将七十矣”，据此推算，余霖约生于 1725 年（雍正三年乙巳）。

余霖里籍目前学界有分歧，主要说法有两种：一说常州（今属江苏）人，一说桐城（今安徽桐城）人。按《疫疹一得·自序》及各卷前题辞，余氏均自称为“桐溪人”。遍查《中国历史地图集》，“桐溪”向为浙江钱塘江中游一段的代称，与江苏与安徽均无涉，不知是否另为史籍不载的区域性小地名？笔者曾赴常州调研，考之土著常州老人及地方地名文献，常州均无“桐溪”小地名。《清史稿》载余氏为安徽桐城人。考《疫疹一得》诸序，与余霖亲有交往者亦均视其为桐城人。这些为余书作序者均为当时的朝廷权贵，行事谨严，所言定然不虚。但持余霖为常州人者亦有明确证据，即道光八年戊子（1828）庄锦在《疫疹一得》刊行时，在所作序中称余霖为“乡前辈”，而序末庄氏自署为毗陵人。查毗陵为今江苏常州的古称，这就意味着庄氏视余霖为常州人，但常州说亦只有此孤证。

综合考虑，比较合理的推论是，余霖的祖籍或出生地或为常州，而余氏本人自幼即居桐城。

“桐城余师愚先生，与予同客都下，订忘年之交。历二十余年，今年（笔者按：序成于乾隆五十九年）且将七十矣，得摄生之术，貌古而神腴。”〔《疫疹一得·蔡曾源序》〕

“霖，字师愚。安徽桐城人。”〔《清史稿·列传第 289·艺术 1》〕

“甲子秋，得乡前辈余师愚先生《疫疹一得》。”〔《疫疹一得·庄锦序》〕

1736 年（清乾隆元年） 11 岁。约于乾隆初年移居安徽桐城。

据桐城人吴贻咏在序文中回忆，当年他曾与余霖一起赴郡城应童子试，这至少证明余霖的青少年时期即已在桐城度过。

“忆予应童子试，适郡城辄与师愚俱。”〔《疫疹一得·吴贻咏序》〕

1755年（清乾隆二十年） 30岁。约于30岁前后弃儒攻医。

余氏开蒙后，致力儒学二十余年，然屡试不第，约于30岁前后弃儒攻医，遍览医学13科及诸家之说。

“力学二十余年，屡蹶名场，幡然自顾樗栎之资，原非国器，奈何犹穷经皓首，终为童子试哉?！于是究心《灵》、《素》，志在岐黄，医虽小道，亦足以行吾艺耳。遍览一十三科，以及诸子百家。”〔《疫疹一得·自序》〕

“桐城余师愚先生……少年奋志读书，有不可一世之概，而屡蹶名场，乃喟然曰：不为良相，当为良医，古人其诏我哉！遂弃举子业，专务岐黄。”〔《疫疹一得·蔡曾源序》〕

1764年（清乾隆二十九年） 39岁。其父为群医所误，因思治疫疹效法。

旅居今河南开封一带。其父偶染时疫，为群医所误，余氏奔丧回里，查看医方，总不外治伤寒汗、吐、下三法，因思治疫疹效法。

“乾隆甲申，予客中州，先君偶染时疫，为群医所误。及奔丧回里，查看诸方，总不外此三法，抱恨终天，曷其有极？思于此症，必有以活人者，公之于世，亦以稍释予怀。”〔《疫疹一得·自序》〕

“岁甲申，桐邑中人，大率病疫，时先生方游大梁，痛其尊人为群医所误，乃益肆力于古人书，研究于阴阳寒暑及气运主客之分，纤悉无遗。而后恍然有悟，独于疫疹一门，神而明之，实能辟前人之所未见未闻者。”〔《疫疹一得·蔡曾源序》〕

1768年（清乾隆三十三年） 43岁。桐城疫疹流行，临证每重用石膏。

桐城疫疹流行，五月余氏亦染疫。他认为非石膏不足以取效，临证每每投之而获显效。

“乾隆戊子年，吾邑疫疹流行，一人得病，传染一家，轻者十生八九，重者十存一二，合境之内，大率如斯。……予因运气，而悟疫症乃胃受外来之淫热，非石膏不足以取效耳！且医者意也，石膏者寒水也，以寒胜热、以水克火，每每投之百发百中。五月间余亦染疫，凡邀治者，不能亲身诊视，叩其症状，录受其方，互相传送，活人甚众。”〔《疫疹一得·疫疹因乎气运》〕

1774年（清乾隆三十九年） 49岁。与蔡曾源相识。

客居北京，与蔡曾源相识，订忘年之交。

"桐城余师愚先生，与予同客都下，订忘年之交，历二十余年（笔者按：序成于乾隆五十九年）。"〔《疫疹一得·蔡曾源序》〕

1777 年（清乾隆四十二年） 52 岁。治愈蔡曾源沉疴。

"忆丁酉岁，予为农部唐尧峰先生校书，寓之西有亭，时李万仞、赵象九明府，皆下榻于此。予病卧床数月，服象九方未验，万仞素知先生者，为予延之，起我沉疴，先生之力也。"〔《疫疹一得·蔡曾源序》〕

1784 年（清乾隆四十九年） 59 岁。是时已为京城名医。

余氏友吴贻咏至京，见是时余氏医名已大盛。

"予友余君师愚，儒也，即医也。……遂挟其技，游都下。予甲辰至京，见其车马仆从甚盛，自王公以下，无不折节相向。"〔《疫疹一得·吴贻咏序》〕

1786 年（清乾隆五十一年） 61 岁。有验案存。

夏，经治孙兆某病疫斑疹紫黑呃逆、隆武病疫舌苔如甲均愈〔《疫疹一得·附验案》〕。

1792 年（清乾隆五十七年） 67 岁。治蔡曾源家人疫愈。

夏五月，蔡曾源谒选入京，其家人半染疫，经余氏治疗霍然而愈。

"予则于壬子夏五，谒选入都，家人半染疫，先生治辄霍然已。是岁都门故多时疫，凡活于先生手者，十室而九，盖此道中，诚不啻三折肱矣。"〔《疫疹一得·蔡曾源序》〕

1793 年（清乾隆五十八年） 68 岁。治冯星实姬人疫愈。托人传其清瘟败毒饮方以救治疫证患者。有多则验案存。

春夏间京师多疫，冯星实鸿胪姬人患疫，呼吸将绝，余氏投以石膏重剂而愈。

"乾隆癸丑春夏间，京中多疫。以张景岳法治之，十死八九；以吴又可法治之，亦不甚验。有桐城一医，以重剂石膏治冯鸿胪星实之姬人，见者骇异。然呼吸将绝，应手辄痊。踵其法者，活人无算。有一剂用至八两，一人服至四斤者。虽刘守真之《原病式》、张子和之《儒门事亲》，专用寒凉，亦未敢至是，实自古所未闻矣。考喜用石膏，莫过于明缪仲淳（原注：名希雍，天、崇间人，与张景岳同时，而所传各别），本非中道，故王懋竑《白田集》有《石膏论》一篇，力辨其非，不知何以取效如此。此亦五运六气适值是年，未可执为定例也。"〔《阅微草堂笔记·卷 18·姑妄听之四》〕

余氏托汪副宪、冯鸿胪等人传送其清瘟败毒饮方以救治疫证患者。

“癸丑京师多疫，即汪副宪、冯鸿胪亦以予方传送，服他药不效者，俱皆霍然。故笔之于书，名曰清瘟败毒饮。”〔《疫疹一得·疫疹因乎气运》〕

四月　经治费存孝病疫斑疹不透昏愦呃逆而愈。

五月　经治观岱病疫疫毒内伏目闭无声肢冷便泄而愈。

七月　经治冯海粟陈舍亲半身不遂证而愈。

冬月　经治五格二令郎病疫鼻血泉涌发斑、闻藩台二令媛病疫嘴唇颈腮焮肿均愈〔《疫疹一得·附验案》〕。

1794 年（清乾隆五十九年）　69 岁。《疫疹一得》书成并初刊。

《疫疹一得》书成初刊，余氏作自序，并有蔡曾源、张若渟与吴贻咏等人序。

“原书初刻于乾隆甲寅，而世鲜流行。”〔《温热经纬·卷 4·余师愚疫病篇》〕

吴贻咏寓青岩，距余氏居处甚近，二人晨夕过从。

“甲寅，寓青岩师宅，距师愚居不数武，晨夕过从。”〔《疫疹一得·吴贻咏序》〕

夏，京都疫气流行，多延余氏救治〔《疫疹一得·松龄跋》〕。

谱后

1808 年（清嘉庆十三年）　王学权《重庆堂随笔》推赞余氏治疫法。

清代医家王学权（字秉衡，孟英曾祖）撰《重庆堂随笔》刊行，书中将余霖与吴有性二人之法并称为治疫卓识的两大法门。

“盖师愚所论者，暑热为病……又可所论者，湿温为病……清邪乃无形之燥火，故宜清而不宜下；浊邪乃有形之湿秽，故宜下而不宜清。二公皆卓识，可为治疫两大法门。”〔《重庆堂随笔》〕

1828 年（清道光八年）　延庆堂版《疫疹一得》刊行。

七月，《疫疹一得》刊行（延庆堂庄宅藏板），庄锦作序。

“甲子秋，得乡前辈余师愚先生《疫疹一得》……珍如拱璧，以之治疫与疹，奏效尤多。近年需次芦嵯，见误于此症者不一而足，偶语契好诸君子，咸谓此书不宜独秘，遂助金付梓，以广其传。或师愚先生寿世苦心，实有以自寿故耶！”〔《疫疹一得·庄锦序》〕

（廖　果）

章　楠

1758—1767 年（清乾隆二十三年—清乾隆三十二年）　出生。

据《医门棒喝·史序》称，1827 年（道光丁亥七年）冬，章楠与史善长复晤羊城。通过查询，得知当年史善长 60 岁，尚对章氏自称‘愚弟’，可见章楠的年岁应超过 60 岁。即使按 60 岁推算，那么，章氏至少应生于 1767 年之前。〔《医门棒喝·史序》〕

现在流行观点是，章楠略晚于吴鞠通。吴鞠通生于清乾隆二十三年（1758），卒于道光十六年（1836）。因此，推算章氏应生于 1767 年之前，1758 年之后，在逻辑上和史料上是可信的。期待更准确的资料出现。

1797 年左右（清嘉庆二年）　到广州行医。

据史序称，1827 年（道光丁亥七年）冬，章楠与史善长复晤羊城。两人相交近 30 载。据此，按相识 30 推算，章楠第一次与史善长晤面应是 1797 年，即章楠来岭南行医。〔《医门棒喝·史序》〕

1823 年（清道光三年）　自粤回到绍兴。

收孙廷钲为徒，见《医门棒喝·跋》。后来，孙廷钲参订《医门棒喝》。〔《医门棒喝·跋》〕

1825 年（清道光五年）　《医门棒喝》初稿四卷撰成，撰“自题”。

《医门棒喝》是医学论文集，以“究心医理”为主。〔《医门棒喝·跋》〕

章楠幼年羸弱多病，故留意医学。长大后游学广东、河北、江苏、北京等地，转益多师，浏览诸家，十年不知端绪。后读叶天士医案而悟，谓自此略窥医理之奥，而见诸家意旨所在。此后更加刻苦钻研医理，前后共约三十年。“向因多究心医理，阅历既久，偶有一得之愚，笔诸简端，积而成帙”，撰成《医门棒喝》，探讨有争议的比较重要的医学问题，并以之警醒世人。〔《医门棒喝·自题》〕

游吴门，遇笃信张景岳的嘉兴汪孝廉。同年秋天，汪孝廉患虐疾，自服补中益气汤，止数日复发，又服张景岳的何人饮、地理阴煎，病情加重，最后卒。

1826 年（清道光六年） 夏初，在绍兴。

治愈误用蒌仁的年近五旬徐姓人，留下治案，见《医门棒喝》。田鼎祚为《医门棒喝》撰序。〔《医门棒喝·田序》〕

1827 年（清道光七年） 在绍兴行医。

留下寒热各病治案，包括在正月及夏令的治案。另外，治愈东桑桥的周夫人，也留下治案。还留下季春的治痘案。秋，受业门人孙廷钲为《医门棒喝》撰跋。冬，与史善长复晤羊城。两人相交近 30 载。此年史善长 60 岁，尚称“愚弟”，可见章楠应多于 60 岁。

1828 年（清道光八年） 在粤行医。

治愈 5 岁小儿感暑症，之前为医误药。仍用草果等醒脾开透膜原，柴胡等转机枢清阴分之热。病邪与去年周夫人的一样。

1829 年（清道光九年） 仲春，治疗 70 岁老人，并留下真寒假热治案。经同乡田晋元评点，并由浙江海宁人应秋泉、纪树馥等在广州刻版间世，是即《医门棒喝》初集。

此书汲汲探索医之至理。“向因多究心医理，阅历既久，偶有一得之愚，笔诸简端，积而成帙。”他认为“天地之大，事物之变，莫可涯涘。究之一理而已。见其理，则触处皆通；昧其理，则动多窒碍。而理之切于身心性命者，自格致诚正外，莫重于医，以其保卫性命者也。”〔《初集·卷1·自序》〕提出“非格致诚正之功，不能通医之理。”〔《医门棒喝·自序》〕

暮春，在羊城旅邸，清代著名的边塞诗人史善长为《医门棒喝》作序。

暮春，章楠为《医门棒喝》撰“自题”及为小影题赞。

《虚谷小影自赞》云：“……心是海兮性为水，私欲如泥和水流。富贵繁华风鼓荡，澜翻波涌几时休。纵使偶然澄，风摇又不清。必将泥去尽，虽动自光明。去泥如磨镜，歇手便生尘。此事真难事，用功可不勤。一旦转身见明月，乃知逐影枉劳神。营营终日竟何求，恰似春蚕在树头。茧成身死心未了，了得心时方自由。孤舟一叶顺江流，朝朝暮暮无人渡。醉卧江心月正圆，水中捞月谁知误。秋月印秋潭，潭枯月乃失。请君举头看，莫向潭中觅。说空原不空，执有却非有。要知空有两无关，明珠自在盘中走。打碎盘儿失却珠，毕竟落何处，快些寻来莫迟后。”〔《医门棒喝·虚谷小影自赞》〕

1834年（清道光十四年）　孟春，撰《灵素节注类编》十卷。此书没有出版，稿本，共十册，约二十余万字。

其体例为：各门类之前，有总论一篇，提纲挈领，发挥精义。以后节录《内经》原文数十至百余节段，每段经文之后，详加阐释。约略计之，论述和注解部份，占全书十分之七左右。做到“凡深奥简古之文，悉心体会，详细辨注，必明其不易之理”。本书与《医门棒喝》初集一样，仍是进一步阐述医理。另外，也抨击不良医风。“医门棒喝三集·灵素节注类编自序”云：“然理之微妙，通乎造化；事之重大，关乎性命。非有聪明特达之资不能悟其理，非有沉潜力学之功不能精其术，非有仁慈恻隐之心不能善其用，非有不忮不求之量不能行其道，然则医岂易言哉！〔《灵素节注类编·自序》〕

若无实学而幸窃虚名者，是造孽也，非行道也。道之不行也，由于圣教之不明。圣教之不明，由于气化日薄，人心日浇，奸巧相角，名利是营。而养生之道，未尝经意，偶婴疾病，性命付诸医手，听其所为，莫能裁主。及至危殆，则平日营求自待者，毫无所用，束手待毙，徒深悲泣，诚可怜也。”〔《灵素节注类编·自序》〕

“其业医者，不肯究心圣经理法，陋习相沿，不识阴阳虚实，通套一方，混治诸病，而谓道止如是，名为仁术，不知杀人于冥冥中。以他人身命，作自己生涯，试一扪心，果能安乎？夫医之杀人，固非有心，而不自量学术，即与有心杀人何异？每见有自医自病而戕其命者，何莫非冥报之速也，可不畏哉！孟子曰：择术不可不慎也。世上谋生之术亦多矣，何必据仁术之名，而蹈不仁之实乎。”〔《灵素节注类编·自序》〕

1835年（清道光十五年）　年龄至少是68岁，即他至少生于1767年。所撰《伤寒论本旨》由山阴陈祖望和钱昌校刻发行。

《伤寒论本旨》的创作主旨仍是继续阐述深奥医理，因为“医理渊微，愈辨驳则愈明显”。〔《二集·卷1·自序》〕《伤寒论本旨》以阐释《伤寒论》及发挥温病学说为主。章氏曾游学苏洲，受吴门学者影响颇大，《医门棒喝二集》中，还以叶、薛两家理论为主，发展和总结温病学说。嗣后，王孟英编纂《温热经纬》，即以此书为蓝本。〔《伤寒论本旨·自序》〕

章楠的自序云：“自汉唐以后，气化渐衰，方书日富；方书日富，则圣道日晦。降及近世，习医者几不知有圣经理法。民之死于病者少，死于药者多，故有不中为中医之说，良可慨也。人生天地气交之中，若鱼之在水，气和则养人，气乖则病人。是故《灵素》首明天人合一之理，辨阴阳六气，变化之道，人身经络藏府气血盈虚，以及致病之由，治疗之法，反复说明，余已节录要旨分类编注，便于学者揣摩。〔《伤寒论本旨·自序》〕

惟上古气质浑楼，外邪病多而宜砭，后世情欲日滋禀赋薄弱，必需汤药而经法未备。后汉张仲景发明灵素之旨，著《伤寒杂病论》，辨证制方，为万世规则，故称继述之圣也。以其辞简义深，理法微妙，读者难以领会，历来注解甚多，各具已见，参差不一，学者如涉海问津莫知畔岸，欲求简明切当者，以余寡闻而未之观，因不揣固陋重为编注，寻绎其脉络，而为次序，闻采诸说，辨别义理，证其论谬，以期合乎意指，爰名之曰《伤寒论本旨》。”〔《伤寒论本旨·自序》〕

1839年（清道光十九年）　会稽吴永和为《伤寒论本旨》做序。

（曹丽娟）

何书田

1774年（清乾隆三十九年） 出生。

据《添岁记》记载，生于江苏省青浦县北门外九里，北簳山山之旧宅。

1788年（清乾隆五十三年） 15岁 初学制艺

“延宿儒庄洳客先生在家训课，初学制艺，未知规矩。”〔《清代名医何书田年谱》〕

1790年（清乾隆五十五年） 17岁，习诗

诵习唐人赋及古今体诗。〔《清代名医何书田年谱》〕

1798年（清嘉庆三年） 25岁。拜师学诗

“春，仍寓松江，从惕甫师学。”“12月，《萍乡诗钞》刻成。”〔《清代名医何书田年谱》〕

1800年（清嘉庆五年） 27岁。七次乡试，未能中举

中间大病一场，达五个月之久，几乎丧命。至31岁，七次渡江乡试，不能中举人。既劳且倦，壮志渐坠矣。迫使由儒而医。〔《清代名医何书田年谱》〕

1806年（清嘉庆十一年） 33岁。由儒入医

父亲病逝，才中断举业，开始从医。〔《清代名医何书田年谱》〕

王昶序《夏节愍全集》：“何子续得其遗诗30余首，及诗词一种，增订重编，百厘为10卷，而诗、古文、词，始粲然备矣。”

在他父亲死后，书田为适应家庭环境和很多病家的需要，才放弃科举追求，而努力于医学，这一年应当是最为重要的一年。

1807年（清嘉庆十二年） 34岁。 开始一意为医

始一意为医，温习方书，颇赖庄洳客先生指示。此时，书田先生已是一第的秀才，庄并不是医生，竟能指点他，可见是文学方面的问题。医经著作文义艰涩，庄完全可以帮助。

三月，与同门陈均编刊《夏节愍集》。

“近乡颇有就诊者，屡试辄效，居然出而行药矣。至四、五月间，诊者日有百余人。逾夏及秋，游寓太仓，以医为业。中秋前，莱阳赵北岚大令

摄篆我邑，太夫人病剧，曾招诊视。见《小稿》。”〔《清代名医何书田年谱》〕

至此年，庄洛客先生20年在家为师，“兄弟四人及子侄辈皆受业门下，明年将改馆，怅然赋别，见《小稿》。”〔《清代名医何书田年谱》〕

1808年（清嘉庆十三年） 35岁。《夏节愍集》刊成

“《夏节愍集》刊成，有诗及跋，见《小稿》。”

“书田先生此在应科举，所以须在秋试前停医温课，恧主中不免有些矛盾，观《自述诗》可知。”

冬，有《自述》四首诗。〔《清代名医何书田年谱》〕

1809年（清嘉庆十四年） 36岁。出诊

“三月假馆于上海城中叶氏，月凡三往，以五、六两日期，求药者日有四、五十人。”〔《清代名医何书田年谱》〕

1816年（清嘉庆二十一年） 43岁。医愈郡守之病

医愈郡守之病，赠“廿世家传”额。“自秋至冬，却客著书，负逋百余金。除夕，典衣质钗，始得部署，而柜中仅存六百余文守岁，人不之信也。”〔《清代名医何书田年谱》〕

1821年（清道光元年） 48岁。远道出诊或出游

“按：每值书田先生远道出诊、出游，或抱病时，他的诸弟在家分担诊务。”〔《清代名医何书田年谱》〕

1823年（清道光三年） 50岁。至此年，行医18年，诊治数万人。

《论医四首》序：“……操术关死生，贱役实重寄……治病与作文，其道本一贯，病者文之题，切脉腠理现……”。［此诗何鸿舫常喜为人写入扇面。］至此年，行医18年，诊治数万人。此年论医的诗较多。功名之念未尽，已安于业医。〔《清代名医何书田年谱》〕

1829年（清道光九年） 56岁。诊疗郡守苏廷玉夫人之病。

三月，于福泉山之北，十五图潜字坪，买地三亩，为他年埋骨之所，筑土浚也，亲自督办。

重九前一日，以医事之吴门。秋，诊郡守苏廷玉之夫人：“同安苏公鳌石守松郡时，介李颖香学博，邀视其夫人之疾。夫人年近五旬，胸次忽结一块，按之有形，胀而减餐。云在京师时，以劳烦过度，得来已二三年矣。赴苏郡就医，他医初投旋复花、当归须、郁金、橘络等以疏消之，不效。

改用补中理气之法，又不效。山人至，苏公嘱必速效为妙，述其旧嗜面食，多忧寡欢。于是细察其脉，六部‘中两关独弦，右尺不振，此木郁伤胳而成痞气，命火衰不克生土，脾阳失化使然。证可治，特非旦夕可瘳耳。第一方用白术、苍术、香附、茵香、陈皮、白芍以疏其中焦之郁积。继则用肉桂、芜丝子、枸杞、九香虫以助其下焦之真火。至二十剂而痞全消，三十剂而大愈，苏公遂以山人为能。后迁住他省，常治书以志感念，并为延誉焉”。

按：是案原不纪年，今据苏廷玉（嘉庆进士，有《亦佳室诗文钞》）所撰《书何氏家谱后》一文云：“已丑秋，余守松江，病妻患腹胀十年矣，闻青浦何君书田良于医，延治之，数日病除”，故系于此年。〔《清代名医何书田年谱》〕

1830年（清道光十年） 57岁。一年数次生病。

正月初三日，偶作《冰腐诗》一百韵，屡改不惬，忽咳血数口，笔砚皆红。盖以去冬为遣嫁女事烦劳内损所致。服西洋参、石膏、甘草三味，不数日即愈。遂废文墨静养，恐春夏间复发，致成大病。乃于四月十五日葬亡妇、季弟、诸故子女，并自营生圹。九月初，陡患暑疟，外寒而内热，舌滑白如粉，投表散之剂而口益渴。神烦脉数，颇自危。次子昌福藏西瓜二枚，劝服，大喜，遂取汁饮之，即大泻热水如沸汤者两次，病去其半。〔《清代名医何书田年谱》〕

1831年（清道光十一年） 58岁。吐血。赠病人银两。

正月，与同安苏廷玉相见于吴淞舟次，以《家谱》示之，蒙书跋其后。按：家谱名《簳山何氏族谱》。春，始获全痊，然精神迥不如前矣。三月中，督学白公镶，亦出述庵师门下，按松科试，招入署中治疲证，极见优礼。〔《清代名医何书田年谱》〕

九月，有海宁长安镇陈翁号耐圃者，以其子春樵知患吐血证，招往诊治。辞以疾，不可，不已，勉力一行。至则其病已入膏肓，即欲告。陈翁哀泣攀留，馆山人于别业，供撰极丰，日为病者处方，半月之间，幸未见血。霜降节后，始得脱身而归。临别馈佛银三千，受人厚酬，而不克副其忧子之意，于心深窃恧。

按：佛银即银圆，当时中国尚未铸造，市上通行外国银圆以佛兰西为多，故称佛银。从上文末三句，可以见出这位名医一片救人之诚，和其对

待不治之症的心情。〔《清代名医何书田年谱》〕

校订家谱毕，敬题一诗于后："方伎传家七百年，云间氏族孰争先，太医题碣前朝显（原注：十丝祖讳严，明宣庙时官太医院掌院使，嗣后家为太医者凡八世，同葬于薛山之麓，墓碣存），世济颜堂故址迁（原注：《松江府郭志》："世济堂，东城何鼎祥居，七世良医，名闻吴下"。元时旧迹，久废莫考）。遗业刀圭承祖荫，清芬俎豆奉乡贤（六世祖讳汝闭于PE五十八年崇祀乡贤）。远宗莫认三高后，南度青龙一脉延（原注：始祖讳沧，宋高宗朝，它左朝奉大夫，制置京西北路干办公事，上骑都尉，扈跸南渡，居秀州之青龙镇，陇青浦县境）。"〔《清代名医何书田年谱》〕

此诗可以略见书田先生先代医学的渊原，详见拙著《何氏八百年医学》。

十二月，酣饮火酒，又吐血二次，即愈。按：吐血忌酒，名医岂不知之。但他的家竟拂逆，连遭母、妻、弟、子之丧，"何以浮忧，唯有杜康"，所以不免明知而故犯。

前松郡守同安苏公廷玉，在调任苏州太守，得知山人病，送响燕窝八斤，朝夕煮汤服之。〔《清代名医何书田年谱》〕

1832年（清道光十二年） 59岁。心血骤衰，须发半白，不常应诊。

山人于前秋大病之后，心血骤衰，须发半白，不常应诊，四方求药者，令次子昌福代为料，尚不致有误，亦可喜也。

十二月，林少穆（则徐）中丞以夫人患肝疾，遣辕弁持柬见招者三，意甚真挚。不获辞，风雪中飞擢而往。进人参、桂、附，两剂而安，旋即告别。〔《清代名医何书田年谱》〕

按：林则徐字元抚，嘉庆进士，卒溢文忠。后人辑有《林文忠公政书》《林则徐日记》等。林斯时正为江苏巡抚。后官两广总督时，以烧禁鸦片，触犯英帝国主义利益，然用海军侵广东，想用武力胁迫，林早有所备，兵民奋起与抗，屡有胜绩。但庸黯的政府却主张议和，将林谪戍伊犁，他是我国历史上著名的民族英雄。

壬辰夏，林少穆中丞抚吴，其冬十二月，以夫人病，遣辕弁见招，苏公（同安苏廷玉）子小鳌口荐也。时风雪严寒，星夜飞擢而往。

公子导入内室，见夫人卧床呻吟，腹作痛而泄泻不禁。前一日，有投左金丸加味者，而痛益甚。中垂焦急，欲用补剂未决。山人诊其脉，六部俱沉，左关微弦，右关细濡无力。就证而论，乃太阴脾土失司，肝木乘之为患，而下无命火，又不克熏蒸水谷，堤溃而痛且泻，理固然也，非大剂温补不可。

中丞曰："服之果效乎？"山人曰："不效即有损矣，乌乎可。"一问一答，林公之精印果断，名医之胸有成竹，二人形态跃然纸上。遂以参、术、姜、附等味进，明日泄减，而痛未止。即原方重用参，复加肉桂进之，病去七八。五日后往视，已全瘳矣。〔《清代名医何书田年谱》〕

望后，中丞又招往复诊，逗留旬日。把酒畅饮。丞询东南利害，山人尽意以对，中丞极当意，遂定交焉。

岁杪返櫂，四昼夜制《东南利害策》十三道，密以献。后中丞举而行者九。并蒙手书楹联："读史有怀经世略，检方常著活人书"，及书籍笔墨为赠。〔《清代名医何书田年谱》〕

十三道《东南利害策》中，林则徐能够接受而推行九道，可见是很有价值的建议，极可能包含禁止鸦片的计划。但在我所藏的书田先生遗著中，医学著作和诗集的稿本，大致都无缺失，但无他的《忝生斋文集》。我推想，可能与他二十四岁时受到王惕甫的批语有关，从此之后，对文章不敢自信，专门致力于诗，以致十三道策论失于留稿。对今天研究医学文献的需要而言，不免是一件损失。

又：吾师程门雪先生曾见过何书田所著的《东南水利》一书，同道顾坤一、丁济民都喜收书，也曾见之，但我没有访到。又：林则徐书赠书田先生的对联，作者尚保存，摄影见本书。〔《清代名医何书田年谱》〕

中丞手书楹联为赠，山人于是名噪吴中。奔走官厅，不胜劳瘁矣。〔《重固三何医案》〕

在林则徐的毕生事业中，禁止鸦片是最大成就，而禁止鸦片所采用的"戒烟丸"，其制方者即是书田先生。〔见《林文忠公政书·湖广奏摺》，及本书六十岁谱〕制止鸦片进口，不许国人种植，严禁人民吸食和焚烧现存鸦片，都是很好的根绝方法。但，怎样让已中鸦片瘾毒之人去除病根，恢复体力，重新做人，要靠医药的力量。书田先生在次年三月，根据挽救烟民的迫切需要，辑成《救迷良方》一书（此书已刊为《何氏历代医学丛书》之十二）。其中最有效及平稳的方法是递减法。此法副作用小，为人民乐用。药方含药物十八味，可以制丸或熬成汁，民间称为"林文忠戒烟

方”，或者简称为“林十八”。〔《清代名医何书田年谱》〕

1833年（清道光十三年） 60岁。撰成著名的解毒著作《救迷良方》。

元旦，作述怀诗三首，录末首。“读书岂求显，不读同氓蚩。平生何所恃，一片虚灵思。学古知慎术，格物乃喻医。儒理未贯通，见陋方安施。经世空有怀，著书难远垂。谁肯传宋清，狂喜醉一危。”〔《清代名医何书田年谱》〕

三月望前，风雨不止，留节署者五六日，闷甚，同门杨芸士以“且住为佳”四字见慰。在这风雨不止的闷人时日，书田先生在林则徐抚署中，撰成与国计民生有关的《救迷良方》。

《救迷良方》自序：“右军有言：‘死生亦大失，岂不痛哉’。盖痛夫有生之难，而致死之甚易也。知其难而爱之保之，尚不免疾厄而夭折，况明明导以速死之路，而甘心蹈之，至丧生斩嗣而弗顾，不痛之尤痛哉。今者鸦片之流毒，遍海内矣。嗜之而死，虽亿兆人奚足恤。然岂无将死未死，忽蟠然悔惧，求延残息于顷刻者，是不可不有以苏之，我欲生即生，良方具在焉。若朝既欲生。夕又忘死，一念为人，而一念为鬼，则亦莫如之何也已。道光十三年癸已季春月望日，闽中大君子（林则徐为封疆大吏，故隐其名）命竹簳山人书于苏抚节署平政堂之西康。按：此序文章古茂简洁，理直气壮，确是姚姬传桐城一脉。〔《清代名医何书田年谱》〕

九月三十日，为山人60岁生辰，林则余特撰“菊井活人真寿客，释山编集老诗豪”联语，遣员致寿。

按：梁拱辰《楹联四话》记此：“青浦何书田茂才居北泖山下，工诗，家世能医。书田尤精其术，名满大江南北。侯官林则徐抚吴时，得软脚病，何治之获痊，公赠以联云云。由是投分甚密，而何介节自持，未尝干以私，人两重之”。〔《清代名医何书田年谱》〕

九月中，诗文故交承致祝而畅叙者六百七十三人，诚欢洽焉。

蒙林少穆书七言楹联见赠，诗以谢之。中丞复书云：“承惠佳章，气清格古，直是五言长城。惟奖借过情，三复省循，但有颜汗耳。”〔《清代名医何书田年谱》〕

按：谢诗述及道光癸未，青浦春雨成潦，得林氏救灾，及松江云间书院、昆山震川书院二院肄业诸生，极荷奖爱事，故林氏复书云然。〔《清代名医何书田年谱》〕

1834年（清道光十四年） 61岁。与林则徐见面。

《林则徐日记》记载，是年三月，与何书田会面。

七月，林则徐谒归有光祠，何书田陪宴。〔《清代名医何书田年谱》〕

1835年（清道光十五年） 62岁。《簳山草堂三稿》完稿。身体大不济。

春，去嘉定，“倡和极多，以过饮，吐血发一次，旋愈。”

暮春，何士祁“过草堂，询养生之术，茶话半日。别后赋呈，有‘药不轻尝问伯休’之句。”〔《清代名医何书田年谱》〕

五月、六月，酷暑亢旱，无法因病人之招。“深受道路触热之苦”。另一也因病暑不能赴招。

八月，手录近诗七十余首，定为《簳山草堂三稿》。

冬，觉老境日迫，赋此自慨。“揽镜发成雪，何方能驻颜，倦禽难振羽，斜日欲沈山，少食意常厌，多眠心若顽。诗功疏晚节，近稿逐时删。”

何其超校《三稿》毕，有跋。〔《清代名医何书田年谱》〕

1836年（清道光十六年） 63岁。反复吐血，无法出诊。

“年来故交零落殆尽。”春，无法出诊。“心情至此消磨尽，饱食忘忧藉卫形。”

自四月到七月，“然一月间必吐血三四次，幸不至甚惫。”

八月既望，二侄暴亡，深为痛悼。19日晚，血证大作，色鲜红，而咳吐不已，意颇自危，迨东方明而势渐平。“友人何书田诗律清妙，善学放翁，其七言佳句甚多，如有“古有神农多与寿，世无扁鹊用中医”，皆得剑南佳处。

霜降节，又吐血二次。

仲冬，子寿悯余衰病，为作《竹簳山人传》，宜莫厚焉，赋诗志感。〔《清代名医何书田年谱》〕

1837年（清道光十七年） 去世，享年64岁。

“自撰挽联云：‘诗或可传，稍得乾坤清气，行无足述，一听乡党公评。’”〔《清代名医何书田年谱》〕

（曹丽娟）

林珮琴

1772年（清乾隆三十七年） 十月初六亥时，出生。

林珮琴，字云和，号羲桐，又号韵箎，1772年出生于清代江苏丹阳后松卜村，仕绅书香之家，林芳公二十一世孙。先祖林芳，字逢春，祖籍福建莆田，宋德祐二年任镇江路丹阳县令，后定居于此。林芳长子伯一居于城邑，次子伯二定居南郊松卜（今延陵），自此福建林氏在丹阳繁衍生息。林姓是丹阳的名门望族，文人学士，英才辈出。珮琴祖名志开，父名翠岩，字啟文，生有四子：珮瑞、珮琴、珮兰、珮璜，珮琴为次子，其母邹氏，其家兄、弟、子、侄、孙等数十人，皆功名之士〔据丹阳氏字号《林氏宗谱》，1950年续修，原松卜村民林书根提供〕。

"府君讳珮琴，字云和，号羲桐，先祖翠岩公次子。"〔《类证治裁》P13〕

"林珮琴，字云和，号韵箎，一号羲桐，嘉庆戊辰恩科举人，著有百花吟、百鸟吟、咏史诗诸集。"〔《曲阿诗综·卷30～32》〕

"林姓是丹阳县名门望族，文人学士，英才辈出。其父名翠严，邑库生，是当时之鸿儒。其家兄、弟，子、孙十余人，皆功名之士。"①

"珮琴，字云和，行遵四十，号羲桐，嘉庆戊辰恩科经魁，道光丙戌栋选知县，例授文林郎，著有类证治裁行世，生于乾隆壬辰十月初六日亥时，殁于道光己亥六月十六日卯时。"〔据丹阳氏字号林氏宗谱，1950年续修，原松卜村民林书根提供〕

"宋德祐二年，福建进士林芳，字逢春，出任丹阳县令，以后便常住于此。林芳长子伯一居于城邑，次子伯二定居南郊松卜（今延陵），自此福建林氏在丹阳繁衍生息。"〔据丹阳史志办公室张昌龄提供在编《丹阳市志》资料〕

少年时（不详），祖父志开公曾手抄方书给他，嘱其习医济世。

"初祖志开公尝以手录方书，付府君曰：后日习此，可以救世。府君读

---

① 陈利仁，殷文治. 林佩琴与《类证治裁》[J]. 上海中医药杂志，1988，(8)：45.

之有省，因遂博观《灵》、《素》以下诸名家书。穷日课生徒举业，灯下批阅方书，以油尽为率。”〔《类证治裁》P14〕

1788 年（清乾隆五十三年） 17 岁。父亲、祖父、兄长相继病故，家道中落。与叔父们到邻村授课，小小年纪担负起家庭重任。

年少的林珮琴十分孝顺懂事，看到家境困窘，小小年纪就到邻村授课以贴补家计，为长辈分忧。

“越数月志开公亦卒，家计窘甚。府君与叔父纫秋公、季父钓磻公、从叔西珍公，从张斐园先生学，而修脯无所出。府君虑厘叔祖升儒公忧，乃携钓磻叔父馆于邻村，纫秋叔亦馆村塾，为西珍叔父课读。”〔《类证治裁》P13〕

约 1892 年 20 岁。学习勤奋，成绩优异，胡希吕学院岁试，以第二名考入县学。

“胡希吕学院岁试，府君以第二名入县庠，诸叔父亦相继游庠。”〔《类证治裁》P13〕

“先生幼时受家庭之熏陶，勤奋好学，二十岁考取秀才，三十六岁嘉庆戊辰（1808）中式经魁举人，例授文林郎，次年赴京应试。”①

1808 年（清嘉庆十三年） 37 岁。嘉庆戊辰恩科乡试，中式经魁。

“嘉庆戊辰恩科乡试，府君中式经魁，人谓吾祖孝行食报之始云。”〔《类证治裁》P13〕

1809 年（清嘉庆十四年） 38 岁。入京会试，因权贵内定未能考取进士，遂归乡授课。因恐其母忧，就此不再会试。

珮琴十分孝顺，因有人讹传其会试途中被盗劫，其母邹太孺人大忧，自此唯恐母忧，加之对朝廷腐败的不满，于是终其母之身，未再参加会试。

“己巳礼闱报罢旋归，先有讹传中途被盗劫者，祖母邹太孺人大忧，因是终祖母之身，不与会试。”〔《类证治裁》P13〕

“先生幼时受家庭之熏陶，勤奋好学，二十岁考取秀才，三十六岁嘉庆戊辰（1808）中式经魁举人，例授文林郎，次年赴京应试。奈清代科举制度不严，进士名额已被权贵内定。先生痛恨满清政治腐败，忿而弃考，谓：

---

① 陈利仁，殷文治. 林佩琴与《类证治裁》[J]. 上海中医药杂志，1988，(8)：45.

‘古之学者，不为儒，便为医，不为良相，便为良医。’遂立志攻读医书”。①

1816年（清嘉庆二十一年） 45岁。次子舫湝卒，母邹氏亦卒。

“丙子八月祖母卒，先兄舫湝先一月殇。”〔《类证治裁》P13〕

1824年（清道光四年） 53岁。长子伟堂、女儿、三妹等相继病故，珮琴颇为感伤。

“道光甲申，先兄伟堂暨先姊三姑相继殁，府君尝自言，独居循省，万念都尽。”〔《类证治裁》P13〕

1826年（清道光六年） 55岁。碍于家人厚望，勉为北上，入都预挑选。自都归后，始令就医者归还药方，择要立案，着手撰写《类证治裁》。

“丙戌岁亲友谓府君当预挑选，迫促登程，行至固安渡桑乾，值大风雪，太息作‘客路吟’，谓此生不宜再慕虚名渡河而北也。盖自己巳至丙戌，始再入都，然已大非府君意矣。……丙戌自中都归，始令就医者还所服方，择其要者，著为医案，前列证论，题曰《类证治裁》。”〔《类证治裁》P14〕

“丙戌后，又苦南北奔驰，今老矣，分编讨究，惧有遗珠，除《伤寒》全帙无容赘衍外，余多宗经立论，酌古用方，更欲略辑疡科，兼及幼科，而老病浸寻，来日苦短，缺略之憾，统俟续成。且生平本不业医，间有治案，附于症后，非云程式也，聊存梗概，以寓别裁之微意云尔。编名《治裁》，愿与有志医学者共裁之。”〔《类证治裁》P12〕

1836年（清道光十六年） 65岁。以老病之躯，惜时如金撰写《类证治裁》一书。

“丙申夏患热疾几殆，冬月复病咳喘，精神大衰，惟眼独明，于未病先作小行楷，无须眼镜。喜曰此天助我成此书也，为之愈恐不及。”〔《类证治裁》P14〕

为尽快完成书稿，林珮琴惜时如金，竟三年未曾下楼，每日由其曾孙送饭〔据林珮琴五世孙媳李晓玉口述〕。

1839年（清道光十九年） 68岁。六月十六日卯时病卒。

己亥年春，珮琴病重不起，病床上自制书序及凡例，由其子林芝本记录，同年六月十六日病故，享年68岁。

---

① 陈利仁，殷文治. 林佩琴与《类证治裁》[J]. 上海中医药杂志，1988，(8)：45.

"己亥春咳喘益剧，自知不起，而深以《治裁》书未成为憾。实则所撰凡三十万言，分八卷，列证一百一十有奇，内科可称大备。床褥间自制书序及凡例，命芝本录之，自谓如春蚕到死丝方尽也。"〔《类证治裁》P14〕

"府君生于乾隆壬辰十月初六日，卒于道光己亥六月十六日，享寿六十有八。"〔《类证治裁》P14〕

"珮琴，字云和，行遵四十，号羲桐，嘉庆戊辰恩科经魁，道光丙戌栋选知县，例授文林郎，著有类证治裁行世，生于乾隆壬辰十月初六日亥时，殁于道光己亥六月十六日卯时。"〔据丹阳氏字号林氏宗谱，1950年续修，原松卜村民林书根提供〕

谱后

1839年后　林芝本遵照《类证治裁》治病，疗效良验。

林芝本原习科举，珮琴未尝传授医术给他，珮琴病故后，求医者仍络绎不绝。不得已，林芝本按照《类证治裁》所载成法以应对求治者，疗效良验。珮琴妻薛氏，生三男一女，除幼子芝本习医外，余者皆早卒。孙有五人，崧庆、崧庠、崧福、崧庚、崧屏，皆业儒。

"先生生时，子芝本方习科举，先生未尝授以医。及卒，而求医者谓当有异闻，仍踵相接，不得已，循是书成法以应求者，而所投辄验。"〔《类证治裁》P14〕

"配吾母薛氏，生不肖三人，长伟堂，次舫淮，先府君卒，次即芝本，女一字睦，亦早卒。孙五人，崧庆、崧庠、崧福、崧庚、崧屏，皆业儒。"〔《类证治裁》P14〕

1862年（清同治元年）　林芝本重录《类证治裁》。

林珮琴沉潜泛览于古来之医集，抉其精华，著成《类证治裁》一书，不肯私为家传，而欲公诸同好。自刊刻问世以来，深得医者推崇，而被多次翻刻。《类证治裁》初刊于1851年（清咸丰元年辛亥），为丹阳林氏研经堂初刊本。印刷五百部，流传颇远，6年后版毁于战火，10年后丹阳沦陷，林芝本避难至崇明，得闻虹桥龚友棠家藏之初刊本，清同治元年岁次壬戌端阳日，命五子分工抄写，幸得以保存。

"遂于咸丰元年正月付之剞劂，至八月告成，刷印五百部，流传颇远，乃方及三年，城镇已破，六年贼至丹阳，板毁于战火。十年丹阳陷，芝仓皇避难，逃遁崇明，斯时只身至崇，欲读是书已不可能。后闻崇明之虹桥龚友棠先生家有之，芝思此书无种，日久就湮，则芝之罪弥甚于是。特至虹桥借阅，命儿辈分录之，以藏于笥，嗟乎！余录之两部凡十年矣，今复录此，乌知此书不复遇？天下太平再行镌刻以流传至广且远，乃真有益于天下后世耶!”〔《类证治裁》〕

其他

林珮琴墨艺脍炙人口，遗著尚有《来燕草堂书文》《来燕草堂古文》《骄体文》《高卧楼古今体诗》《百鸟诗》《诗余》《百花吟》《咏史诗》等，惜多已遗失，未能流传。唯丹阳《曲阿诗综》中尚保留有林珮琴的四首诗：金沙寓中、秦始皇、楚项王、淮关夜泊，十分珍贵。

“先生所著有《来燕草四书文》五百余篇，《来燕草堂古文》二卷，《骄体文》二卷，《高卧楼古今体诗》二卷，《百鸟诗》一卷，《诗余》一卷。皆余所服膺者。”〔《类证治裁》P5〕

“且先君子之文章诗集皆不可得，惟此书幸而刻成。”〔《类证治裁》〕

“林珮琴，字云和，号韵簾，一号羲桐，嘉庆戊辰恩科举人，著有百花吟、百鸟吟、咏史诗诸集。”〔《曲阿诗综·卷30～32》〕

“金沙寓中：鸟啼催客起，来报纸窗晴，山挹茅峰翠，湖流长荡清，境闲延野月，树老战秋声，闻得荒祠畔，青燐傍晚生。

“秦始皇：收尽中原铁，谁留慱浪椎，山河归郡县，法令废书诗，欲雪儒生怨，偏教太子离，妖兴东陨石，尤刻会稽碑。

“楚项王：今古几重肿，君王霸业雄，诸军观壁上，一炬失关中，虎帐诛卿子，鸿门释沛公，舣舟不肯渡，千载尚英风。

“淮关夜泊：淮关灯火徹三更，风静初停击柝声，忽听榜人相对语，清江十里夜潮生。”〔《曲阿诗综·卷30～32》〕

（李　君）

费伯雄

谱前

费氏一脉，源远流长，作为费氏二十二世孙、孟河费氏第七代医费伯雄的一生以其医术、著作影响深远而成为孟河医派的奠基人，今据史料、家谱记载，简述其家族渊源，以全面深入展示其家世背景、生平事迹、个性气质、学术贡献与医学成就。

先祖鲁大夫季友，山东琅玡人，因功而封费姓。秦项之际，为避战乱，费氏一支遂避于吴兴郡，其子孙亦散居江南。据宋代洪适《隶释·卷第11·梁相费汎碑》云："其先季友，为鲁大夫，有功封费，因氏为姓。秦项兵起，避地于此，遂留家焉。世业稼穑，好学礼乐。"碑后题跋："右汉故梁相费府君之碑篆额，今在湖州。"湖州，汉时为"吴兴郡"。

其后见于史料所载者为汉萧邑令费泛（字仲虑），后封为梁（诸侯国）相，骞谔质直，遗爱于民，据宋代洪适《隶释·卷第11·梁相费泛碑》云："至梁府君，以孝友至行闻于乡邑，仕更郡右，骞谔质直，在公履法。察孝廉，除郎中，屯骑司马，迁萧令。视民如子，先教后罚，流玄默之化，奉以忠信，守以敦笃。在位九年，百姓移风，苛慝不作，奸寇不发，变争路销，推让道生，三年不断狱，祯祥感应。时沛有蝗，独不入界，由此显名。国以状闻，朝廷嘉诸，拜梁相宣慈惠□，不帅自正，当登台阶，延究眉耇，被病逊位。春秋八十卒。"

费泛长子费凤，字伯萧，汉堂邑令，生于汉安帝永初五年（111），卒于汉灵帝熹平六年（177）九月；次子费政，九江太守。据宋代洪适《隶释·卷第11·梁相费泛碑》："二子慕□，凤，由宰府至堂邑令；政，九江太守。"宋代洪适《隶释·卷第9·堂邑令费凤碑》："惟熹平六年岁格于大荒无射之月，堂邑令费君寝疾卒……春秋六十六。"宋代洪适《隶释·卷第9·费凤别碑》："君讳凤，字伯萧，梁相之元子，九江太守之长兄也……仁义本于心，慈孝著于性，言不失典术，行不越矩度……汉安二年，吴郡太守东海郭君，以君有逶蛇之节，自公之操，年卅一举孝廉，拜郎中，除陈国新平长。"

费凤一支递传至费聪，中间数十世失考，故孟河费氏一脉，便以费聪为第一世，至伯雄已历二十二世，今据史料及费伯雄六世孙安徽中医药大学费季翔教授所藏之家谱简表，可知其世序如下：费聪→费聚→费端→费极→费冕→费簧→费兴→费覃→费周→费华→费宏→费诠→费卫→费莱→费希昆→费尚有→费天佑→费宗岳→费德贤→费国祚→费文纪→费伯雄

十一世费宏，字子充，号健斋，一号鹅湖，晚号湖东野老，江西广信府铅山县人，明代最年轻的状元，嘉靖三年（1524）首辅；其堂弟费寀，官至礼部尚书。据《明史·卷193·列传第81·费宏》："费宏，字子充，铅山人。甫冠，举成化二十三年进士第一，授修撰。弘治中，造左赞善，直谏东宫，进左谕德……世宗即位……宏为首辅，加少师兼太子太师、吏部尚书、谨身殿大学士，委任甚至。""寀，官至少保、礼部尚书，谥文通。"

十六世费尚有，字文明，生于明隆庆六年（1572），卒于清康熙元年（1662），明天启六年（1626）为避东林与阉党之争，自镇江丹徒迁居孟河，隐于岐黄，以医世其家。

二十世费岳瞻，字晓峰，据《武阳志余·卷10·艺术·国朝·费岳瞻》云："费岳瞻，字晓峰，精医，诸子世其业。"

二十一世费文纪，号云庵，据《武阳志余·卷10·艺术·国朝·费岳瞻》云："岳瞻以饱食车行磕石，肠绝。归使诸子脉之，皆言无疾，独五子文纪泣曰：'肠坏，败征见矣。'岳瞻因敕诸子：'无以医误人，传吾学者，独纪也。'悉以秘方授之。文纪年二十为医，至七十四卒。伯雄，文纪子也。"

从上述费伯雄的家世背景可以看出，费氏世业稼穑，好学礼乐，先祖或为巨宦，或为大儒，至十六世费尚有因避战乱，迁居孟河，遂开费氏医学生涯。其祖父、父亲皆以医名，可见费氏数世业医，代有传人，传至伯雄已历七世，医术益精，故有"清末江南诸医，以伯雄为最著"之称。

1800年（清嘉庆五年）　正月，出生。

1800年，费伯雄出生于江苏省武进县孟河镇世医之家。孟河，古称南兰陵，南朝宋置南陵郡，位于现江苏省常州市新北区。孟河，原是唐朝元和年间由常州刺史孟简主持开通的武进县内的一条运河，全长41里，是京口（镇江）至江阴间连接南运河与长江之间的水上大动脉，镇乃因河而

得名。

今考费伯雄《留云山馆文钞·蒋汉儒先生传》云：“先生姓蒋氏，名玉山，号汉儒……与予生同里，长同庚……壬辰率其弟应试，与予同寓于赵氏之谷贻堂……及其弟被黜，相率以归……迨予试毕而返，闻其遽赴玉楼，已葬于祖茔之侧……方其殁也，年止三十三耳。”壬辰即道光十二年(1832)，蒋氏殁时年三十三，费伯雄与其同庚，故推知费伯雄当生于清嘉庆五年（1800）。又费绳甫《先大父晋卿公轶事记》载：“己卯孟春，八十寿诞。”己卯即光绪五年（1879），伯雄嫡孙费绳甫称这一年之孟春（正月）为其先大父费伯雄八十寿诞，足证费伯雄生于清嘉庆五年正月。

另据民国赵尔巽等《清史稿·卷502·艺术1》：“费伯雄，字晋卿。与澍同邑，居孟河滨江。”《武阳志余·卷10·艺术·国朝·费伯雄》：“费伯雄，字晋卿，河庄人。世医文纪子也。”《清代毗陵名人小传稿·卷8·费伯雄》：“伯雄，字晋卿，武进人。”可知费伯雄为江苏武进孟河人。

孟河地处经济文化繁荣发展的长江流域，又是“吴文化”的核心地带，正如《大学衍义补》（卷24）所云：“韩愈谓赋出天下，而江南居十九，以今观之，浙东西又居江南十九。而苏、松、常、嘉、湖五郡又居两浙之十九也。考洪武中，天下夏税秋粮以石计者总二千九百四十三万余，而浙江布政司二百七十五万二千余，苏州府二百八十万九千余，松江府一百二十万九千余，常州府五十五万二千余。”清代龚自珍《常州高才篇》亦盛赞常州府：“天下名士有部落，东南无与常匹俦。”

经济和文化的繁荣促进了医学的发展，在“不为良相，即为良医”的思想指导下，孟河镇以儒从医者甚众，或承其家学，或受于师门，得天独厚的地域环境与社会文化氛围对费伯雄的医学生涯起到了重要的作用。同时，费伯雄等孟河医家的出现也对孟河的发展繁荣起到了不可估量的作用，正如民国赵尔巽等《清史稿·卷502·艺术1》所言：“咸同间，以医名远近，诣诊者踵相接，所居遂成繁盛之区。”清代李联琇《访费晋卿明经（伯雄）于武进之河庄即赠》亦云：“舟泊石桥湾，水行变而陆。巾车赴河庄，只轮转轫辘。”“渎传孟简迹，山被孟嘉名。嘉山对黄山，两山夹一城。城为备倭设，滨江古屯兵。江落沙洲拓，幸远波涛惊。五门不通楫，四至皆陆路。鸠聚到今日，草草称太平。君家城南隅，环堵出书声。”清同治十一年十月十四（1872年11月14日）翁同龢在日记中这样描写他眼中的孟河：

“十四日清晨至城中……巳初解维，顺风张帆……约四十里至石桥湾泊，村甚小，不过七八十家，从此正东为孟河，通舟辑，而费医所住曰河庄（亦名孟庄），小舟尚可行，大舟则到此而止。”“东行约十里，望江边诸山络绎，其最高者曰黄山。”〔《翁同龢日记》〕

1805 年（清嘉庆十年） 6 岁。入私塾读书。

费伯雄自幼聪明异常，4 岁能诵古诗，6 岁入塾读书，7 岁即能属对，时人以神童视之。

《费氏全集》载清人恽世临《费晋卿先生传》：“先生姓费氏，讳伯雄，字晋卿，云庵公之哲嗣也，幼聪颖，甫四岁能诵古唐诗，七岁即能属对，时目为神童。”

又费绳甫《先大父晋卿公轶事记》载：“先大父晋卿公生而聪颖……先曾祖爱之如掌上珠，尝谓人曰：‘吾家千里驹也。’六岁入塾读书，过目不忘，塾师之友云：‘门关金锁锁。’无能属对者，先大父应声曰：‘帘卷玉钩钩。’塾师及友皆吐舌，舌久不能收，于是大江南北以神童目之。”

1816 年（清嘉庆二十一年） 17 岁。父亲费文纪（云庵）患重疾，费伯雄日夜跪祷。

“先是云庵公遘重疾，几不起，先生年十七，日夜啜泣，至云庵公前则拭泪作笑容。又窃以黄纸朱书疏文，愿减已算以益父寿，向城隍神跪祷，酬酒焚之，云庵公果渐瘳。嗣于每夕独至空庭就地向北辰跪拜，祈父母康强。数年后，为家人所窥，偶有传播，先生乃大恚，拜祷之举反从此止矣。”〔《费氏全集》，载清代恽世临《费晋卿先生传》〕

1832 年（清道光十二年） 33 岁。赴苏州参加科举考试，补明经。

清道光十二年（1832）七月，费伯雄赴苏州参加科举考试，考取明经科，并与吴南耀受知于时任江苏巡抚林则徐，费氏为林则徐家人治病，取得了很好的疗效，深得林则徐赏识。不久舍弃科举而专心于医学。

“壬辰率其弟应试，与予同寓于赵氏之谷贻堂。”〔《留云山馆文钞·蒋汉儒先生传》〕

“士林知名而久困场屋，屡荐不售，遂决然舍去，以明经世。”〔《费氏全集》，载清代恽世临《费晋卿先生传》〕

“费君号晋卿，行一，秀才而曾充地保。”〔《翁同龢日记》〕

“雄自束发受书，习举子业，东涂西抹，迄无所成，遂乃决然舍去，究

心于《灵》、《素》诸书。”〔《医醇賸义·序》〕

1834年（清道光十四年） 35岁。与马省三等共同出资管理“孟河接婴堂”的重建。

1840年（清道光二十年） 41岁。独力出资恢复“文纪公育婴堂”旧制。

费伯雄不仅学养宏深，医术高超，而且“性慷慨好施，父尝建接婴堂，岁久废，伯雄独恢复之”〔《武阳志余·卷10·艺术·国朝·费伯雄》〕。

道光年间，费伯雄曾两度应召入宫治病，治愈道光朝皇太后的肺痈和道光皇帝的失音症，获道光皇帝赐赏匾额“是活国手”及赐联“着手成春，万家生佛；婆心济世，一路福星”一幅，遂医名日盛。并偕敦仁堂董亲历各洲赈恤五载，劝各州乡民筑堤防涝。

“道光间，多淫雨海潮泛溢，洲民几为鱼鳖，先生偕敦仁堂董亲历各洲赈恤五载，给予工食，沿江筑堤，所存活又不可以亿计。”〔《费氏全集》，载清代恽世临《费晋卿先生传》〕

“道光间，洲乡屡困于潦，伯雄竭力捐振，又躬历各洲，劝筑堤自卫。”〔《武阳志余·卷10·艺术·国朝·费伯雄》〕

1851年（清咸丰元年） 52岁。为江苏督学李联绣调治疾病。

清代陆以湉《冷庐医话·卷1·求医》：“咸丰中，同卿督学江苏，知江苏有二名医，一为阳湖吴仲山（斐融），居印墅，一为武进费晋卿（伯雄），居孟河城，遂并访之。吴以同卿未有子，投补剂为嗣育计。费谓同卿肝阳过旺，心肾两亏，投以养心平肝之剂，同卿主费说。”

1853年（清咸丰三年） 54岁。平息刘明松聚众倡霸漕粮拒捕案。

“咸丰三年，粤贼掳江宁，邻邑王耀书等各聚党数千，横行乡里，不纳税课，通江乡民刘明松欲效之。讹言繁兴，议以兵击之，民愚又纷纷欲拒捕，伯雄锐身言于官，以全家保乡民不反。乃归，以利害告倡议者，亟遣散之，事以定。”〔《清代毗陵名人小传稿·卷8·费伯雄》〕

“咸丰三年，粤贼掳江宁，邻邑豪猾王耀书等各聚党数千，横行乡里，不纳岁课，通江乡民刘明松倡议众欲效之，时议击以兵势汹汹，愚民欲拒捕，伯雄诣郡以全家保乡民。归以利害说倡议者，亟散众，事遂解。”〔《武阳志余·卷10·艺术·国朝·费伯雄》〕

清代恽世临《费晋卿先生传》对此事的记述尤为详细，费伯雄为救乡里挺身而出的形象跃然纸上："咸丰二年，粤匪犯顺，大江南北烽火连天，人心皇皇，朝不保暮，幸向、张二公结营拒守东南半壁，赖以少安。当是时，西有王耀书，北有朱鸣乔，各聚党数千人私立捐局，横行乡里，莫敢谁何。镇江府治既失属邑，皆不纳漕粮，武进与丹阳接壤，无知者咸思效尤。通江乡民刘明松者，愚而喜事，遂邀奔牛以北五乡三十五图之人会于夏墅，倡霸漕粮，以为无事则众享其利，有事则明松独当之，虽身膏斧锁弗悔也。众惑其言，以为义侠，愿与同祸福。盖明松欲为王耀书、朱鸣乔之所为而力不足以致多人，故倡为此举以收拾人心耳。

"其族人某素与明松有隙，密向常郡首告明松倡霸漕粮惑众煽乱。当事者欲发兵往捕，五乡之人讹闻局中欲并治五乡也，纷纷聚议欲为拒捕计，局中又讹闻五乡欲转攻郡城也，乃益调兵裹粮以待。当此之时，寇患方深内难将作，岌岌乎不可终日矣。

"先生闻之，乃毅然单车至五乡会集之所，慷慨而言曰：君等欲有所举救明松乎？害明松乎？众曰：我等以明松为义侠，不忍坐视其死，故欲救之耳，奚害之云？先生曰：君等未之思也，彼首告者谓明松倡霸漕粮惑众煽乱，若一拒捕是实首告者之言而重明松之罪，乃害之非救之也。诸君世居兹土，代为良民，五乡之广无虞，数万家各有父母妻子、坟墓田庐，不过因明松一言，遂自撄法纲，上陷父母，下害妻子。吾不忍见火焚数万家，血流数十里也。乡民皆感悟，深自悔。先生曰：今与诸君约，能从我则当星夜入城，诉于保卫总局，愿以全家保诸君无畔意，否则吾亦从此逝耳不能与诸君玉石同焚也。众踊跃曰：我等愚蒙，见小利而忘大害，今闻明论如梦斯觉。先生活我，敢不惟命。先生曰：此易易耳，所首告者倡霸煽乱，若将应完之漕粮五日内交纳，则霸且不敢乱于何有？诸君既无事，即明松亦可邀末减，不辨自明之。法无过于斯，且国家多故之秋，正吾侪报效之日，良民莠民止争一念耳，诸君毋再伊戚自贻也。众皆曰敬诺，遂入城。反，诸当事者喜曰：果能如此，可以消弭于无事矣。乃设柜开仓三日，缴毕五乡，得以安堵。如此大难，指顾定之，先生力也。"

1856年（清咸丰六年） 57岁。为清军江南大营主帅向荣诊病，与戴观成等捐资建福善、仁寿二桥。

时向荣咯血于丹阳，其帮办江南提督张国梁（原名嘉祥）特来孟河请费伯雄去丹阳医治，费伯雄留大营10日而向病霍然，向赠"费氏神方"匾额一块及三品顶戴。

"此君亦善士，以治向军门得名，向酬以三品顶。"〔《翁同龢日记》〕

咸丰六年六月，费伯雄与戴观成等捐资建成福善、仁寿二桥，并立碑以志，由费伯雄撰写《桥志》，该碑现存于扬中市图书馆，扬中市档案馆存有该碑的碑拓。

1859 年（清咸丰九年） 60 岁。著成《医醇》二十四卷并制版刊刻。

1860 年（清咸丰十年） 61 岁。为避太平天国战乱，费伯雄携眷渡江北上，迁至江苏泰兴县南乡五圩里。

1863 年（清同治二年） 64 岁。《医醇賸义》成书。

考费伯雄《医醇賸义·序》："爰将数十年所稍稍有得，而笔之于简者，都为一集，名曰《医醇》，共二十四卷……乃灾梨半载，而烽火西来，赤手渡江，愁苦万状，栖身异地，老病日增，风雨之夕，林木叫号，半壁孤灯，青影如豆，回首往昔，如梦如尘，良足悲矣！自念一生精力，尽在《医醇》一书，欲再发刻，以大畅和缓之风，而坊刻定本与家藏副本尽付祝融，求之二年，不可复得……近因左足偏废，艰于步履，坐卧一室，益复无聊，追忆《医醇》中语，随笔录出……改题曰《医醇賸义》，而自序其巅末如此……同治二年岁在癸亥仲春之吉武进费伯雄晋卿氏题于古延陵之寓斋。"

又费绳甫《先大父晋卿公轶事记》载："庚申春仲……烽火西来……先大父已先期渡江而北居泰兴南乡五圩里。"

费伯雄自序称《医醇》一书"灾梨（刻印）半载，而烽火西来"，费绳甫《先大父晋卿公轶事记》又载"庚申（1860）春仲（二月）"烽火西来，故可知《医醇》二十卷在庚申仲春之前半年已成书，亦即咸丰九年已未（1859），并制版刊刻。后因太平军攻占孟河，《医醇》一书之坊刻定本与家藏副本尽付战火，费伯雄遂利用在泰兴避难的闲暇追忆往昔著作内容，随笔录出，名之曰《医醇賸义》，内容虽不及《医醇》十之二三，但刊印之后仍盛行于世，后学多所效法。

费伯雄亦精于武术，在泰兴避难其间，曾单身却匪，乡里遂遣子弟拜师学武，教之三年，竟成劲旅。

费绳甫《先大父晋卿公轶事记》云："近村匪徒见南人柔弱可欺，结党数十人，乘夜持械来侮，先大父拔关出击，所向披靡，各鸟兽散。同里知先大父精于武艺，遣子弟拜门墙，诲之三年，竟成劲旅。"

1864年（清同治三年） 65岁。女儿费顺贞于泰兴病故，费氏抚柩返乡。

费伯雄于《留云山馆文钞》作有《亡女顺姑传》一文，此女生于清宣宗道光二十三年癸卯（1843），卒于清同治三年甲子（1864）八月十一日。

1865年（清同治四年） 66岁。费氏返回孟河，《医方论》四卷成书。

《医方论》四卷是费伯雄取《医方集解》所选之方逐一评论而成，能概见费氏归醇纠偏、触类引申、由博返约的立论宗旨，正如其自序所言“乡曲之士，每以《医方集解》一书，奉为枕秘，甫经临证，辄检用之。殊不知集中可用之方固多，而不可用者亦不少，漫无别择，草菅人命矣。兹于所集各方之后，逐加评论。盖欲为初学定范围，非敢为高明下针砭也。且欲学者澹其谋利之欲，发其救人之心，犹前志云。”

1869年（清同治八年） 70岁。主修家谱。

费伯雄回到孟河后，曾出资造桥梁、修祠堂，并主修《费氏宗谱》，惜《费氏宗谱》现流于国外，美国犹他州盐湖城家谱图书馆藏有清同治八年己巳（1869）衍庆堂本《费氏宗谱》的微缩胶片。幸费伯雄六世孙费季翔先生藏有《费氏宗谱》简表，使我们得以了解费氏一脉传承的大体情况。

清代恽世临《费晋卿先生传》载：“今归故乡，独造桥梁，独新祠宇，独修谱牒，当务之急，靡不尽力。”

1872年（清同治十一年） 73岁。为两朝帝师翁同龢及其侄同治二年状元翁曾源诊病。

回到孟河后，费伯雄年事虽高仍应诊不辍，接治的病人不乏达官显宦，如翁同龢、孙诒经、左宗棠、吴大廷等。

清代翁同龢《翁同龢日记》：“十五日，晴……叩费君门未起（先令洪庆挂号，钱二百），至茶肆小坐。巳初二刻入诊，费君年七十二三，目光奕然，声音甚圆亮。诊源侄，曰两尺皆虚，肝脉独弦，胃有积痰，有时眩晕。余即告以羊痫风十四年矣。曰不可以作羊痫治，全是水不涵木耳，处化痰养肝方，且云此病根株已深，能去七分为妙矣。诊余，曰肺脾胃皆亏，且有痰，告以遗泄之证，乃曰肾阴亦亏。诊寿官，曰先后天皆不足，先治脾胃。皆要言不烦。嗟乎！倘人海中有此医，则无误药之病矣，为之感恻！张盖乘车归，日才加午。”

1876年（清光绪二年） 77岁。为福建台湾道、太仆寺卿吴大廷诊病。

《小西腴山馆主人自著年谱》：“二年（丙子），五十三岁，九月初三日，赴孟河，就费伯雄医。”“十月十五日，未服药，仅服费伯雄丸药，亦不见客，而胃口不开。”

1879 年（清光绪五年） 80 岁。端午，去世。

费伯雄年八十，寿庆之后，于是岁端午，自沐浴整冠，含笑而逝。费伯雄逝后与夫人巢氏合葬于孟河城南的温墅里费家祖茔内，惜“文化大革命”中费氏墓地遭到破坏，子孙们只得将其尸骨与费尚有夫妇、费文纪夫妇合葬于孟河东山之上。民国元年壬子（1912）仲冬，费伯雄长孙费绳甫将伯雄医学、文学著作汇成《费氏全集》出版。

据费绳甫《先大父晋卿公轶事记》：“已卯孟春，八十寿诞，鸿案齐眉，孙曾绕膝，家严会同亲友奉觞介祉，曲奏白雪阳春，丝竹之音，洋洋盈耳，忽谓亲友曰：‘刻正及时行乐，交秋当与诸君永别。’众皆愕然。又谓：‘诸君知孟子莫非命也，顺受其正之言乎？得正而毙，庸何伤！’众皆唯唯。席终，亲友告退，出门相语曰：‘此公言虽不祥而精神矍铄，量无他虑。’端午饮酒半酣，拔剑起舞，犹觉臂力方刚，谁料届期沐浴毕，正衣冠，谕家严及承祖曰：‘汝等当尽孝弟之道，积德以遗子孙，敬遵我命，勿忘。’言讫而逝。斯时斜阳半窗，异香满室。初生时，先曾祖梦见玉佛临凡，今果验。”

（赵 艳）

陆以湉

谱前

一个人的性格，是左右他一生事业的主要原因，而一个人的禀赋素质、善恶优劣，多半是因袭他先人的品行和幼年的家庭环境熏陶所造成。陆以湉一生的做事与为人，似乎与其家庭及其家庭成员有某些必然的联系。笔者今概要介绍其祖父、外祖父及其父母、兄长概况，来说明这一问题。

祖父陆秋畦（字世埰），“宰密县时，乾隆丙午、戊申秋试分校，竭昼夜之力悉心评阅，所取皆知名士，时称为得人。丙午分校时，尝赋诗云：梧井朱门落叶深，咿唔声隔院沈沈，艰难一字频骚首，容易三场尽惬心。籔果试回咀后味，赏琴须辨爨余音，秋风几树天香动，吹向寒山老桂林”〔《冷庐杂识·卷4·秋畦公取士》〕。可见陆秋畦在河南密县任县令时，正直清廉，为科举考生秉公评判试卷，择优录用考生而获好评，说明陆以湉之祖父亦学富五车，博学多才。

外祖父周春波兄弟三人，皆精擅医学，为人诚实，生性善良，并乐善好施。“外伯祖周悠亭先生相潮，兄弟三人，次春波先生踊潜，余外祖也，三葵园先生以清，俱好善乐施。贾人某负逋五百金，贫不能偿，焚其券。某感恩次骨，以家传痈疽秘方相赠，按方制送，获效甚神”〔《冷庐杂识·卷3·巴鲫膏》〕。此段大意谓之某商人欠周氏兄弟银子五百两，且家贫而无力偿还。周氏兄弟烧其借条，免其债务，商人感激涕零，则以己藏秘方相赠的良善义举。

父亲陆元鋐（字冠南、芗畇），“陆元鋐，乾隆丁酉举人，丁未进士，官礼部仪制司主事，擢员外郎。由记名御史简放四川成都府，遗缺知府，补雅州，调署宁远……”父亲去世，乃“丁忧归，服阕”，（后）“补广东惠州府涖任”〔《中国地方志集成·乡镇志专辑·乌青镇志》〕。

母亲周太孺人，颇通医学，藏有秘方，常施方救人。如“大脚风方”治象皮腿、“鸦胆子方”治休息痢等〔《冷庐医话·卷5·杂方》《冷庐杂识·卷1·鸦胆子》〕。

嫡兄陆以瀚，“陆以瀚，字词澜，号星查，元鋐子。幼时沈静好学，以赋诗受知于阮文达公，入邑庠。嘉庆甲子举人，官广东花县知县，以不善事，上官罢职，贫不能归。少以多病，兼玩医书，久而精能，乃悬壶于会城顺德。（县）令徐某之子，夏月泄泻，延之求治，服附子理中汤而愈。徐年已暮，只此一子，服药痊愈，大喜，倾囊厚赠，复为乞援同僚，因得全家归里”〔《中国地方志集成·乡镇志专辑·乌青镇志》《冷庐医话·卷2·今人》〕。

表兄周乙藜，“潜研医理。尝分水典史王某之妻，两臂挛不能举，面色黯淡，脉沉缓，诸药不效，令服活络丹数服即愈。后以治手臂足腿挛肿之属寒湿者，皆效。乙藜之戚张氏妇，体弱恶食，月信已停八月，就诊于苏州名医何氏，诊之云：‘是经阻。’令服通药；乙藜诊之曰：‘六脉滑疾，右寸尤甚，是孕也。且必得男。’以安胎药与之，阅四月，果生男。”〔《冷庐医话·卷2·今人》〕

表兄周克庵学正（士夔）：“熟精医理。道光丙午夏，暑风甚据，时疫大作，俱兼喉痛，亡者接踵，医皆束手。克庵家病者甚众，亲自疗治获痊。”〔《冷庐医话·卷3·暑风》〕

从上述陆以湉的家庭背景可以看出，陆氏的祖父、父亲、嫡兄三代为官，其外祖父、母亲及表兄三代为医，做官的清廉正直，行医的乐善好施。良好的家庭环境，对陆以湉的人格思想、人生之路无不起着潜移默化的熏陶与教育作用。

1802 年（清嘉庆七年） 出生。

1802 年，陆以湉出生于浙江省桐乡县乌镇之官吏书香家庭。乌镇，位于浙江省北部的太湖流域，谓之杭嘉湖平原而以鱼米之乡著称。

“吾里旧名青墩，有溪为界。溪东曰青镇，属嘉兴府桐乡县；西曰乌镇，属湖州府乌程县。故又名双溪，今则概称为乌镇。”〔《冷庐杂识·卷1》〕

又据《中国地方志集成·乡镇志专辑·乌青镇志·卷29·人物下》注云：“按《冷庐杂识》自序云：三十五岁通籍。墨花吟馆感旧怀人诗注云：同治乙丑（1865），师归道山。是公生于嘉庆壬戌（1802），卒时年六十四也。”

1818 年（清嘉庆二十三年） 17 岁。独身赴杭求学。

陆以湉 17 岁时，便独自来到杭州官府学校求学，并兼以为人理发，勤工俭学，以备考功名。

“公生有至性，苦志力学，十七岁游庠。”〔《桐乡县志》〕

"余以庠寓杭州，以剃头为业，留心医学……"〔《冷庐医话·卷5·杂方》〕

1832年（清道光十二年） 31岁。考取举人。

"道光壬辰举于乡。"〔《桐乡县志》〕

"道光壬辰举人。"〔《中国地方志集成·乡镇志专辑·乌青镇志》〕

1835年（清道光十五年） 34岁。经考核，获取宗室官校教习资格。

34岁时即考取官府主办的桐乡乌镇分水书院担任教师的资格。此类学校的学生大多为宗室或官家子弟，当然也有部分贫寒书生参与其中。其就学的目的大都为今后求取仕途功名而准备，学习或考试的内容，在清代早期以四书五经之"八股、帖括"文体为主，清代后期则于"八股、帖括"体裁的基础上，涉及少量官场行政应用文及社会时势对策等文章。

"乙未考取宗室官学教习。"〔《桐乡县志》〕

1836年（清道光十六年） 35岁。考取进士，分发湖北武昌任知县，数月后辞官，改求教职。

"丙申成进士"；"以知县分发湖北，到省数月，其父芗畇公虑仕路险巇，时有忧色，即承志改就教职"〔《桐乡县志》〕

据考证分析，当时陆以湉本人也厌恶做官。他曾赋诗曰："红尘滚滚扑征衫，堕落何由骨换凡，宦海波涛深莫测，几人安稳得收帆"来形容仕途坎坷，官场凶险〔《两浙輶轩续录·卷36·陆以湉》〕。

1837年（清道光十七年） 36岁。呈请朝廷求改教职而获准。

"丁酉夏，呈改教职。僚友谓：封疆大吏由县令起家者多矣，当以远大自期。余以才短不愿也。"〔《冷庐杂识·冷庐臆言》〕。此段意谓同僚们挽留陆以湉应继续当朝做官，以待升迁。但他却赋诗曰："求贤大府礼优崇，刮目局然到阿蒙，衮衮诸公多伟略，不才何用滥竽充"而予以婉拒〔《两浙輶轩续录·卷36·陆以湉》〕。

获准改任教职后，陆以湉赋"既改官作归兴诗"一首以表达当时的兴奋心情："此去真为泛宅行，扁舟江上订鸥盟，酒从黄叶声中醉，诗向青山影里成。高枕连宵酣旅梦，小艭沿路记归程，掉头笑谢风尘侣，图史萧然万虑清。"〔《两浙輶轩续录·卷36·陆以湉》〕

1839年（清道光十九年） 38岁。改任浙江台州府教授。

"道光己亥，余选台郡教授。廨地宏敞，西南诸山列户外。余葺治隙地，皆补以花，每与二三佳客清言，竟日爰作此图：‘空斋闭门居，闲散伍丞掾，经世愧无术，幸愜庭围间。’”反映了陆以湉改任教职后的舒适、愉快心情〔《两浙輶轩续录·卷36·陆以湉》〕。

1844年9月（清道光二十四年） 43岁。父亲陆元鋐（芗畇）去世，陆氏回乡服阕“丁忧”，历时五年。

“甲辰9月，丁先府君芗畇公忧，自台州归里，阅五年。”〔《冷庐杂识·冷庐臆言》〕

1849年2月（清道光二十九年） 48岁。朝廷吏部补选陆以湉为杭州府教授。

“己酉二月，吏部选补杭州府教授，六月到任。”〔《冷庐杂识·冷庐臆言》〕

1856年2月（清咸丰六年） 55岁。《冷庐杂识》初刻问世。

陆氏回顾自己从1839年求改教职，赴台州府、杭州府任教以来，至今已过去17年。人生过半，却于道无闻，成就甚微，故心情颇为沮丧。他在《冷庐杂识》自序中概括云：“余不敏，幼惟从事举业，弱冠即以是授徒。三十五岁通籍，宦游武昌，未逾年改官归，复理旧业。三十八岁为校官，幸遂禄养，冀得舍帖括，专精典籍，而势不可舍，事与愿违，孜孜于手披口讲，迄今又十七年矣。自念半生占毕，于道无闻，且以心悸疾，不克为湛深之思。虽诗词小技，亦未底于成，近岁屏弃不作。暇惟观书以悦志，偶有得即书之，兼及平昔所闻见，随笔漫录，不沿体例，积成八卷，名曰《杂识》。盖惟学之不能纯，乃降而出于此，良自愧也。”〔《冷庐杂识·自序》〕

1858年12月（清咸丰八年） 57岁。《冷庐医话》初刻问世。

陆以湉在此书自序中言：“医理至深，岂易言哉？抑自轩岐以来，代不乏人，既已详且尽矣，又奚待言”？他认为：作为医生，任重而道远，其疗疾苦，拯危厄，攸关人之性命，岂容草率？所以他在教书、行医之余，对古今临证之成功经验，或个人证治心得，或他人误治案例，均分门别类，随笔记述。谓之“涉猎之余，随笔载述，聊以自娱”〔《冷庐医话·自序》〕。陆氏用于“聊以自娱，随笔载述”而留下的《医话》，实给后人保存了一份珍贵的医学文化史料。

1860年（清咸丰十年） 59岁。太平军攻占杭州，陆以湉离杭回乡，赴上海躲避战祸。

“咸丰庚申之乱，避居乡曲，训蒙糊口。嗣见乡人遵伪令蓄发，乃勃然曰：‘鸟兽岂可与同群乎？’遂挈家避自沪上，流离颠沛，几不自存。幸江苏巡抚今爵相李公鸿章闻其名，聘作忠义局董事，资以薪水……”陆以湉身为朝廷命官，自然要维护统治阶级利益，故对太平军的反清运动不满。但在上海躲避战火期间，可以看出其生活亦颇为艰难〔《桐乡县志》〕。

1865年（清同治四年） 64岁。因心悸病发，去世。

同年，应浙江巡抚蒋益沣之聘，再次赴杭州紫阳书院任讲席，仅半年因心脏病发而病故。族人将其供奉于乌镇乡贤祠内，以示缅怀。

“贼平后，又为前护浙江巡抚蒋果敏公益沣，聘主杭州紫阳书院讲席，甫及半年而殁。”〔《桐乡县志》〕

“按墨花吟馆感旧怀人诗注云：同治乙丑（1865），师归道山。是公生于嘉庆壬戌（1802），卒时年六十四（虚岁）也。”〔《中国地方志集成·乡镇志专辑·乌青镇志·卷29·人物下》〕

其他

另据《中国地方志集成·乡镇志专辑·乌青镇志》载录：陆以湉“自通籍改官后，著书立说，垂教后人，考古论今，旁搜远绍。凡经史子集，及方书药谱，虫牋鸟疏，妪言童约，于立身处世，学问事业，日用饮食，疾病等事，无不考穷详明，笔之于书。未遇时，以授徒自给，及为校官，从游者益众，及门不下三百人。卒，祀乡贤祠。无子，以嫡兄子秉衡嗣。”

又据清光绪十三年严辰纂《桐乡县志》载云：“公少时以家贫亲老，思得一第，以遂显扬。专攻举业，寒暑无间。迨通籍改官后，复思著书立说，垂教后人。乃积清俸所余，购书数千卷，旁搜博采，撷其精华，炳烛之光，至老不倦。未遇时，以授徒自给。循循善诱，弟子多所成就。及为校官，从游者众，及门者不下三百人。先生乌镇分水书院、台州近圣书院，及后掌教杭州衡文课士，一以清真雅正，为宗士，皆化之。卒，祀乡贤祠。著作见艺文。”

（朱定华）

陈莲舫

1839 年（清道光十九年） 出生于江苏省青浦县（今上海市青浦区）朱家角镇。

关于陈莲舫生卒年各文献记载不一，李经纬主编《中医人物词典》为“约 1840—1914 年”，李云主编《中医人名词典》为“1840—1914 年”，邓铁涛、程之范主编《中国医学通史·近代卷》为“1840—1914 年”，《中国医学百科全书·中医学》为“1840—1919 年”。

上海地方志办公室编辑的《青浦县志》（网络版）记载“陈秉钧（1839—1916 年）……民国五年逝世，享年 78 岁”；上海地方志办公室编辑的《上海名镇志》（网络版）记载：“陈莲舫，生于清道光十九年（1839）……于民国五年（1916）去世，享年 78 岁。”

今从 1839 年出生之说。

佐证：2008 年 9 月 26 日《松江报》刊载《悬壶济世父子俩》记载：“1916 年，李平书从日本神户乘轮回至上海。九月初旬发温热病，旬日不解，神智昏昧。不巧与李平书相熟的名医陈莲舫去世不久，沪上群医一时束手无策。这时，李平书妹婿费龙丁推荐了陈莲舫的高徒韩半池。韩半池受邀来到李平书家中，诊断一番，用药数剂，李氏遂得渐愈，从此韩半池之医名振于海上。”文中所说“陈莲舫去世不久”，推论当为李平书从日本神户乘轮回至上海的同一年，即 1916 年。

《青浦县续志》中有“卒年七十有八”的记载，比较符合 1839—1916 年的说法。

少年习儒

“莲舫亦诸生，尝入龙门书院读书，所以同学多入仕途为显宦，故其不廿年奋飞矣。”〔《七家会诊张越阶方案》〕

自幼跟随祖父陈焘学医，侍诊左右，尽得其传。〔《江苏历代医人志》〕

1898 年（清光绪二十四年） 进京为光绪帝诊病，敕封为三品刑部荣禄大夫，充御医，值御药房事。自 1898 至 1908 年 10 年间，先后 5 次奉召入京为光绪帝和慈禧太后诊病。

"光绪二十四年（1898），德宗皇帝病虚劳，尚书盛宣怀及两江总督刘坤一、湖广总督张之洞共同保举陈莲舫入宫诊视，陈氏以其用药轻灵，温和稳妥而获大效，由此甚得光绪帝赏识，曾敕封三品荣禄大夫，充御医，值御药房事。此后10年间，曾5次奉召入宫视疾，皆称旨，家藏御赐"恩荣五召"匾一块。"〔《中国医学通史·近代卷》〕

"恩荣五召"匾乃陈氏自拟自制，并非皇帝御赐。"陈氏为纪念五召之恩，特拟"恩荣五召"四字，请苏州名流任道镕写成隶书匾额。"①

1900年（清光绪二十六年） 悬壶上海北海路，求治者门庭若市。

"光绪二十六年（1900）悬壶上海北海路，求治者门庭若市。"〔百度百科·陈莲舫. 网络版〕

1901年（清光绪二十七年） 赴湖北为两广总督张之洞治病，与张之幕僚李平书结为莫逆交。

"翌年（1901）应聘赴湖北为两广总督张之洞治病，逢张之幕僚李平书，与之结为莫逆交。"〔百度百科·陈莲舫. 网络版〕

1904年（清光绪三十年） 为盛宣怀治病。

"1904年，盛宣怀生病，请李平书与陈莲舫诊治，一个月后痊愈。"〔《近代中国史料丛刊续编第5辑·且顽老人七十岁自叙》〕

1905年（清光绪三十一年） 赴广州为两广总督岑毓英治病。

"1905年，两广总督岑毓英生病，电请陈莲舫赴诊，并邀李平书同往。李平书在广州的总督府住了两个星期，待岑病渐愈才回。"〔《近代中国史料丛刊续编第5辑·且顽老人七十岁自叙》〕

1906年（清光绪三十二年） 与余伯陶、李平书、黄春圃、蔡小香等人发起成立上海医务总会。

"1906年6月，上海医学界李平书、顾宾秋、周雪樵、黄春甫等30余人发起组织上海医务总会。该会是上海中医中药界的联合组织，首届总董事为李平书、陈莲舫、黄春甫、蔡小香、余伯陶，都是当时上海著名中医。"〔《中医近代史》〕

1907年（清光绪三十三年） 秋季，进京为光绪帝诊治疾病。

"自去年（1907）入秋以来，朕躬不豫，当经谕令各省将、督抚保荐良

---

① 李克刚. 青浦名医陈莲舫妙手回春. 周末，1994年6月25日.

医，旋据直隶、两江、湖广、江苏、浙江各督抚先后保送陈秉钧、曹元恒、吕用宾、周景涛、杜钟骏、施焕、张彭年来京诊治。”〔《光绪朝东华录》〕

1908 年（清光绪三十四年） 春季，再次进京为光绪帝诊治。

“皇上违和，近日耳响发堵，腰酸足痛，诸症依然如旧，而口干心烦，大便溏稀，头蒙觉疼，夜寐不实等症，亦未见增减。本月初九日起，陈御医莲舫每晨入内请脉，迄今未间断。煎剂之外，复以三才封髓丸，录进请服。闻每日服二钱，早晚开水送下，颇觉见效。所有煎剂各方仍不外乎潞党参、杭白菊等类。”①

1908 年（清光绪三十四年）以后 迁居沪上，设诊所于盛宣怀斜桥邸中，以御医称，历任上海广仁堂医务总裁及各善堂施诊所董事。

“光绪三十四年（1908）迁沪设诊，寓居斜桥，号称御医，曾任上海广仁堂医务总裁及各善堂施诊所董事。”〔《中医人名辞典》P519〕

1909 年（清宣统元年） 《女科秘诀大全》5 卷编撰成书。

〔《女科秘诀大全·自序》〕

1916 年（民国 5 年） 因疽发于手而病逝于朱家角寓所，享年 78 岁。

“陈秉钧（1839—1916），又作陈秉均，字莲舫，白鹤旧青浦人。出生于医学世家，祖焘、父垣均工医，幼承世业，精习经方，洞晓脉理。少年时中秀才。善书画，擅绘梅花，潇洒脱俗。行医后，以其医术高超，时有国手之称。咸丰年间迁居朱家角镇，四方求诊者不远千里而至。光绪帝和孝钦后患病，经两江总督刘坤一、湖广总督张之洞的保荐，曾先后五次晋京入宫诊治，被誉为良医，在御药房审查方药，后以年老多病辞归。陈秉钧为人朴实，出诊多徒步，对贫困者就医不受财物。晚年应盛宣怀之邀，去上海施诊。民国五年逝世，享年 78 岁。所著《医言》毁于火，仅存《风痨臌膈四大证论》《庸庵课徒草》《记恩录》等数卷。”〔上海地方志办公室编辑. 青浦县志. 网络版〕

（胡晓峰）

① 陈御医请脉近闻. 申报，光绪三十四年（1908）六月二十三日.

柳宝诒

谱前

古代医家从医，很多都有其家庭经历的背景，如果家人多病，则会对一个医生的成长具有强烈的刺激作用。柳宝诒的成长经历也是如此，柳宝诒祖籍浙江宁波，在道光年间迁居到江苏江阴，在柳宝诒少年时期，他的父母就先后去世，他由祖母哺育成人，在贫寒的生活中，柳宝诒才发奋攻读医书，最终成才。

1842 年（清道光二十二年） 出生。

1842 年，柳宝诒出生在江苏省江阴的周庄镇东街。江阴地杰人灵，人才辈出，是个文化氛围浓郁的地方，柳宝诒出生在这里，也与其日后在医学界的成就有很大的联系。

1843 年（清道光二十三年） 周岁时。父亲去世。

柳宝诒在周岁的时候，他的父亲就去世了，虽然年幼的柳宝诒对此不会有深刻的记忆，但是，日后回想起来，自己并没有感受到父爱，必定心胆摧裂，这也应该是他日后从医的动机之一。

1852 年（清咸丰二年） 10 岁。母亲去世。

在柳宝诒年仅 10 岁的时候，他的母亲去世，这应该给他造成了巨大的打击，也更加激励他日后攻读医学。

1865 年（清同治四年） 23 岁。考中秀才。

柳宝诒虽然家境清寒，但是他仍然刻苦攻读，终于在同治四年考第一名秀才。

“同治四年考第一名秀才，所谓‘泮元’者也。与清季江阴京宦左都御使陈名侃为盟兄弟。”①

1876 年（清光绪二年） 34 岁。以优贡入京。

在 34 岁的时候，柳宝诒因为考秀才第一名，所以被推荐进京，“曾以

① 祝耀夫. 中医柳冠群先生纪实［J］. 江苏中医，1982，(9)：35.

优贡”入京。[①]

入京后，柳宝诒被试用“正红旗官学教学”[②]

1890 年（清光绪十六年） 49 岁。在江阴东乡创立柳致和堂。

“于清光绪十六年，时年 49 岁，在江阴东乡周庄镇东街创设柳致和堂药店，致和者，致力于医，饮之太和也。”[③]

1894 年（清光绪二十年） 53 岁。在江阴城开设柳致和堂分店。

“柳宝诒先生于清光绪二十年（1894），时年 53 岁在江阴城中大街（今澄江镇人民中路 45 号）开设柳致和堂分店。因为是与亲翁章翥云合开的，商议后不用柳字号，亦不用章字号，故名致和堂药店。”[③]

1897 年（清光绪二十三年） 56 岁。会同当地乡绅建立宗言文社。

“光绪二十三年（1897）柳宝诒曾会同当地士绅，在法铠庵盖屋三楹，建成‘宗言文社’，供童生会课攻读之用。”〔《江阴卫生志·名播江南的晚清名医柳宝诒》P233〕

1901 年（清光绪二十七年） 60 岁。去世。

“卒于清光绪二十七年十二月初一日（1901）享年六十岁。”[③]

（罗大中）

---

① 祝耀夫. 中医柳冠群先生纪实［J］. 江苏中医，1982，（9）：35.

② 江一平. 晚清名医柳宝诒遗迹［C］. /江苏省中医学会中医基础理论与文献研究专业委员会学术交流会. 晚清名医柳宝诒学术思想研讨会论文集. 江阴：江苏省中医学会中医基础理论与文献研究专业委员会，2005：83.

③ 缪建华. 清代名医柳宝诒与柳致和堂药店［C］. /江苏省中医学会中医基础理论与文献研究专业委员会学术交流会. 晚清名医柳宝诒学术思想研讨会论文集. 江阴：江苏省中医学会中医基础理论与文献研究专业委员会，2005：19.

曹颖甫

1868 年（清同治七年） 出生于江苏江阴。

"颖甫公诞辰日：一八六八年二月二十一日（清同治七年戊辰正月二十八日）。"〔《曹颖甫先生纪念册》① 〕

1879 年（清光绪五年） 12 岁。读张隐庵的医著《伤寒论集注》。

"方先生十二龄时，读张隐庵注《伤寒论》，觉其文字奥衍，悠然神往。"〔《经方实验录》〕

1880 年（清光绪六年） 13 岁。研习《伤寒论·阳明病篇》，治愈邻居老妇腹胀。

曹颖甫 13 岁研习《伤寒论·阳明病篇》，以大承气汤治愈邻居老妇腹胀拒按而脉实之病证。

"方先生十二龄时，读张隐庵注《伤寒论》，觉其文字奥衍，悠然神往。越年，研习'阳明'一篇。适邻有老妪，卧病缠绵，更医者屡，久不得效。先生试诊之，脉实，大便多日未行，腹胀而拒按。曰：此大承气汤证也。斗胆投之，功如桴鼓。乃叹曰：仲圣之方，若是其神哉！"〔《经方实验录》〕

1883 年（清光绪九年） 16 岁。为其父亲治病。

曹颖甫 16 岁时，其父亲患寒中洞泄，病危，医用《伤寒论》附子理中汤而愈，而对仲景方深信不疑。

"方先生十二龄时，读张隐庵注《伤寒论》，觉其文字奥衍，悠然神往。越年，研习'阳明'一篇。适邻有老妪，卧病缠绵，更医者屡，久不得效。先生试诊之，脉实，大便多日未行，腹胀而拒按。曰：此大承气汤证也。斗胆投之，功如桴鼓。乃叹曰：仲圣之方，若是其神哉！越二年，先生之尊人病下利，势几殆矣。延老医赵云泉先生，投四逆理中辈起之。"〔《经方实验录》〕

1892 年（清光绪十八年） 25 岁。应试途中得病，经陈葆厚先生桂枝白虎汤一服治愈，深信经方。

曹颖甫赴试金陵途中卧病，经陈葆厚先生用桂枝白虎汤一服而愈，而

---

① 江阴市卫生局，江阴市中医学会. 曹颖甫先生纪念册. 排印本，1987.

益信经方。后治举子业，房师嘉定秦芍舲先生明医理，南菁书院山长黄以周是著名的汉学大师兼精医学。

“方先生十二龄时，读张隐庵注《伤寒论》……后十一年，先生赴南京应秋试，病寒热濒于危。幸遇姻丈陈葆厚先生，用白虎加桂枝汤获庆更生。自是先生于仲景书识解益深，信仰益坚，而寝馈不释卷矣。”〔《经方实验录》〕

1895 年（清光绪二十一年） 28 岁。进入南菁书院求学。

入江阴南菁书院研求经训之学。

“1895 年，他进江阴南菁书院学习了 7 年。”〔《丁甘仁传》〕

“光绪乙未（1895）就学于南菁书院，有‘诗文大家’之誉。”〔《中医人名辞典》〕

“1895 年，就读于南菁书院。”〔《民国人物大辞典》〕

1902 年（清光绪二十八年） 35 岁。中举人。

中为举人。

“光绪壬寅（1902）中举人。”〔《中医人名辞典》〕

1904 年（清光绪三十年） 37 岁。科举制度废除，立志济世活人。

诏罢科举，即绝意仕途，征选知县不应。慨然兴救世之志，致力于医学济世活人。

“光绪甲辰（1904）废科举，用肆力于医学，对《伤寒》、《金匮》诸书尤有研究。”〔《中医人名辞典》〕

“1904 年，科举制废除，曹颖甫走仕途路不通了，乃立志学医，认真研读了张仲景的《伤寒论》、《金匮要略》等书，并用经方治愈了母亲邢氏的泄泻，从此萌发行医济世的愿望。不久，他从游于江阴名医钱荣光，得益匪浅。”〔《丁甘仁传》〕

1912 年（民国元年） 44 岁。留发不肯去辫。

辛亥革命时，曹颖甫留发不肯去辫。

“辛亥革命时，颖甫以巾裹其发，不肯去辫，乡人有谋以利剪剪之，则乘夜遁至沪上，久之方归。”〔《中国历代医家传录》〕

1914 年（民国 3 年） 47 岁。袁世凯篡权称帝，曹颖甫怒斥姻叔。

袁世凯篡权称帝，时有各地乡绅列名劝进，曹颖甫怒斥作为江阴代表的姻叔：“吾江阴人之颜面为汝剥尽矣！”

“袁世凯称帝时，各县士绅，列名劝进，某太史受袁氏金，为江阴代表，颖甫与某，论亲则姻叔，论谊则业师，闻之，突诣某所，诘之曰：‘叔竟受袁氏之贿，而作此无耻事耶？我江阴人之颜面，为汝剥尽矣！’某大惊，急曰：无此事，无此事。”〔《中国历代医家传录》〕

1915年（民国4年） 48岁。被巢梧仲邀请聘为西席。

应武进孟河巢梧仲邀请，被聘为西席。

1915年，曹颖甫结识了武进孟河的巢梧仲，被聘为西席，为其子传授学业。〔《丁甘仁传》〕

1919年（民国8年） 52岁。辞去巢府西席，在上海行医。

辞去巢府西席，至上海行医，在南市小西门江阴街挂牌行医。

“在我从丁师甘仁临诊实习之前，先入上海中医专门学校念书（一九一九至一九二三年）。那时候，曹师拙巢以词章家兼通歧黄术担任讲席，为了我爱好文学，但跟曹师论医，余事学诗。”〔《曹氏伤寒金匮发微合刊》〕

“下面介绍章次公先生的一段话：过支肄业上海中医专校，常见孟河黄体仁先生于夏日用通脉四逆汤加吴萸、黄连治疗吐泻交作、肢冷脉伏的霍乱，中要没有错过时机，多收奇效，因此人称黄一帖。后来曹拙巢（颖师别号）先生应诊同仁辅元堂，我侍诊三月，亲见曹师用整个四逆汤治愈奄奄一息的霍乱重症，约计五六人。药量有时较黄先生重过数倍，生附子常用七八钱至一两以上，炮姜五六钱，炙甘草最轻者四钱。药铺子里的伙友往往不敢配发，并且称曹先生为‘野郎中’。然而上海南市居民吃了‘野郎中’的药而得庆更生的，直到现在还不住地歌颂称道呢。”①

1920年（民国9年） 53岁。与丁甘仁结识，任教于上海中医专门学校。

与丁甘仁结识，应丁氏之邀任教于上海中医专门学校主讲国文及《伤寒论》，不久担任教务主任，并在广益善堂、同仁辅元堂悬壶应诊。

“1919年末，曹颖甫来到上海，很快就与丁甘仁相识，结为挚友，随即被聘为上海中医专门学校教员，主讲《伤寒论》和国文，不久又担任了教务主任之职。同时主持同仁辅元堂诊务。”〔《丁甘仁传》〕

1927年（民国16年） 60岁。开始撰写《伤寒发微》。

着手撰写《伤寒发微》一书。

---

① 徐柏生. 江阴曹颖甫先生史迹和医学经验［J］. 江苏中医，1965，(6)：34-36.

“予研核《伤寒论》，起于丁卯之秋，每当不可解说之处，往往沉冥终日，死灰不旸，槁木无春。灵机乍发，乃觉天光迸露，春红结繁，夏绿垂阴。又如幽兰始芳，野水凝碧，神怡心旷，难以言喻。匝月之中，屡踬屡兴，不可数计。书于庚午季夏告成，盖三年于兹矣。”〔《曹氏伤寒金匮发微合刊》〕

1928 年（民国 17 年） 61 岁。《金匮发微》成书。

《金匮发微》成书。

“戊辰之冬，家君注《金匮发微》成，托人钞写，不意为其友人借阅，稿多散佚。”〔《曹氏伤寒金匮发微合刊》〕

1930 年（民国 19 年） 63 岁。《伤寒发微》成书。

《伤寒发微》成书。

“庚午岁，始成《伤寒发微》一书。”〔《伤寒发微·跋》〕

“予研核《伤寒论》，起于丁卯之秋，每当不可解说之处，往往沉冥终日，死灰不旸，槁木无春。灵机乍发，乃觉天光迸露，春红结繁，夏绿垂阴。又如幽兰始芳，野水凝碧，神怡心旷，难以言喻。匝月之中，屡踬屡兴，不可数计。书于庚午季夏告成，盖三年于兹矣。”〔《曹氏伤寒金匮发微合刊》〕

1931 年（民国 20 年） 64 岁。《伤寒发微》出版。

《伤寒发微》付梓出版，由上海昌明医学社出版。

“《伤寒发微》成书于 1931 年（上海昌明医学社）。”〔《曹氏伤寒金匮发微合刊》〕

1936 年（民国 25 年） 69 岁。《金匮发微》出版，《经方实验录》成书。

《金匮发微》由上海医学书局出版，《经方实验录》成书。

“戊辰之冬，家君注《金匮发微》成，托人钞写，不意为其友人借阅，稿多散佚。乃于辛未之春，整理残稿，续加注释，由家君及湘人录一通，于是复成完书，稿藏于家。今年正月，及门诸子，以家君行年六十有九，藉祝嘏称觞，谋刊刻行世，佥曰可。”〔《曹氏伤寒金匮发微合刊》〕

1937 年（民国 26 年） 70 岁，《经方实验录》出版。被日军杀害，去世。

《经方实验录》由上海千顷堂书局出版。上海“八·一三”事变后，曹氏由沪回澄。12 月 7 日，日军在江阴城镇内烧掠施暴，曹氏因阻拦日军对一名逃进其家的妇女施暴，痛斥贼兵，日军刺刀刺中腹部，终年 70 岁。

“甲戌年，姜生佐景米，掇拾方案，佐以解说，名之曰《经方实验录》。数载之中，裒然成集，行将刊布问世，丐序于予。予笑谓姜生曰：此书一出，其于予《伤寒金匮发微》有光矣！爰本平素趋重经方颠末，拉杂书之。丙子立秋后二日。江阴曹家达序于上海寓斋。”〔《经方实验录》〕

“十二月一日，日兵攻陷江阴，城中十室九空。日军在城内大肆掠夺、施暴，无辜遇害者不计其数。江阴附近战事未歇，日夜闻得枪炮声。十二月七日上午十时许，祖父曹公早餐以后，闷坐书房，修改诗稿，他的养甥女顺仁躲藏于屋顶（双顶结构）。忽听得后面踢门声急，祖父的读续潘氏走出探视，见四个日本兵闯入后门，到处搜看。接着拥至书房，对着颖甫公叽里呱啦，曹公与日兵语言不通，拟与笔谈。突然，有一位妇女哭喊救命逃进曹宅后门，穿过正厅，向前面楼屋里大门逃去。颖甫公闻变，搁笔而起，手柱拐杖，赶出书房，只见一个日兵像疯狗一般横冲直撞追逐过来。颖甫公顿时怒不可遏，挥动拐杖，厉声骂斥拦阻。那日兵追赶妇女不着，已疯狂之极，突见一个老叟当面拦骂，兽性发作，举枪便打。公胸脯中枪，顿受重伤，双手捂住胸口。日兵见他踉跄未倒，又挺起刺刀，向颖甫公腹部捅去。潘氏闻声赶出，搀扶，颖甫公一声猛喊，仰跌在潘氏怀中，壮烈殉难。行凶后，房内外日兵扬长离去。潘氏和在屋顶内吓得发抖的顺仁，待其远遁，方掩面哭泣。”〔《曹颖甫先生纪念册》〕

（张丽君）

陈 伯 坛

1863 年（清同治二年） 出生。

1863 年，陈伯坛出生于广东新会外海乡大康市（今广东省江门市江海区外海镇大康路）的一条小巷中，系元代朝列大夫惠州路总管陈莘隐公二十一世传裔孙。祖上乃宋代福建兴化郡莆田县玉湖乡显赫一时的家族，有“一门二丞相八太师”的称誉，陈莘隐乃番禺陈氏的始祖。

“陈伯坛（1863—1938），名文炜，字英雄，广东新会外海乡（今属江门市郊区）人。出身贫家，得族亲资助入学，熟读经史义理，兼学中医。”〔《新会县志·人物传》P1153〕

“先父陈伯坛（1863—1938），字英畦，广东新会县外海乡人，是近代岭南著名的伤寒派医学家，列为广东近代四大名医之一。”“父亲生于清同治二年。”〔追怀先父陈伯坛①〕

“陈伯坛，字英畦，外海人，莘隐公二十一传裔孙。”〔据江门市江海区陈伯坛纪念小学提供陈伯坛生平资料及 1911 年版《外海乡陈氏族谱》稿〕

“宋代年间，在福建兴化郡玉湖乡有显赫一时的陈氏一族，有一门二丞相八代八太师的称誉（有说是九代八太师）。第一世始祖是太师沂国公陈仁，二世太师是蜀国公陈贵，三世太师是冀国公陈铣，四世太师是魏国公陈俊卿他在宋孝宗乾道年间曾当丞相，五世太师是永国公陈钦绍，六世太师是安国公陈衮，七世太师是忠肃公陈文龙，他曾做宋恭帝的丞相，是著名的抗元英雄，最终被元军俘虏，绝食而死。陈文龙有福建岳飞之称，后人为他建庙供奉，庙宇遍及福建和台湾。

玉湖陈氏四世祖陈俊卿的大哥名叫陈周卿，他的次子是陈祖训，而祖训的五子陈倬号莘隐，是番禺陈氏的始祖。宋端宗时，陈文龙为闽广宣抚使，讨平了漳州的叛乱，漳州龙溪人深感其德。及后元军攻陷兴化，捕杀陈氏后人，莘隐便举家迁到漳州龙溪县深山中避难，他改名莘隐就是这个原因。直到宋朝灭亡后第一年（1280），元朝朝廷看重甄录江南的人才，便

① 陈坤华，袁衍翠．追怀先父陈伯坛［J］．珠江艺苑，1985：127-144．下同．

命莘隐做广东按抚使，主管机宜文字。不久，又升他为惠州路总管，官阶朝列大夫，负责管理归善、博罗、海丰、河源四县。当时战乱刚刚平息，百姓渴望和平生活，莘隐为官贤能，深受人民敬仰。”〔《陈莲旧史》① 〕

少年时（不详） 随叔祖贡生陈维泰游学。

少年时期的陈伯坛曾随其叔祖贡生陈维泰游学，深得阴阳玄理，六经奥旨。陈伯坛习医后倡导的“精、警、整、醒”及“不与注家为伍”等治学原则与陈维泰“勿为注家先入为主”之诫，有着极深的渊源。陈伯坛虽然是儒学出身，但在书院学习儒学期间，陈氏就对医学产生了浓厚兴趣，并开始潜心钻研。

“其早年曾随叔祖陈维泰贡生游，深得阴阳玄理六经奥旨及勿为注家先入为主之诫，遂奉为圭臬，可知其夙业艺文，复谙方技，学有渊源。尝曰：我读仲景书当以精警整醒四字为旨归，不剥削，不阿时，不随文敷衍，不拾人唾余，羞与注家为伍，规复唐宋以前原文，保全仲景真面目，不啻如韩文公非三代两汉之书不读之梗概”〔《先师陈伯坛传略》② 〕

“在书院就读时，曾在同窗学友处得阅张仲景《伤寒论》，深为书中精辟医学理论所吸引，叹为‘天书’，由此潜心医学。”〔《广州市志》P216〕

1884 年（清光绪十年） 21 岁。考中秀才。

“陈伯坛，字英畦，广东新会县人。少时博览经史，尤精《周易》。21 岁中秀才。”〔《广州市志》P216〕

1885 年（清光绪十一年） 22 岁。在广州书坊街开馆行医。

“22 岁即在广州书坊街设馆行医，不少疑难重症，经他施治，多转危为安，因此医名远播，门庭若市，成为广州的一代名医。”〔《广州市志》P216〕

1899 年（清光绪二十五年） 在广州府学院前设立诊所。

考虑到诊所地处小巷，难成其大，陈伯坛遂在广州广府学院前设立诊所。

“光绪二十五年在广州书坊街正式设馆，挂牌行医，实行‘富者多取而不伤，贫者减免而受惠’的宗旨，门诊只收诊金二毫钱。因医术精通，每日求诊者逾百。”〔《陈伯坛医书合集·简介》〕

① 陈德志. 陈莲旧史［M］. 香港：陈德志自印，2011：1-2.

② 陈仲明. 先师陈伯坛传略. 陈伯坛外孙女袁衍翠提供. 下同.

1894年（清光绪二十年）　考取广东甲午科第七名举人。

“父亲刻苦求学，通经史、精《周易》，光绪甲午科，考取广东第七名举人。后因祖父去世，有服在身，故没有赴京闱会考。不久，科举制度便废除了。”〔追怀先父陈伯坛〕

1905—1909年（清光绪三十一年—清宣统元年）　受两广总督岑春煊礼聘，出任广东陆军军医学堂中医总教习。

“光绪三十一年间，两广总督岑春煊的母亲和儿子病重，均得陈施医治愈。是年冬，岑创办两广陆军军医学堂（后称广东陆军军医学堂），礼聘陈任中医总教习、中医主任。”〔《新会县志》P1153〕

约1909年（清宣统元年）　开办中医夜学馆

时局变化，军医学堂停办，陈伯坛的从学者旭日华、程祖培等医师发起，陈氏又在广州开办“中医夜学馆”，学员达四五十人，求学者又多为执业医生，利用业余而求深造者或听讲者甚众，日无虚席。陈氏坚持日间应诊，晚上对学员授课或切磋技艺，为同道所推重。有时，陈氏还到广东中医药专门学校等处授课。

“军医学堂停办后，乃主任中医夜学馆，听讲者俨若鳣堂，日无虚座。”〔先师陈伯坛传略〕

“应广州医家吴味苑等邀请，在广州教育南路书坊街开设中医夜学馆，学员45人，多为广州执业名医，如鞠日华、程祖培等，可见陈氏为同道所推重。此间，他白天应诊，晚上授课，并抽暇著述，在1924至1930年间，完成了作为中医夜学馆讲义的《读过伤寒论》，且讲授完毕。”〔《读过伤寒论》版本源流梳理①〕

“后因时局变化，军医学堂停办，他的从学者旭日华、程祖培等医师当发起人，由伯坛在广州芳书街开办中医夜学馆，学员达四五十人，大半是执业医生。当时，他坚持日间应诊，晚上业余时间对学员授课及研究医学难题。〔《陈伯坛医书合集·简介》〕

1924年（民国13年）　因时局动荡和医馆拆迁，举家迁往香港，继续行医，并独资创办“伯坛中医专校”。

“晚年迁居香港，创办‘伯坛中医学校’，培养了很多学生，其中不少

① 何丽春.《读过伤寒论》版本源流梳理［J］. 中医药文化，2008，2：55.

人成为伤寒派临床家，在广东、港澳及南洋一带都有影响。”〔陈伯坛与《读过伤寒论》① 〕

“1924 年，携眷赴香港定居。”〔据江门市江海区陈伯坛纪念小学内，陈伯坛雕像所附生平介绍〕

“启者：本医生现迁寓香港文咸东街四十号二楼。各友赐教请在本港接洽，勿庸驾到省垣书芳街旧寓矣，此布。（电话二一零九）”〔《陈伯坛迁居广告》② 〕

1930 年（民国 19 年） 《读过伤寒论》出版。

陈伯坛在《读过伤寒论·凡例》中说明了著书的缘由及经过：“缘是书底稿曾为学堂讲义，当日临时起草，涂改甚多，都由门人陈仿周誊正后，随即印刷。每节复备载喻嘉言、黄元御、陈修园三家注式，一一加以批驳，特三家编次各殊，则由友人梁佩赓、门人何筱朗为之汇录，又由门人赵景明绘三阴三阳图十二幅，以公诸同学”，“久之又觉玄草未尽惬心，虽再三易之不为烦，且宜割去三家注驳。”〔《读过伤寒论》〕

1933 年（民国 22 年） 《麻痘蠡言》出版。

陈伯坛在《麻痘蠡言》篇尾慨言此作的良苦用心，颇为谦逊。“百怪之麻痘出其中，操方术者不以其根蒂之幼稚而忽诸，则儿童之受赐实沈矣。虽然，惟上工为能治未病。吾辈只有本惩前毖后之隐衷，与社会相见以诚。是篇直为自身补过而作，然尤以为未当也。”〔《陈伯坛医书合集》P1285〕

1938 年（民国 27 年） 5 月 25 日子时，在香港病逝，享年 76 岁。

“我国名医陈伯坛先生，以名孝廉，为医界泰斗，道德文章，久为世重；所著《读过伤寒论》、《读过金匮》及《麻痘蠡言》等书，凡数十卷，于国医真义，尤多阐发，其作育人材与造福于社会，厥功甚伟！不幸于五月廿六日在港逝世，同人等为追念先生功绩起见，定于国历六月廿六日夏历五月廿九日（星期日）下午二时，假座本港荷李活道孔圣会礼堂，举行各界联合追悼会，各机关团体或个人，如有挽联诔文等件，请预交下列地址收集。凡属先生知交及门人，尤希届时赴会，以表哀思，而申景仰，是

---

① 肖衍初. 陈伯坛与《读过伤寒论》［J］. 新中医，1983，（12）：39. 下同.

② 陈伯坛迁居广告. 华字日报［N］，1924-5-1/陈德志. 陈莲旧史［M］. 香港：陈德志自印，2011：14.

所切盼！”〔陈伯坛追悼会筹办处公告．陈伯坛外孙女袁衍翠提供〕

“家少爷陈万驹、万鹏、万骝、万鸿、万骧之尊翁伯坛老爷，痛于国历五月廿五日子时寿终正寝，享寿七十八岁。”〔陈伯坛讣闻①〕

著名学者左霈题赠：“恂恂其貌，休休其容；壮领乡荐，文坛之雄；精研方术，救世为衷；伤寒金匮，阐幽发蒙。继长沙之绝学，开百粤之医风；是为万家生佛，蔚成一代师宗。”〔据陈伯坛外孙女袁衍翠提供资料〕

谱后

1940 年（民国 29 年） 《读过金匮》出版。

陈伯坛不但精于《伤寒论》，而且对《金匮》研究也很有成就，《读过金匮》一书乃陈氏毕生研究之结晶。《读过金匮》为陈伯坛晚年在香港编撰，脱稿后不久即逝世。民国十五年庚辰（1940）五月，伯坛中医专校同学会为纪念恩师将该书整理出版，序言曰：“《读过伤寒论》早已印行，《金匮》则甫脱稿而先生遂归道山，及门弟子欲继志刊成之，旋得周苏群先生慨捐巨资，遂能成其事。是非表扬，先师一家之言，实二千年医学之结晶也。”〔《陈伯坛医书合集》P617〕

“陈伯坛《读过金匮》是近代阐扬仲景学说的一部重要著述，全书三十万字，其篇卷之大评述之详，且行文流畅，善用铺陈排比，层层分析，首尾相应，这在历代《金匮要略》注家中亦属少见，它不仅是研究岭南经方派医家学术思想的重要文献，同时在全国也应有一定地位。”〔陈伯坛《读过金匮》学术成就探讨②〕

1948 年（民国 37 年） 陈伯坛棺木安葬于广州白云山。

受战争影响，陈伯坛的棺木一直存放在香港的东华义庄，直至 1948 年，儿孙们才将棺木护送回广州，将其安葬在生前建好的墓地（包括父母和妻子的墓）

广州白云山的鸡岭峰上。该墓作为广州市文物被保留下来，由他的外孙袁举雄（陈坤华之子）管理〔据实地调研及陈伯坛曾孙陈德志提供资料〕。

---

① 陈伯坛讣闻．华侨日报［N］，1938-5-26/陈德志．陈莲旧史［M］．香港：陈德志自印，2011：22.

② 许国敏．陈伯坛《读过金匮》学术成就探讨［J］．中华医史杂志，1997，27（4）：245.

1985 年　陈伯坛之孙在广东外海捐资建起陈伯坛纪念小学。

陈伯坛之孙陈宝瑞先生伉俪捐资 20 万港币，在家乡广东省江门市江海区建立陈伯坛纪念学校，校园内有陈伯坛的半身雕像，学校会议室陈列有陈伯坛遗像及生平简介等〔据实地调研〕。

（李君　肖永芝）

吴瑞甫

1872 年（清同治十一年） 岁次壬申四月初一日辰时，出生于福建同安西山吴村。

吴瑞甫祖父六世企章公“世守医道，兼理商业”，企章公次子吴瑞甫父亲筠谷公“少攻医书，深得岐黄之秘”“医名素著。至老益精”。吴瑞甫在其族谱中属八世二房派下，为筠谷公四子，“生于同治十有一年岁次壬申四月初一日辰时”，其原配颜氏生于“生于同治十有二年岁次癸酉十二月初四日”〔吴瑞甫家藏家谱〕。

约 1880—1885 年（清光绪六年—清光绪十一年） 在祖籍读私塾，习经文。

1886 年（清光绪十二年） 14 岁。奉父命学医，精研历代医书。

“吴瑞甫自幼力学不倦。14 岁奉父命学医，精研历代医书，推陈出新，常有突出于前人的见解。”①

“自幼聪颖，好学不倦，1986 年十五岁时，通晓十三经。”〔《同安医药卫生志》〕

1890 年（清光绪十六年） 19 岁。名列诸生第一。

“1890 年十九岁进秀才，名列第一。”〔《同安医药卫生志》〕

1892 年（清光绪十八年） 20 岁。入廪。

1895 年（清光绪二十一年） 23 岁。乙未，弃科举，改习医。

1896 年（清光绪二十二年） 24 岁。始于县城行医，后陆续到上海、厦门、新加坡开诊所。

“吴瑞甫二十四岁行医故里银同，后悬壶申、厦、星等地。”②

1908 年（清光绪二十九年） 31 岁。癸卯，省试中举，任广西候补知县。

吴瑞甫生在蕃富人家，其父“开拓利源，以其善持家计，令子弟得专

---

① 方志文．一代名医吴瑞甫．//中国人民政治协商会议福建省同安县委员会文史资料工作组．同安文史资料·人杰篇．内部资料，1986.

② 康良石等．神州留橘井，海外树杏林［J］．福建中医药，1984，2.

心于学勤劳”（家藏族谱），年十五，即通十三经，擅诗律文学，十九岁名列诸生第一，二十岁入廪，三十一岁省试中举，任广西候补知县，族谱载：“锡璜癸卯科举人拣选知县。”〔吴瑞甫家藏家谱〕

“余少习举子业，奉先大父�谷公之命曰：词章之学，无补于世，吾家世代均以医名于时，其继承先业，毋或怠。璜受而谨识之不敢忘。”尤“乙未八年，先大父病温热，遍延名医无一识者，寻以误药变症弃世……璜尽弃科举学朝夕研岐黄家言，无间寒暑”〔《中西温热串解·绪言》〕。

“余自十四岁时，先君予以医为世业，嘱璜攻读岐黄家言，俾世代衣钵，相传勿替，谨志之不敢忘。因麻痘两科，未得要领，遂习业于大田县杨氏。”〔《麻疹专科·序言》〕

1911 年（清宣统三年） 34 岁。参加中国同盟会。

任同安青年自治会会长，以行医为掩护从事反清活动。

1912 年（民国元年） 35 岁。11 月，当灌口革命军兵临同安县城时，他率众绅开城迎接，主持光复仪式。

“农历九月十九日，劝说协台衙门交出印信令箭，迎率革命军，冲进县衙，迫令知县缴印投降，推翻清政府。”〔《同安医药卫生志》〕

1914 年（民国 3 年） 37 岁。为祖坟疆界诉讼。

吴氏家谱曾记载了民国三年以吴煌枢、吴锡璜为状人，重申吴氏祖坟疆界的状文及经过。

1919 年（民国 8 年） 42 岁。大胆揭露当时伪同安县长柳某贪污一案并公诸于众，后屡遭迫害，被迫流亡上海。①

1919—1920 年（民国 8 年—民国 9 年） 42～43 岁，寓沪行医。

吴瑞甫“二十四岁在同安执医，后到上海悬壶及著述，1920 年返厦”，“在沪、穗业医时，交游颇广，阅历宜深”②。

1920 年—（民国 9 年—） 43 岁。始著书立说，汇通中西医学。

(1) 上海文瑞楼书局石印本

《中西脉学讲义》2 卷（1920）、《中西温热串解》8 卷（1920）、《删补中风论》（1922）、《新订奇验喉症明辨》（1924）。

① 康良石，廖碧溪，涂福音，等. 论吴瑞甫先生的治学修身观. 吴瑞甫学术研究文选，1984：15.
② 林庆祥，朱清禄，廖碧溪. 纪念吴瑞甫先生. 吴瑞甫学术研究文选，1984：1.

（2）铅印本医校教材

《诊断学讲义》（1936 年厦门国医专门学校教材）、《四时感证讲义》（1936 年厦门国医专门学校讲稿）、《伤寒纲要》（1935 年厦门国医专门学校讲义）、《卫生学》。

（3）医校的油印讲稿

《中西内科学》《儿科学讲义》《八大传染病讲义》《脑髓病讲义》《身体学讲义》《卒病学讲义》。

1923 年（民国 12 年） 46 岁。主修《同安县志》。

吴瑞甫受同安县长林学增之聘，作为总纂主修《同安县志》，总纂完成了近百万字 42 篇的《同安县志》。1713 年（清康熙五十二年），知县朱奇珍编修《同安县志》，是为今存最早的《同安县志》。60 年后，知县吴镛又修《同安县志》。1923 年吴瑞甫主编其故乡方志《同安县志》。

“民国十二年（1923），吴瑞甫应同安县长之聘，主编《同安县志》，于民国十七年定稿付梓，该志是研究同安、厦门历史的重要文献。”〔《一代名医吴瑞甫》〕

“吴老还接续主修清嘉庆三年版《同安县志》，旁搜博采，三年余而撰写成《同安县志》民国十七年版十二大册，成为宝贵的历史文献。在志书中推崇郑成功开府思明以收复台湾的功业，纠正旧志贬义的评价。”〔《同安医药卫生志》〕

“吴瑞甫先生为同邑宿学泰斗，其肆力于县志者，易数寒暑固以卓然成章，而县长林君学增复能于兵马仓皇牒诉倥偬之中，与之上下其议论钩提其玄要。”〔《同安县志·王澄涖序二》〕

1928—1931 年（民国 17 年—民国 20 年） 51～54 岁，首建厦门医学传习所。

设址在思明东路原厦埠医师公会楼上，对本埠的开业中医进行全面培训。厦门医学传习所共开办了两期，每期两年，学员共 100 与人，年龄不限，夜间上课，教材均由吴瑞甫亲自编撰，并亲自授课。

“三·一七国医运动后，任厦门国医馆馆长，兼任厦门医学研究会会长，邀同热心公益事业的知名人士，创办厦门医学讲习所（为业余研究班）。”〔《同安医药卫生志》〕

1932—1938 年（民国 21 年—民国 27 年） 55～61 岁，创办厦门国医

专门学校。

1932年7月，吴瑞甫又以厦门国医支馆、厦埠医学会、厦门中医公会（吴瑞甫任馆长及二会会长）的名义，报请中央国医馆备案，共同发起创办厦门国医专门学校，开设两年制的研究班和4年制的本科班。厦门国医专门学校原设在思明东路厦埠医学会二楼，1933年为扩充迁至厦禾路154号粮油公会内，备有课室、礼堂、办公室和寄宿生宿舍等。

1934年（民国23年） 57岁。创办《国医旬刊》。

吴瑞甫于1934年7月5日创刊厦门第一份中医期刊《国医旬刊》，厦门国医专门学校校长吴瑞甫任主编，梁长荣、陈影腾、林孝德任编辑，《国医旬刊》于1935年8月停办。

1937年（民国26年） 60岁。创办《厦门医药月刊》。

吴瑞甫又于1937年1月创办《厦门医药月刊》，刊物展现出吴瑞甫为中医力挽狂澜，高声疾呼，力图振作的赤子之心。

1939年（民国28年） 62岁。携子避居新加坡。

1938年，厦门沦陷。为抵抗出任伪厦门市维持会长、伪市长等职，亦为帮助从事地下革命的长子吴树潭躲避敌人搜捕，吴瑞甫于1939年农历5月携子避居新加坡，此后吴瑞甫行医生涯均在新加坡度过。

1946年 创办新加坡中医师公会，膺选为首任会长，在新加坡继续为中医的传播发展努力到生命的最后。

1947—1952年 70～76岁，吴瑞甫对新加坡的中医发展具重大影响之踪迹表现在多方面，他还积极会同当地名流组建中国医学会，1947年，以中医师公会为称号正式成立，吴瑞甫任理事长并蝉联6载。

1952年 81岁。逝世。

1952年1月13日逝世于新加坡，享年81岁。

"1952年元月十三日以风痹之疾，终老于星洲（新加坡）。"〔《同安医药卫生志》〕

（刘玉玮）

丁甘仁

1866年2月8日（清同治四年十二月二十三日） 出生于江苏省武进县（现常州市新北区）孟河镇。

“丁甘仁，字泽周，为江苏武进孟河镇人，生于1866年。”〔《名医摇篮——上海中医学院校史》〕

1878年（清光绪四年） 从圩塘马绍成（仲清）学习中医。

“1878年，家人选数十里外，圩塘名医马仲清（绍成）处学习岐黄之术，从此丁甘仁走上了从医之路。”〔《丁甘仁传》〕

1981年（清光绪七年） 问学于族兄丁松溪（费伯雄门人）。

“1881年，丁甘仁15岁，从师于费氏（最可能是费绳甫）门下之族伯丁松溪游2年。”①

1983年（清光绪九年） 外出习医，从马培之游。〔《名医摇篮——上海中医学院校史》〕

1884年（清光绪十年） 赴苏州、无锡行医。

“1884年（清光绪十年），18岁的丁甘仁赴苏州行医。”〔《丁甘仁传》〕

1890年（清光绪十六年） 迁居上海行医。

“1890年（清光绪十六年），丁甘仁24岁时举家移沪。”〔《丁甘仁传》〕

1894年（清光绪二十年） 经同乡巢崇山推荐在上海仁济善堂行医。

“1894年，经巢崇山推荐，于上海仁济善堂施诊”①

1901年（清光绪二十七年） 在广益善堂施诊。〔《名医摇篮——上海中医学院校史》〕

1905年（清光绪三十一年） 联合上海的中医药界发起签名运动，抵制购买和使用进口西洋参。

“1905年5月10日上海总商会通电全国倡议以不买美货抵制美约以后，得社会团体、高校和民众的积极响应，主流媒体也纷纷予以声援，在沪的中医药界也加入到此行列。丁甘仁倡导联合上海名医陈莲舫、费绳甫、巢

① 缪卫群. 孟河医家新探. 孟河医派研究文集，2005：39.

崇山、巢嵩山等，一起参与了中医药界抵制西洋参的签名活动。”〔《丁甘仁传》〕

1912 年（民国元年）　发起组织中华医学联合会，任董事及医部副会长。〔《名医摇篮——上海中医学院校史》〕

1913 年（民国 2 年）　任神州医药总会副会长。〔《名医摇篮——上海中医学院校史》〕

“1913 年 2 月 10 日，神州医药总会召开第三次会议，推定临时主任兼经理丁甘仁、余伯陶、钱庠元三人，王问樵为总干事，李缙臣、陈粟香、陈根儒、颜伯卿负责文牍，沈智民为书记，包识生、叶心如干事兼交际。”①

“神州医药总会”筹办简章中说：“兹者教育部定章，于学校之课程. 删中医之科目，弃圣经若敝屣，视吾辈若赘瘤，是可忍也，孰不可忍！同人等未遑责人，先行求己，爰集同志，发起斯会，藉名流之讲论，作吾道之干城，编辑学科，组织医报，病院学校，徐俟扩充，拟呈请教育部保存，要求国会员同意，众擎易举，万险不辞！”②

1914 年（民国 3 年）　总纂《钱存济堂丸散膏丹全集》四卷。〔《钱存济堂丸散膏丹全集·丁甘仁序》〕

1915 年（民国 4 年）　筹办上海中医学校，发表“公民丁泽周等为筹办上海中医专门学校呈大总统文”。

“为振兴中医，联合夏应堂等集资办学，1915 年，向北洋政府申请备案，获得教育部嘉许，并在内务部注册备案。”〔《中国医学通史·近代卷》〕

“公民丁泽周等为筹办上海中医专门学校呈大总统文”中说道：“盖医学之兴衰，惟教育为之关键。彼西医者，由政府设官职，兴学校，年限成绩，考察严密，不及者不能滥竽充数也。国家重视医学，所以能奔走天下之人才成集斯途，医道所以日新也。今我国则不然，政府视为方伎，人民视为小道，各有师承，各分派别，自兴自衰，国家不问。略明医理即出应世，借以糊口，几同营业。无年限，无成绩，聪颖子弟不屑学焉。间有杰出人才，良有好学之士，遍读群书，深资历练，而后有成。由此言之，教

① 请愿书. 山西医学杂志，1922，8：3.

② 神州医药总会邮递简章. 南京医学报，1913，11：5.

育之成败，可观矣。”①

1916年（民国5年） 与夏应堂、谢观等创办上海中医专门学校，8月23日在白克路人和里珊家园丁宅开学，任总理（总负责人），发表“创办上海中医专门学校丁甘仁宣言书”。

丁甘仁在宣言中归纳总结了自己在办学中的责任、志愿、宗旨、希望：“经济之筹备，校舍之经营，鄙人之责任也。始之以热诚，继之以毅力，鄙人之志愿也。尚精神不当尚形式，崇现能兼事实验，鄙人之宗旨也。今日之莘莘学子，异时之矫矫良医，鄙人之希望也。”①

“1916年8月23日上海中医专门学校终于开学了，暂时用做学校校舍的白克路人和里珊家园丁宅一时师生齐集。”〔《名医摇篮——上海中医学院校史》〕

1917年（民国6年） 广益善堂筹建南北中医院，任院长，撰写《药性辑要》《脉学辑要》。

“广益中医院的建设施工从1917年2月开始，丁甘仁为此耗费了许多心力。当时，两所医院的院长均由丁甘仁先生担任。”〔《名医摇篮——上海中医学院校史》〕

“《药性辑要》、《脉学辑要》成书于1917年。”〔《中医各家学说》〕

1921年（民国10年） 上海中医学会成立，任会长。

“上海中医学会于1921年11月由丁甘仁、夏应堂等发起创办，翌年呈准备案，是上海三大医会之一，会长丁甘仁，副会长夏应堂。”〔《中国医学通史·近代卷》〕

1922年（民国11年） 发起成立江苏全省中医联合会，任副会长，发表《喉痧症治概要》。〔《名医摇篮——上海中医学院校史》〕

“1922年7月，江苏全省中医联合会在上海成立，丁甘仁被推选为副会长。”〔《名医摇篮——上海中医学院校史》〕

江苏全省中医联合会月刊编辑处设在“城内石皮弄中医专门学校内”。第二十二期月刊登载启事：“本会常年会后事务所已移至上海西门城内石皮弄广益医院，特此露布。”〔1924年3月24日江苏全省中医联合会月刊第22期〕

① 为筹办上海中医专门学校呈大总统文. 中医教育讨论集. 中西医药研究社，1939，11：2-3.

1925 年（民国 14 年）　与夏应堂创办上海女子中医专门学校，任校长。

"1925 年夏，丁甘仁与夏应堂又合作创办了上海女子中医专门学校，由丁甘仁任校长，夏应堂任副校长。"〔《名医摇篮——上海中医学院校史》〕

1926 年 8 月 6 日（民国 15 年六月二十八日）　病逝于白克路登贤里寓所，享年 60 岁。

"民国 15 年，自 7 月 20 日起，丁甘仁先生就开始有点低热，但未予注意，仍每日操劳。至 8 月 4 日，体温骤然升高，感到不适。5 日上午。体温是 40 度，神志尚清，起居如常；到下午升至 42 度，出现神志昏谵，四肢抽搐。虽经抢救，医治无效，于 8 月 6 日病逝。"〔《名医摇篮——上海中医学院校史》〕

（胡晓峰）

祝味菊

谱前

祝味菊祖籍浙江山阴。

祖父祝紫园，清代时到四川为官。

父亲祝子吉（德予），曾任四川华阳县县令。祝味菊年幼时，其父祝子吉曾在一次视察水灾时不幸落水而亡。祝味菊的父辈、祖辈亦通医，如祝味菊的姑父严雁峰的儿子严式诲在《医学初阶》的序言中称："今春乃延父执刘辛甫进士，舅氏祝德予通守重加校定印行于世以副。"

嫡母孙氏，育有长子祝味菊，次子祝肇华。

继母孙氏，育有长女祝玉友、次女祝宝琴，二子祝宾如，三子祝敬铭。祝玉友之婿杨俪阁，二人育有三子：杨宗耀、杨宗炯、杨宗亿。在我们对祝味菊的调研过程中，祝味菊的外甥杨宗耀与杨宗炯提供了祝味菊具体的生卒年、在四川学医行医的时间、地点等材料。祝宝琴后出家皈于道教，祝宾如后不知所终。祝敬铭后随祝味菊习医，曾在四川成都与祝味菊的弟子郑邦达共开中医诊所。〔四川成都市档案馆档案〕

姑父严雁峰（1855—1918），清末知名学者，好医好道，与当时诸多善医之名士（如廖季平、阎永和、刘雨笙等）交好。严氏原为陕西渭南人氏，后迁居四川。严氏经学功底很深，曾入尊经书院读书，乃王壬秋的高足，其时宋育仁、廖季平、张森楷等著名学者均为严氏的同学。严氏后因贩卖川盐获大利而积累了大量资金，他辗转全国，斥巨资收购了大量书籍，称其藏书楼为"贲园"。钟茂煊在《藏书家严氏父子》① 中称：贲园内有5万余卷藏书，经、史、子、集皆备，尤以中医秘籍和全国各地方志为两大特色。廖平在为严氏撰写家传《文学处士严君家传》② 中称："藏书于医部尤详，凡日本丹波《聿修堂丛书》、北宋《圣济总录》及明刻《医统正脉》等籍，皆寻常不可多得之书。"且"口读手写医书数十巨帙"。严氏不但酷爱藏书，而且还亲自点

① 钟茂煊. 藏书家严氏父子［M］//龙门阵. 成都：四川人民出版社，1984，(3)：86.

② 廖平. 文学处士严君家传［M］//四益馆文集·第43册. 四川存古书局，1921：44.

校、编纂、刻印图书。1900年，严氏与阎永和、贺龙骧等对《道藏辑要》进行了第二次修订。1908年，严氏编纂了《医学初阶》，其后又编有《伤寒论浅注方论合编》《金匮要略浅注方论合编》。另外，严氏还编有《渭南严氏孝义家塾丛书》，内有经传、训诂、音韵、中医药学等内容。祝味菊年幼丧父，寄养在严氏家中，得严氏教导，并遍读严氏家中藏书而习医。

原配妻崔氏，早亡。

继配妻梅氏，1932年生下一女祝厚初，祝厚初现居住在上海。在我们对祝味菊的调研过程中，祝厚初提供了较多有价值的线索与材料。

续配妻王仪均，为祝味菊在上海时的学生，祝味菊去世后迁居台湾。

1884年10月31日（清光绪十年九月十三日） 出生。

祝味菊生于成都小关庙街。祝氏家族祖籍浙江山阴。〔此出生日期与出生地由祝味菊的女儿祝厚初与祝厚初的表兄杨宗耀提供。〕

1884—1907年（清光绪十年—清光绪三十三年） 早期学医经历。

祝味菊在《伤寒质难》中载：祝味菊年幼丧父，寄养在严氏家中，得严氏教导。祝氏自幼聪颖好学，天分极高，故其习医之初，就能独立思考，深求甚解，以至于严氏为他换了三次老师，都未能“祛其所疑”。于是严氏亲自出马传授医学，最终也只能说：“穷矣！吾无能为力矣。”祝氏后在严家遍读其贲园内藏书来研习中医。

1908年（清光绪三十四年） 24岁。考入四川陆军军医学校。

祝味菊在《伤寒质难》中载：“会省垣招考军医生，（严）丈促吾报名。曰：向之不足，其自索之于舶上欤？攻读二年，见闻一新。融会中西，自求新解。向所怀疑者，十释其三。”〔《伤寒质难》P2〕

1910年（清宣统二年） 26岁。赴日考察医学。

祝味菊在《伤寒质难》中载：“会政变，医校改组，乃随教师石田东渡扶桑，参观彼邦各种医药陈设，憬然于目，默存于心。次年返蜀……”

1911年（清宣统三年） 27岁。主政于官医院，任中医主任。

祝味菊在《伤寒质难》中载：“游学三岛归国后，服务于四川省会警察厅官医院。院中中西医并立，味菊任中医主任者六年。”

1911—1924年（清宣统三年—民国13年） 27～40岁。参加火神派医家卢铸之于成都开设的扶阳医坛。

祝氏此段经历据卢铸之的孙子卢崇汉口述提供。

1918 年（民国 7 年） 34 岁。开私人门诊。

祝味菊的外甥杨宗炯在信访中称："祝味菊曾任成都省官医院主任医生，救治病人甚多，后正式悬壶济世在成都小福廷营巷。"

1924 年（民国 13 年） 40 岁。至迁居上海，发表了《改进中医程序之商榷》。

1924 年 8 月，祝味菊发表《改进中医程序之商榷》一文，肯定了"废弃中西门户之见"是一种值得称赞的"醒悟"。认为改进中医必须分四步进行：更新中医解剖生理、明确中医病理、精密考究中药、筛选治疗经验[①]。

1926 年（民国 15 年） 42 岁。襄办上海景和医科大学。

祝味菊在《伤寒质难》中载："……民国十五年（1926），余自成都移壶来申，襄办景和医科大学。……"

1927 年（民国 16 年） 43 岁。发表《中西医学概论》。

祝氏于 1927 年 8 月《医界春秋汇选》的第一集发表《中西医学概论》，文中指出中西医各自的所长。

1929 年（民国 18 年） 45 岁。参加请愿团，入京请求撤销阻碍中医药发展的政令。

1929 年 4 月 29 日，国民党南京政府教育部颁布第八号公告，把中医办学摒弃在学制系统之外。8 月，又发布第 949 号部令，严令取缔中医学校，禁止各校招生等。12 月 1 日，全国医药团体在上海发起了第一次总联合会，共 223 个团体，457 位代表参加了会议，祝味菊作为上海的代表参加了会议。经过 5 天的讨论，大会选出了以张梅庵、谢观、祝味菊等 23 人为代表的请愿团。12 月 7 日，请愿团入京，分别向国民党中央党部、行政院、立法院及教、卫两部请愿，请求撤销阻碍中医药发展的各项政令。蒋介石因此下令撤销教卫两部的命令，以示维护〔《中国医学通史·近代卷》P150-154〕。

1931 年（民国 20 年） 47 岁。出版了《祝氏医学丛书》。

祝味菊于 1931 与弟子罗济安编写了《祝氏医学丛书》，其中刊行的有《伤寒新义》《伤寒方解》《病理发挥》《诊断纲要》。

---

① 祝味菊. 改进中医程序之商榷. 神州医药学报，1924，4（2）：8.

1932年（民国21年） 48岁。独女祝厚初出生。

此处由祝味菊的女儿祝厚初亲自口述提供。

1935年（民国24年） 51岁。应聘担任上海国医学院的生理学教授及实习导师，并被上海新中国医学院的筹备委员会聘请为院董及教师，同时被任命为上海新中国医学院研究院院长，兼新中国医学院的附属医院新中国医院院长。

祝味菊兴学从教的经历见载于《杏苑鹤鸣——上海中国医学院院史》〔《杏苑鹤鸣——上海中国医学院院史》P7-8〕。

1937年（民国26年） 53岁。开中西医会诊所。

祝氏与上海西医梅卓生德国医生兰纳博士等于1937年合组中西医会诊所，开始从临证角度探索中西医合作的可能性〔《中国医学通史·近代卷》P287〕。

1943—1944年（民国32年—民国33年）59～60岁。口述其代表作《伤寒质难》。

《伤寒质难》由祝味菊口述，其入门弟子陈苏生记录整理，1944年成书。

1949年5月（民国38年） 65岁。向新中国政府提交了《创设“中医实验医院”建议书》。

此建议书现见载于1950年上海书局出版的《伤寒质难》。

1950年 66岁。《伤寒质难》由上海书局正式出版。

1951年7月30日（农历六月十六日）67岁。祝味菊因患喉癌病逝，归葬于祖籍祝家桥之山茔。

据祝味菊独女祝厚初口述。

（农汉才）

张山雷

1872年（清同治十一年） 出生。

1872年7月30日，张山雷出生在江苏省嘉定县（今属上海市嘉定区）马陆乡石冈村。

“张山雷（1872—1934），初名资生，字寿颐，马陆乡人。”〔《嘉定县志·第七编·人物》〕

“张山雷（1872—1934），初名资生，字寿颐，居马陆。”〔《嘉定县续志·卷32·人物》〕

“张山雷（1872—1934），初名资生，后名寿颐，字山雷，石冈村人。生于清同治十一年（1872）7月30日，卒于民国二十三年（1934）6月19日。”〔《马陆志·人物》〕

“浙江中医学院邵宝仁先生〔笔者注：邵系张山雷之女婿〕认为，先生原籍嘉定县城厢南门大街，父字伟甫，家庭门阀为普通商人。先生为独子，无兄弟姐妹。”①

张山雷的出生地，似乎一说为嘉定县马陆乡石冈村，另说为嘉定县城厢。孰是孰非，今并存。

1885年（清光绪十一年） 13岁。就学。

13至15岁间，系张山雷就学，并攻读功名时期，所以他在《张山雷医集·籀簃谈医一得集·小序》中说到“寿颐不敏，十三岁始习帖括，顾性不嗜八股，成童之年，偏喜涉猎百家之言，借消永昼”。然而后人修志赞其“禀赋聪颖，自幼好学”〔《马陆志·人物》〕。

1891年（清光绪十七年） 19岁。考取秀才。

“十九岁入泮，为邑庠生。”〔《嘉定县志·第七编·人物》；《嘉定县续志·卷32·人物》〕

“十九岁为秀才。”〔《兰溪市志》〕

---

① 叶显纯. 张山雷年谱暨生平考证［M］//程良骏，姜黎平. 张山雷研究集成. 北京：中医古籍出版社，2015.

1894 年（清光绪二十年） 22 岁。母病风痹，始习医。

“光绪甲午，慈亲春秋已高，患肢体不遂病，迎医尝药者乙期有半，乃时与医界相往来，始置医家言，聊备参考。初非有习以营业之志，追讽籀稍多，自以为尚易领悟，遂渐好之。”〔《张山雷医集·籀簃谈医一得集·小序》〕

因母患肢体不遂病，而开始触及医学。在为母亲治病的半年中，常与医药界人士接触，引起对医药学的兴趣与爱好，故自置部分医书以自习参考。虽强记背诵，尚易领悟，但当时并未将医学职业，作为自己今后的营生之路。

1895—1898 年（清光绪二十一—二十四年） 23～26 岁。父母相继去世，遂无心乡举，潜心习医，并广集医家名言，初编《医事蒙求》一书。

据《籀簃谈医一得集·小序》云：“乙未、戊戌连遭大故，无心乡举……”“大故”，犹言大事，亦谓父母之丧也。据前述，其母因患肢体不遂病，“迎医尝药者乙期有半”，故推知其母当作古于 1895 年，其父则是于 1898 年去世。父母因病双亡，此时的张山雷已放弃科考，潜心于医学。

所以他在《医事蒙求》中说道：“医虽小道，然初学之时门径未清，辄有望洋心叹，昔贤间有编为歌诀者，引人入胜，用力少而成功捷。寿颐渐此编撰，自备遗忘，积久盈册。”“间乃稽核各医籍同异，欲以求其通贯，而颇不易言，但研究日久，于杂病粗有头绪，戚党间时以疾苦相告，索方而去，尚能桴应。”〔《张山雷医集·籀簃谈医一得集·小序》〕。说明这一时期的张山雷，通过自习医学，已能为人诊病，并达到一定的疗效。

1900—1901 年（清光绪二十六—二十七年） 28～29 岁。自感习医不深，对时气疫病之变化茫无头绪。

“洎乎庚、辛之间，问病者渐多，而自思于时病变化竟是茫无端绪。”〔《张山雷医集·籀簃谈医一得集·小序》〕

1902 年（清光绪二十八年） 30 岁。“偶感新凉，微寒发热”，虽习医而不敢为己处方下药。同年，负笈求学于黄墙世医朱阆仙，并撰写学医心得笔记《脏腑药式补正》初稿。

“偶感新凉，微寒发热，病本不重。惟时虽已习医，不敢自信，乃延同邑某君定方。”〔《药物学纲要·豆豉》〕。他有感于时气诸病，变化迅速，令人茫然，而不敢断然为自己处方下药，深感对医学知识之不足，遂决心拜师求学，以图深造。

"于壬寅（1902）午（5）月，负笈于同邑黄墙邨朱阆仙先生之门，所见内外女幼各病，日以百计，亲承提命，言其然而并阐发其所以然之原理。盖吾师当弱冠之年，黄墙朱氏冠千先生望重一时，就诊者无日不座为之满。师为冠千胞再侄，侍诊十载，临诊最多，复杂疑难无不处之有素。悉以生平经验一一为不才指示，故虽侍坐不及三年，而饮我上池，不啻洞垣有见。"〔《张山雷医集·籀簃谈医一得集·小序》〕

黄墙朱氏世医，传至朱阆仙已为第五代。"黄墙朱氏世医，专内外科，尤以外科见长。自乾隆四十四年（1779）朱鸿宝行医始，至朱曰文止，祖传七世，从医者46人，相继行医200余年，名医辈出。

"一世医朱鸿宝（1760—1834），字均石，号云帆。著有《内外合参》20卷。

"二世医朱士铨（1783—1818），字秉衡，号厚斋。著有《伤寒一得》4卷。

"三世医朱裕（1812—1886），字冠千，号芝村。精内外科。

"四世医朱丽涛（1839—1908），字桂生，号少村。善用火刀治肚角痈，医术高明。朱澧涛（1847—1922）字兰生，字彦彬。著有《疡科治验心得》等医著。

"五世医朱成璈（1853—1920），字尧农，号阆仙。得其叔父丽涛传授，临证经验丰富，被誉为'黄墙疡科大名医'（为张山雷之师）。

"六世医朱维伟（1873—1927），字俊儒，号巽初。朱阆仙之子，曾协助其父创办黄墙中医学校，并邀张山雷任教，改收徒传授为招生办学，在本县中医界是首举。

"七世医朱曰文（1912—1988），字希周，得其父维仁传授，学成行医。"〔《方泰乡志·卷9》〕

1905年（清光绪三十一年）　33岁。从朱阆仙处习医结束。至此，张氏医学积淀已颇为深厚。

"于壬寅（1902）午月，负笈于同邑黄墙邨朱阆仙先生之门……虽侍坐不及三年，而饮我上池，不啻洞垣有见。"〔《张山雷医集·籀簃谈医一得集·小序》〕

张山雷于朱阆仙处习医将近三年，亲聆先师内外妇儿科之医学教诲，加之自身深厚的文化积淀，使其日后成为一代医家而打下了坚实的基础。

他说："凡寿颐近十余年所笔之于书者，盖无一不本诸吾师当日之挥尘清谈也。"〔《张山雷医集·籀簃谈医一得集·小序》〕

1907年（清光绪三十三年） 35岁。校注《读素问识小录》。

"时在光绪三十三年岁次丁未仲春之月嘉定张寿颐山雷甫自识于邂窳。"〔《张山雷医集·读素问识小录·弁言》〕

1908年（清光绪三十四年） 36岁。秋，自治长女兆顺之病。

"……戊申初秋，颐长女兆顺患此，痛不可动者旬日，颐为治愈。"〔《治疗学讲义》〕

按：经上海嘉定、浙江兰溪实地调研，寻访到张山雷的外孙、邵宝仁的儿子邵志锋先生，其口述云："据外婆讲：张氏先后娶妻二人，原配系上海嘉定沈氏，继室为兰溪陈氏桂妹。生有二女，长女兆顺为沈氏所生，惜年幼多病，未成年即故。次女张文昭（又名张爱娇，即邵志锋之母亲），与邵宝仁成婚。张山雷一生无子，故初到兰溪时曾领养一子，取名张嘉兰。该养子后私淑于张山雷习医，然并未在兰溪中医专门学校学习与工作过。成年后自行在衢州、龙游一带行医，1963年病故"。

1910—1913年（清宣统二年—民国2年） 38～41岁。在上海嘉定、沪西等地开业行医，并于1912年，初撰《中风斠诠》书稿。

"悬壶城内张马弄，其招帖仅书'张资生知医'而不写科目。""旋又与幼年同窗张文彦切磋医道。"〔《嘉定县续志·卷32·人物》；《嘉定县志·第七编·人物》〕

"寿颐于庚戌八月在沪治一妇人，腰病大痛，形已高突……"〔《张山雷医集·疡科纲要》〕

"甬人胡氏妪，年七十有四……癸丑十一月，方与家人午餐，忽口角流涎，头不能举……亟延颐诊，以寓居伊迩，即往视之。"〔《张山雷医集·疡科纲要》〕

"拙编《中风斠诠》，于壬子（1912）仲春乍见伯龙氏类中之诲，心有所悟，遂以属稿，殆至丁巳（1917）整理甫就。"〔《张山雷医集·重订中风斠诠·自序》〕

1914年（民国3年） 42岁。襄助其师朱阆仙创办黄墙中医专门学校，并起草"黄墙朱氏私立中国医药学校宣言书"，编辑《本草正义》等讲义。

1914年，系北洋军阀混战时期，国门洞然大开，西学东渐，西方医学亦随之蜂拥而入，使祖国医学日受排挤，为此朱阆仙立意在黄墙创办私立中医学校。张山雷力挺并襄助，他说：“岁在甲寅，吾师创设中医学校于黄墙家塾，实开国医立校之先河。即命寿颐为之相助，于是始以向之所受于吾师者，编纂课堂讲义，为目约十余种。”〔《张山雷医集·籀簃谈医一得集·小序》〕

针对中医授徒，历来属于人自为师，家自为政，漫无定规，流弊极多之弊端，他于《黄墙朱氏私立中国医药学校宣言书》中指出：“徒以未开风气，未立学馆，人自为师，家自为政，坐令良法美术，普及为难，洵是缺憾……”

“医本活人之术，仁人之心，与其传至一家，何如公之一世，藉以推广家学，宁不溥济群伦……”①

“起而视东西各国，设立学堂，栽培后进，必由普通知识，循序以入专门。迨至毕业如期，证书在手，虽未必遽臻神化，尽契玄微，而于浅近机宜，寻常学理，固已胸有成竹。目无全牛，自能措置裕如；左宜右有，何致方针乖谬？北辙南辕，以彼较此，孰得孰失，相去已不可以道里计。”①

初次办校，经验、教材全无，“惟时环顾通国中医立校，尚在草昧之天，讲堂课本全无凭藉。爰倡以卫生、生理、脉学、药物、药剂、诊断为七大纲，冀以握内、外、女、幼之要领……遂不辞谫陋，草创编纂，藉以开通风气，为海内创，庶几抛砖引玉。”〔《治疗学讲义》〕

“是稿也，肇始于甲寅之秋，襄助吾师同邑朱阆仙先生，创立黄墙中医学校于家塾，编纂以作讲堂课本……时在壬申（1932）仲秋嘉定张寿颐山雷甫三订旧稿于兰江寓次。”〔《张山雷医集·本草正义·绪言》〕

1916 年（民国 5 年） 44 岁。张山雷之师朱阆仙病逝，学校停办。撰“古今药剂权量不同考略”。

“所惜者，甫及两载，吾师遽归道山，黄墙医校遂尔中辍。师之素愿未尝，不无遗憾。”〔《张山雷医集·籀簃谈医一得集·小序》〕

“汉唐药剂，分量皆重，此由于古今权量之不同。苟粗知其沿革者，类皆能言之，固不必读古书而色然骇、皇然疑也。……”〔《谈医考证集·古今药剂权量不同考略》丙辰八月稿〕张山雷曾将此文发表于上海《神州医药学报》第 30 期。

---

① 邵宝仁. 黄墙朱氏私立中国医药学校宣言书. 中医教育，1983，(4)：36-39.

1917 年（民国 6 年） 45 岁。《中风斠诠》整理定稿。

“拙编《中风斠诠》……迨至丁巳，整理甫就。”〔《张山雷医集·重订中风斠诠·自序》〕

1918 年（民国 7 年） 46 岁。在上海神州中医学校任教，《中风斠诠》作为该校之教材，首次铅印问世。

“戊午八月，包君识生以神州医药总会名义，创办神州中医学校于沪上，其时医会粗具雏形，医校成立仅赖包君奔走，得会中同仁解囊相助，草昧经营，遽而开课，讲堂资料仓促无徵，猥承下问，谆嘱赞襄，乃以此稿授之，遂有医校之铅印本，是为拙编杀青之始。”〔《张山雷医集·重订中风斠诠·自序》〕

1920 年（民国 9 年） 48 岁。经神州医药总会推荐，并应兰溪中医专门学校校长诸葛少卿邀请，于当年仲春二月来到该校任教务主任。

“寿颐不才，辱承本校前校长诸葛少卿，谬采虚声，延任中医专校主席，于今再易寒暑……时壬戌（1922）仲春嘉定张寿颐山雷甫属稿于浙东之兰溪中医学校。”〔《张山雷医集·小儿药证直诀笺证·缘起》〕

“适浙江兰溪中医专门学校筹备就绪，由神州国医学会推荐，张山雷于1920 年出任该校教务主任。”〔《马陆志·人物》〕

1921 年（民国 10 年） 49 岁。初编《古今医案平议》，重订《脏腑药式补正》。

按：《古今医案平议》有“辛酉余月之望山雷记”。据叶显纯考证云：“此书第一种卷一、卷二之中缝有‘治疗学’字样，第二种卷三及第三种卷一之中缝有‘诊断学’字样，可以推断当是《治疗学》与《诊断学》两者编纂而成。”①

又张山雷在《古今医案平议第一种·第 6 卷·湿温病》中对自己的身体体质做了如下概述：“寿颐生平，亦是瘦人多火，阴液不充。虽自问骨干尚非甚弱，自三十岁秋间湿温药误，卧病三月以后，至今廿五年，未有大病，体力尚不可谓不健。然偶有感冒，小小身热，则必倦怠嗜寐，动则睡去，亦恒自言自语，旁人必误以为昏谵，实则自己但觉梦寐纷纭，恒若有

---

① 叶显纯. 张山雷年谱暨生平考证［M］//程良骏，姜黎平. 张山雷研究集成. 北京：中医古籍出版社，2015.

多人相与对语，以至有此状况。苟得热解，神即清明，三十年来，常常如此，家中人亦咸知之，不以为怪也。”

“寿颐谓：是书提纲挈领，以病源为主，不以病证琐屑分类，于根本上求下手之法，实是探河源于星宿之海，所见者大，足以握病理学、药物学之枢纽而一以贯之，较诸向来本草之有百病主治各药，以证标目，纯从枝节着墨者，相去殆不可道里计。且又言简意赅，切于实用，洵是治医者不可不读之书。”〔《张山雷医集·脏腑药式补正·自序》〕

1922年（民国11年） 50岁。为《沈氏女科辑要》《小儿药证直诀》两书笺证，作为妇儿科课堂讲义，又撰写“今本《素问》篇目次第皆为王氏重定之考证”一文。

“颐早岁习医，治妇女病即从是书入手，临证以来，获益不少。而孟英按语，更能刻进一层。洞见癥结，皆是此道之金针。虽仅小小两册，大有取之不尽，用之不竭之妙……适本校授课，有以分科之说进者，乃即用是编，以示女科之涯略……壬戌仲春张寿颐记于浙东兰江之中医专门学校。”〔《张山雷医集·沈氏女科辑要笺证·自序》〕

“寿颐……于今再易寒暑，诸生在正科，已为第二年级。拙编生理、脉学、药物、药剂诸种，于医药普通学识，固已约略粗具。”〔《张山雷医集·小儿药证直诀笺证·缘起》〕说明张山雷在来到兰溪中医学校的两年时间里，所纂课堂讲义为数甚多。

“监学建德沈湘渔先生谓‘内科’二字，所赅最广。然女幼外科，各有专家法守。假使仅仅从事于普通内科，而于各专科之学，绝无见闻，未免缺憾。嘱于女科、幼科、疡科三者，择其简明切用之本，辑为专书，以寓分科之意，则诸生尝鼎一脔，庶几各有门径，蔚为全材，庶不负本校‘专门’二字之旨……时壬戌仲春嘉定张寿颐山雷甫属稿于浙东之兰溪中医学校。”〔《张山雷医集·小儿药证直诀笺证·缘起》〕

“今世所传《素问》一书，据宋校引全元起本，不独前后次序与王注本彼此绝异，即篇目名字甚多不同，且各篇之中，错综离合，不一而足，更何论字句间之大同小异……”〔《谈医考证集·今本〈素问〉篇目次第皆为王氏重定之考证》〕

1923年（民国12年） 51岁。编撰《难经汇注笺证》。

“吾国医经，《素》、《灵》以外，断推《八十一难》。然今之《素》、

《灵》，实皆重编于唐人之手，掺杂脱误，碻有可据。而唐前旧本，自宋以后，遂不可得见。惟《难经》则孙吴时吕广已有注解，行世最早，远在今本《素》、《灵》之先，是真医经中之最古者……时在上元癸亥孟陬之月嘉定张寿颐山雷甫叙于浙东兰溪之中医专校。"〔《张山雷医集·难经汇注笺证·自序》〕

1924年（民国13年） 52岁。九月，撰《二十四难少阴冬脉伏行而温骨髓说》一文。

"少阴者，肾足少阴之经脉也，于五行合德于水，当旺于冬令三月。若以时令之阴阳消长而言，则冬为至阴之候，当曰太阴。……〔《谈医考证集·二十四难少阴冬脉伏行而温骨髓说〕

1925年（民国14年） 53岁。三月，撰《〈难经〉'七冲门'〈内经〉'鬼门'合解》；八月，撰"《论〈难经〉狂癫病理大与〈素〉〈灵〉不符》两篇论文。仲秋，编撰《药物学纲要》一书。

"《难经·四十四难》有'七冲门'之说，命名既属新颖，取义亦复精当。考之《内经》，惟'魄门'二字，一见于五脏别论，曰：'魄门亦为五脏使，水谷不得久藏。'盖言此为秽浊驱使之处，所以食物渣滓不得久藏。读法当于'使'字绝句，与《难经》'下极为魄门'相合。其余六者，皆不见于《素》、《灵》、《甲乙》。此在当日必为医学通用之名词，只以中古医籍散亡殆尽，今乃无复可以取证耳……" 此论文曾发表在《中医世界》1929年8月号〔《谈医考证集·〈难经〉七冲门〈内经〉鬼门合解》〕。

"《素问》'巅疾'二字数见不鲜，亦间有以'狂巅'并称者，未尝言其有彼此之大别也，今西国学者则谓之'神经病'。盖此病根源，皆由所思不遂，郁结之气凝聚生痰，积痰成热，气火挟痰，有升无降，上冲犯脑，激乱神经，因而知觉运动渐以失常。西人审察是病，诚得真相。顾吾国生理、病理之学，向无所谓'神经'者，乍聆其名，岂不谓新说确凿，绝非吾旧学界所能窥见毫末……"〔《谈医考证集·论〈难经〉狂癫病理大与〈素〉〈灵〉不符》〕

据《药物学纲要》绪言："寿颐尝有《本草正义》纂述……在胸有成竹者观之，自能深得指归，大开觉悟；而在童蒙视之，则尟不病其繁重，望洋兴叹。今者本校第四届预科始业也……不佞旧稿，颇易凿足以适履……因此拟为《药物纲要》一编，撮其大凡，便于记诵，略如坊间药性赋之例。……共和十有四年仲秋月吉，嘉定张寿颐属稿于浙江之中医学校。”①

1926年（民国15年） 54岁。撰《论三十三难肝沉肺浮之义》及《“腓腨”之“腨”经籍字书多讹“肠”字说》，订正辛酉年（1921）所撰《〈素问·五脏生成篇〉“兹”字考证》等论文三篇。其中《莫枚士研经言·桂枝加芍药生姜人参新加汤解申义》与《莫枚士研经言天雄散解申义》，发表于1926年6月之《绍兴医药月报》。是年冬，福建军队占驻兰溪医校，手抄张醴泉医案遭焚毁。

“三十三难发问之意。盖言肝于五行比德于木，则木之气疏达，而其质又轻，理当浮而在上，何以肝脏沉重，而位居于下？肺于五行比德于金，则金之性静肃，而其质又重，理当沉而在下，何以肺脏轻清，而位居以上？此以五行之本体而言，似乎确有疑窦，发问之理，未始不新颖可喜……”〔《谈医考证集·论三十三难肝沉肺浮之义》〕

“腓，一名腨，是为吾人两胫骨后之大肉。许氏《说文》：腓，胫腨也。《广雅·释亲》：腓、䏿，腨也。《灵枢·寒热病二十一》亦曰：腓者，腨也。《素问·至真要大论》王注谓：腨为骱骨后软肉处。皆是……”此文张山雷曾发表于1928年《医界春秋》第25期〔《谈医考证集·腓腨之腨经籍字书多讹肠字说》〕。

“‘兹’，从二玄，黑也，秽浊之色也。《说文》引《左传》‘何故使吾水兹’，污浊之义显而易知。此言‘草兹’，则草之陈腐而黑黯者矣……”

“寿颐按：‘草兹’之‘兹’，今本皆作‘兹’，考《说文》‘兹’字在‘艸部’，许谓草木多益也，从艸，丝省声，音子之反，引申其义，则转为干草制成之席。《尔雅·释器》蓐谓之‘兹’。注：‘兹者，蓐席也。’‘兹’字《说文》在玄部，许谓：‘黑也’。其字从二玄会意……”〔《谈医考证集〈素问·五脏生成篇〉兹字考证》〕

“醴泉治案，稳妥清灵，而能无投不应。寿颐于同时之前辈诸家中，最为服膺。昔年手录全帙，凡得十册。乃丙寅冬季，兰溪医校为闽来军人驻踞一星期，存校书籍，大半供丘八太爷御寒烤火之用，此案全部，亦化劫

① 叶显纯. 张山雷年谱暨生平考证［M］//程良骏，姜黎平. 张山雷研究集成. 北京：中医古籍出版社，2015.

灰。幸同学余子枚笔，借去抄存，兹特展转录入，以存醴公手泽。”〔《古今医案平议·第一种·第6卷·湿温病》〕

1927年（民国16年） 55岁。重订《疡科纲要》《经脉俞穴新考证》，撰写《〈素问·疟论〉横连募原考》一文。创办兰溪中医求是学社，创刊《中医求是月刊》。

“昔在甲寅之岁，先业师创设中医专校于家塾……尝诏颐曰：吾家治疡，经历五世，确有心得。汝从吾游者二十年，隅坐倾谈，吾无尔隐，今后纂集疡科专书，务必阐抉精微，说破古人未言之奥，为世之习是科者是，示以正鹄，庶乎吾家良法，得以昭垂于天壤，斯为不负吾行道五十年济人利物之初衷。寿颐起而志之不敢忘。……”

“并将师门各种外治药物以及鄙人二十年经验心得，具录于篇，无一非百用百效，如操左券。此皆向之所谓专家秘授不肯示人者，寿颐则谓与其私之一家，悠久必致失坠，孰若公之海内，传习乃可流通，且得见吾华国粹……而不才如颐忝膺兰校讲席，即以从前编纂旧稿，重为整理，赓续从事，光阴荏苒，倏又八令，差幸约略脱稿。今复更订此编，藉以证明师门家学渊源，其来有自。是即所以上慰吾师在天之灵，而亦以成先师未竟之志。吾师有知，其亦含笑九京，而不以寿颐为负传薪之一脉也夫。……时在中华纪元十有六年丁卯之岁，春仲之月，嘉定张寿颐山雷甫重订旧稿于浙东兰溪之中医专门学校。”〔《张山雷医集·疡科纲要·自序》〕

“惟是经脉十二以及奇经，实是吾国医学生理之精粹……爰录经文，汇参诸本，附之考证，疏其得失，兼采《甲乙》、《脉经》、《太素》、《千金》之长，以校定其讹误，必以确有所据为主，不敢陡逞意见，妄改一字。其心有所疑而无可证实者，则别有存疑，以昭其慎。……民国纪元十有六年岁在丁卯孟秋之月，嘉定张寿颐山雷甫，第四次重订旧稿于浙江兰溪之中医学校，时年五十有五。”〔《张山雷医集·经脉俞穴新考证·自序》〕

“《素问·疟论》有‘内薄五脏横连募原’之文，王注‘募原’，谓‘鬲募之原系’。语颇恍惚，似乎鬲膜之间，果有所谓‘募原’一物者，有邪居之，所以为疟。启玄之意，盖以全元起本‘募’作‘膜’，遂以鬲膜说之……寿颐按：‘膜’‘募’通用，乃古人音近假借之常例，不可据以为此即鬲膜之确证……” 此文张山雷曾发表于1927年《医界春秋》第15期〔《谈医考证集〈素问·疟论〉‘横连募原’考》〕。

据上海中医药大学医史博物馆藏1965年编《六十年中医报刊目录》云："《中医求是月刊》，兰溪中医求是学社编（张山雷），1927年创刊。"[①]

1928年（民国17年） 56岁。重订《沈氏女科辑要笺证》。

"中华民国十七年十二月第三次（简称'三版'）订正出版。"〔《沈氏女科辑要笺正》1928年兰溪协记书庄铅印本扉页〕

1929年（民国18年） 57岁。任《中医世界》期刊特约撰述者。又先后撰著《伤寒论阳明脉证篇太阳阳明、正阳阳明、少阳阳明解》《谈谈时行痉证之病理及治法》《谈谈国医治病对症用药其效最捷何尝不合于科学原理》。

"任《中医世界》特约撰述者，见该刊1929年6月号。"

"上述三文，均发表于1929年《医界春秋》之32期、35期、37期。"[①]

1930年（民国19年） 58岁。任中央国医馆常务理事兼教材编审委员会委员；重订《钱氏小儿药证直诀笺证》；撰"论伤寒辨脉第三节阳不足阴不足两层一误再误"。

据时任中央国医馆教材编审委员周柳亭先生为张山雷所撰挽词云："先生于中央国医馆任常务理事，荏苒四载，建议良多……"该挽词发表于1934年8月之《医界春秋》第92期，与张山雷去世年相吻，上溯四年，是知1930年任中央国医馆常务理事〔《张山雷学术经验专辑》〕。

《小儿药证直诀笺证》："民国十九年重订正，铅字再印。嘉定张氏体仁堂医药丛刊第四种。"[①]

《论伤寒辨脉……》一文，发表于《医界春秋》1930年第49期。[①]

1931年（民国20年） 59岁。重订《病理学读本》《脉学正义》，撰文《新纂中国医学史述略》。

"有清二百余年，文人辈出，凡百学术，胥有以驾前人而上之。医学中乃多通品，如喻嘉言、徐洄溪辈之撰述，固文学之最擅胜场者；而柯韵伯、张石顽、尤在泾诸君子，学有实验，文亦精详……最近则吴有陆九芝，浙有王孟英、莫枚士，治疗既独树一帜，颇能纠正近世之恶习，而辞旨清晰，

① 叶显纯. 张山雷年谱暨生平考证［M］//程良骏，姜黎平. 张山雷研究集成. 北京：中医古籍出版社，2015.

畅所欲言，切近病情，源源本本，殊觉二千年来，斯道中极为鲜此酣雹文字。爰为选录其尤，集成二册，颜之曰《病理学读本》……时惟中华纪元第一辛未长夏嘉定张山雷重订旧稿并识缘起。”〔《张山雷医集·病理学读本·序言》〕

“四诊之序，望问为先，切脉居后，非脉法之不足凭也。盖察脉以审病，只兼参考病理之一端，万不能不论声色形证，仅据脉理以审定其为寒为热，属实属虚。何则？脉之条理，约言之则有浮沉迟数，长短滑涩，大小虚实之提纲，析言之复有二十八种名称之辨别。究之无论何病，凡此种种脉象，无不可以偶见，而亦无不可以兼见。……用是博采先贤成说，撷其精义，录为一编，而疏通证明之。先之纲领以挈其要，继之诊法以立其成，而诸脉之形象次之，诸脉之主病又次之。虽不敢谓脉学渊微，包涵已尽，要亦此道之精金美玉矣。”〔《张山雷医集·脉学正义·脉学纲领·绪言》〕

“……要知三千年来，代有发明，固未可专据陈氏（邦贤）一编，遽以为挈领提纲，包含万有者也，抑不佞更有不能已于言者。陈氏叙述民国医事教育，胪举西学医校，颇为详悉，诚以彼时国中，中医专校方在萌芽，成绩未备，所以记载仅至于此。止可为推广欧化之医学史，颇与标目之中国医学史，不甚相称。其实陈氏编书之年，上海城内之中医专门学校，麦根路之神州医药专门学校，及杭州药业私立之中医专门学校，兰溪中医专门学校俱已成立，而陈氏竟无一字记载，则未免粗于所习，知其一未知其二，固不暇为中国医学谋发展也。乃者近十年，中国医学校渐以浸盛，斯为未有之破天荒，苟欲为中国医学编史乘，又胡可以不说……”①

1932年（民国21年） 60岁。《籀簃谈医一得集》《籀簃医话》成书刊行，重订《本草正义》。

“寿颐……来游浙东，岁历一星，各种旧稿次第就绪，亦聊以告慰吾师在天之灵，庶乎不负传薪之一脉。兹者头童齿豁，甲子已周，回忆三十年来读书心得，零编只简，盖亦不鲜，听其散佚，未免可惜，曩岁汇集，考古诸条，编为《谈医考证集》一卷，兹更录其余，另成一帙，以其颇有独抒所见，不拾他人牙慧者，因颜之曰《谈医一得集》，而并书半生治医之涯

① 张山雷. 新纂中国医学史述略. 中医世界，1931，(11).

略于简端。时中元壬申中秋后四日山雷甫自识。”〔《张山雷医集·籀簃谈医一得集·小序》〕

“是稿也，肇始于甲寅之秋……越六载而游浙之兰溪，忝任医校讲席，重订旧稿，印刷讲授，今又一星终矣。再为润饰，付之乎民。盖距属稿之初，历十八寒暑，回想当年，恍若梦景。吾师已久赴道山，而寿颐亦齿豁头童，年周甲子矣。成之之难如此，能不感喟系之。时在壬申仲秋嘉定张寿颐山雷甫三订旧稿于兰江寓次。”〔《张山雷医集·本草正义·绪言》〕

1933年（民国22年） 61岁。重订再版《中风斠诠》。

“拙编《中风斠诠》于壬子（1912）仲春，乍见伯龙氏类中之论，心有所悟，遂以属稿。迨至丁巳（1917）整理甫就。戊午（1918）八月，包君识生……创办神州中医学校于沪上……猥承下问，谆嘱赞襄，乃以此稿授之，遂有医校之铅字本……。洎乎庚申（1920）来游兰溪，加以润饰，于壬戌岁（1922），用石印法再付手民……五六年间，竟以告罄。……爰以重订为名，更以问世，惟期海内贤明，匡其未逮，而有以教之……癸酉仲春张寿颐山雷甫识于兰溪城中福山之麓。”〔《张山雷医集·重订中风斠诠·自序》〕

1934年（民国23年） 62岁。重订《沈氏女科辑要笺证》，事未竟，是年初夏，因患胃疾在兰溪世德路寓所病逝，安葬于兰溪城北郊石板路头（时称新亭村）。

“《沈氏女科辑要笺证》二卷，先外舅山雷公，为医校讲授诸生而作也。原书第四版于戊辰（1928）冬季印行。不数年，坊间争售一空，而外地书函频至，敦促再印。公以原稿未尽妥惬，思加厘订，以臻完善。因编辑讲课，鲜暇晷未果。去冬忽婴胃疾，入春未瘳，急自点窜，期早杀青，乃未及半而病剧，犹倚枕披阅不稍懈。迨精气日颓，心知不起，爰命乐山以赓续其事，并自挽云：‘一伎半生，精诚所结，神鬼可通。果然奇悟别闻，尽助前贤，补苴罅漏。孤灯廿载，意气徒豪，心肝呕尽。从此虚灵未泯，惟冀后起，完续残编。’公平生所著述，都为二十余种，皆苦心孤诣，不落恒蹊。兹编则其绝笔书也。印成，附识数语，曷胜泫然。一九三四年甲戌孟秋受业馆甥汤溪邵宝仁乐山谨识。”〔《张山雷医集·沈氏女科辑要笺证·跋》〕

“张山雷生于清同治十一年（1872）7月30日，卒于民国二十三年

(1934) 6 月 19 日。”〔《马陆志 · 人物》〕

张山雷所患胃疾，“按现代医学分析，外公当时患的可能是‘食道癌’。”〔2010 年 4 月笔者赴浙江兰溪调研采访张山雷外孙——邵志锋医师口述〕

张山雷溘然与世长辞的噩耗一经传出，不仅使校内外师生深感悲痛，亦使全国医界同仁、海外至交，咸为震惊，纷纷发表挽词挽联，以志哀悼。

如上海名医张赞臣挽联：

“毕世在医林奋斗，当兹夷夏纷争，谁是健者，公为健者；

二张乃吾道干城，不幸先后殂谢，河北一人，江南一人。”〔《医界春秋》1934 年第 91 期〕

“老宗台山雷先生，学问渊博，著作等身，历主医校教务，发扬国医学术，与盐山张锡纯君堪称一时瑜亮。去今两年，先后谢世，痛老友之凋零，彰吾道之式微，不禁感慨系之”。宗弟张赞臣拜挽并志〔《张山雷学术经验专辑》〕。

中央国医馆编审委员周柳亭挽词：

“医界泰斗嘉定张山雷先生，因胃病复发，于 6 月 19 日作故。久居浙江之兰溪，海内知交，同深悲感。回溯迩年，外侮日亟，吾国医药，日处于惊涛骇浪中，得先生号召同仁，力挽狂澜，以期中医之不至坠灭。生平著述宏富，足资改进，其教授生徒，时历十五稔，桃李几遍江浙，尤为国医培育继起之良材。先生于中央国医馆任常务理事，荏苒四载，建议良多，改善医药，正赖硕望，乃天不假年，继盐山张寿甫先生同归道山。吾道本孤，柳亭叨属同事，谊若云天，敬赋俚句，聊当薤歌，以志不忘云尔。”〔《医界春秋》1934 年第 92 期〕

“千秋绝学重岐黄，国粹觵觵忍令荒，仁里有声著西浙，宗风不坠继南阳。忧时无异庭前哭，济世仍多肘后方，橘井杏林葆根蒂，莫教大业让扶桑”。〔《张山雷学术经验专辑》〕

香港郑召棠先生挽联：

“文字结神交，益我良多，正思八月观潮，便道执经来问难；轩岐精祖述，知公恨晚，骇闻一朝捐馆，及门谁续竟针肓”。〔《张山雷学术经验专辑》〕

原兰溪中医专门学校监学沈湘渔先生挽联：

“火烬薪传，先生不死；室迩人远，老友何堪。”〔《张山雷学术经验专辑》〕

后学汪葆元缅词：

“先生于校，固薪尽而火传，而学说复风行渐起，倘所谓不朽之业，非耶？先生之所著常存，胸襟识力，并声音笑貌，犹仿佛遇之，谓先生至今存，可也！旅瘗于兹土，而被其泽者，咸思报称而护持之，即以兰皋为桐乡，亦何不可。丙子兰溪汪葆元艮庵撰。”①

后学张岳悼词：

“我来未见先生面，但见群书列案前。开卷恍如亲指示，始知薪尽火犹传。”①

新中国成立后的1963年，因张山雷的坟墓影响了兰溪县城的市政建设，于是由其婿邵宝仁、门生吴士元先生等人主持，将其坟茔迁移至现在的兰溪市城北高家村石骨山麓。2006年，由兰溪市中医学会牵头，对张山雷墓予以重新修葺，供医界后人拜谒瞻仰；并依据当地中医药界建言，向兰溪市政府有关部门申报，拟将张山雷墓列入兰溪市重点文物保护名录；并于2010年12月3日成立（张山雷）“兰溪名中医馆”，2011年3月18日建立了张山雷研究会，并编撰出版了《张山雷研究集成》巨著。这充分体现了兰溪市乃至浙江全省中医药界，对张山雷为祖国医药学的发展，为浙江中医药人才的培养，予以了充分的肯定。

（朱定华）

① 叶敏瑞，叶航. 新发现的《张山雷先生传》及有关资料［J］. 浙江中医杂志，2004，（9）：30.

何廉臣

1861年（清咸丰十一年） 出生于浙江绍兴。

“庚申年农历十二月二十日，何廉臣生于绍兴县平乐乡。”其祖父何秀山为绍派伤寒名家，自幼受到家庭的熏陶。〔《何廉臣传》〕

1886年（清光绪十二年） 25岁，苏洲游学。

苏洲游学，与医家马培之等探寻医理。〔《绍兴医学史略》〕

1891年（清光绪十七年） 30岁，出诊。

因病回绍兴，与赵晴初探寻医理，结为忘年交。在旧寓所宝珠桥出诊。〔《绍兴医学史略》〕

1903年（清光绪二十九年） 42岁，同义施医局成立。

同义施医局成立。何廉臣、曹炳章等在此担任义务诊病，随诊之余，共同探讨中医学术。〔《绍兴医学史略》〕

1905年（清光绪三十一年） 44岁，组织中国医学会。

周雪樵、丁福保等人发起组织中国医学会，何廉臣担任副会长。〔《绍兴医学史略》〕

1907年（清光绪三十三年） 46岁，刊行《新医宗必读》。

刊行《新医宗必读》。清光绪33年丁未（1907）抄本，全书共汇辑医与国家关系论、中国医学源流论、泰西医学源流论、中西医学折衷论、中西医异同论、医学改良论、中医急宜讲全体学论、人身一机器论、超医传派论、医家应尽义务论等十三篇，比较中西医学之优劣，剖判中医旧习，倡导改良维新，反映了当时历史背景下中医界的思考与努力。仿照李士材《医宗必读》之体例编写，取材于历代基础读物中精切实用者，并结合何氏临床经验及课徒体会，分基础、临床、药物、方剂4部分编成。蔡元培亲笔作序，由大东书局刊行。〔《绍兴医学史略》〕

1908年（清光绪三十四年） 47岁，成立绍兴医药研究社。

成立绍兴医药研究社。3月何廉臣与裘吉生等人成立绍兴医药研究社，何廉臣任社长。同年6月创办《绍兴医药学报》，何廉臣任副总编辑。4月，绍兴医药研究社更名为绍兴医学会，何廉臣担任会长。

1910 年（清宣统二年） 49 岁，刊行《绍兴医学会课艺》。

刊行《绍兴医学会课艺》。1910 年浙东印书局铅印本，为绍兴医学会课艺论文集。全书共四题，首题为任玉麟、周炳华等十八位医者对医学之道必有宗传，以及外感，内伤杂症的专门论述，推崇张仲景、叶天士、吴又可、薛生白、吴鞠通等学说；第二题为何光华、骆秉璋等十人对外感内伤诊脉异同的辨述；第三题为何拯华、任玉麟等八人对喉痧白喉诊脉异同论述；第四题为周炳犀、何拯华等十八位医者对用药原则的阐述。此书较为集中的反映何氏等临证心得，对后学有一定参考价值。〔《绍兴医学史略》〕

1911 年（清宣统三年） 50 岁，刊行《重订广温热论》。

刊行《重订广温热论》。绍兴浙东印书局铅印本。根据陆九芝《广温热论》重新校勘补充，增加论温热四时皆有、论温热伏气与新感不同、论温热即是伏火、温热本症疗法、温热遗症疗法、论小儿温热、温热验方、验方妙用、温热验案、温热本症医案、温热兼症医案等，丰富了此书内容。由浙东印书局印行。〔《重订广温热论·序》〕

1913 年（民国 2 年） 52 岁，刊行《湿温时疫治疗法》。

刊行《湿温时疫治疗法》，绍兴医学会编，1913 年绍兴医学书报社铅印本，由何廉臣、陈樾桥主编，系绍兴医药学会集体编写之湿温时疫治疗专著，所选处方均为实验有效者。由《药学卫生报》社印行。

何廉臣、曹炳章在越中慈善家支持下，创办和济药局，局址在城区县西桥脚。其目的为了保存国粹，挽回权力，整顿中药，阐发效用，并刊行《药学卫生报》，以身作则考证传讹药品，改革不良炮制，订正丸散膏丹方书，发明新药，废止伪劣药品，深受医药学界和广大群众的赞颂和欢迎。和济药局对推动药物的研究以及方剂的研制起了很大的推动作用。为预防夏秋季常见传染病，常备各种有效中成药达 24 种之多，预防普及医书 12 种。〔《绍兴医学史略》〕

1915 年（民国 4 年） 54 岁，神州医药总会绍兴分会成立。

何廉臣在《绍兴医药学报》发表“公编医学讲义之商榷”，号召编写中医讲义。何廉臣同裘吉生、曹炳章等人将绍兴医药研究社与绍兴医药联合会合并，成立神州医药总会绍兴分会。何氏三次被选为该会评议长。〔《绍兴医学史略》〕

1916年（民国5年） 55岁，刊行《新纂儿科诊断学》。

刊行《新纂儿科诊断学》。〔《绍兴医学史略》〕

1919年（民国8年） 58岁，同善施医局成立

4月，山西中医改进研究会成立，何廉臣等人任名誉理事。5月，同善施医局成立，何廉臣等在此坐诊。夏，何廉臣、余大钧等人成立绍兴县施医局。〔《绍兴医学史略》〕

1920年（民国9年） 59岁，编著《绍兴医学课艺题解》。

何廉臣主持绍兴中医考试，举行朔望学术汇讲、病案讨论会等。何氏编著《绍兴医学课艺题解》。〔《绍兴医学史略》〕

1922年（民国11年） 61岁，刊行《叶天士医案按》。

刊行《叶天士医案按》。〔《绍兴医学史略》〕

1924年（民国13年） 65岁，创办《绍兴医药月报》。

1月，何廉臣与杜同甲等创办《绍兴医药月报》。何廉臣在《绍兴医药月报》上刊登启事"征求全国名医验案之缘起"，征集医案。

刊行《实验药物学》。〔《绍兴医学史略》〕

1927年（民国16年） 68岁，刊行《全国名医验案类编》。

刊行《全国名医验案类编》。何廉臣因年老，提出辞职《绍兴医药月报》副总编辑职位。〔《绍兴医学史略》〕

1928年（民国17年） 69岁，刊行《全国名医验案类编》。

刊行《新增伤寒广要》，增订《伤寒百症歌注》。〔《绍兴医学史略》〕

1929年（民国18年） 病逝，享年70岁。

何廉臣等积极组织参加中医抗争请愿活动，因年老，令其子代行。民国十八年，已巳年农历八月十二日，何廉臣病逝，春秋七十。〔《绍兴医学史略》〕

（曹丽娟）

高 愈 明

1861 年（清道光二十一年） 生于辽宁省盖平县六区博洛铺尹家屯（今属辽宁省营口市大石桥市博洛铺镇）。

博洛铺地居盖州和大石桥之间，地势平坦，交通方便，颇为富庶。

是年，根据《中英天津条约》，牛庄（营口）辟为通商口岸，日渐繁华。

高愈明性爱读书，“幼习医书，精妙通神”〔《新著温病说略·栾俊声序》〕。又有云，高愈明“少年专攻医学，从《黄帝内经》、仲景《伤寒论》诸书悟入，终日不语言，至废寝忘食，人每目之为‘书愚’”〔《盖平县志》〕。

民间以高愈明年轻时埋头读书，不理俗事，呼之为“高二傻子”〔营口市原卫生局干部赵润身先生提供〕。

学成应诊，“悬壶城市”〔《盖平县志》〕。“悬壶设肆于城市，每周往来城乡间”〔《温疹溯源·序》〕。设诊于博洛铺与盖州县城，往返两地应诊。

后以营口为“水陆码头”，市面繁华，有利发展，乃移诊营口市，在著名老牌中药店咸春堂坐堂。

1895 年（清同治二十一年） 34 岁。创制大还金丹，并报请立案。

据所著《温疹溯源》云，此前高愈明“考察天灾多端，世鲜效方，因之欲制救治总方”，乃“勤求古训，推明物理”，制方“大还金丹”，“总治一切天灾甚效”。“然不可单服，将古牛黄安宫丸减去数味，将大还金丹加入其中，仍名卫生牛黄安宫丸”。并在“奉天警务处立案”，且于“各处商埠寄售，（至此）已经二十余年”〔《温疹溯源·卷 2》〕。

1900 年（清光绪二十六年） 39 岁。俄军占领营口，鼠疫流行。

据王清任《医林改错》活血解毒汤，悟出使用红花、桃仁治疗鼠疫，“着手辄效”。

1905 年（清光绪三十一年） 44 岁。撰《毒疫问答》

是年盖平（今辽宁省盖州市）鼠疫流行，“传染此疾甚重”，乃用白话著成《毒疫问答》，但当时“见人死含冤，不敢隐瞒，又恐自误，未敢传布”。高氏治鼠疫，自身感染，用自拟方剂治疗，“急一日服二剂，毒气立消”。此书后于清宣统二年（1910）出版。

1910 年（清宣统二年） 49 岁。《毒疫问答》刊行。

高愈明撰《毒疫问答》，由盖平辅育印字馆铅印出版。

高愈明所撰各种医书，多是和防治瘟疫有关，且多是自费印刷，免费赠送社会各界，意在普及中医药防疫知识。

1911 年（清宣统三年） 50 岁。《疫证集说》出版。

高愈明撰，余德壎（伯陶）编辑之《疫证集说》四卷铅印出版，印成后，免费广送各界群众。

1912 年（民国元年） 51 岁。救治栾俊声。

有栾俊声患病“状甚危”，高愈明“授以二剂”，药到病除〔《新著温病说略·栾俊声序》〕。

1915 年（民国 4 年） 54 岁。著《脉理溯源》。

辽宁“疹疾盛行”。

四月，“奉天东三省官银号”经理单有珍患“温疹”，“神昏，危险至极”，前辽宁省省长刘海泉推荐高愈明诊治。刘氏盛称高愈明“治病神奇，且长于时令（病）”。结果，单之病不三日而愈。

其后，辽宁省省长王维宙子出“瘟疹”，道尹李香斋“子女同染疹疾”，亦皆经高愈明治愈。

高愈明著《脉理溯源》，由盖平县实业工厂铅印出版。

1916 年（民国 5 年） 55 岁。撰《新著温病说略》。

高愈明撰《新著温病说略》。

8 月，呈请当时政府批准，在其家乡博洛铺筹建校舍，创办“高氏医学讲习所”，招收学生。为办学，高愈明变卖祖业 60 余亩良田，是为东北第一所中医学校。翌年（1917），上海丁甘仁、谢利恒创办“上海中医专门学校”，高愈明创办的“高氏医学讲习所”比“上海中医专门学校”还要早一年。

学生学习课程设置，有《黄帝内经》《伤寒论》《金匮要略》等经典著作。药物学则是学习《神农本草经》，为便于学生记诵，高愈明亲自编写了《神农本草经增注歌》，取《神农本草经》原文，改写为四言韵文，读之琅琅上口。由是，高门弟子对《神农本草经》皆很熟悉，为其特点。

同年，聘刘逢泮为“高氏医学讲习所”助教。刘原不知医，为“高氏医学讲习所”的文化教员。

1917年（民国6年） 56岁。著《伤寒论溯源详解》。

是年，高愈明著《伤寒论溯源详解》八卷，铅印出版。其书每篇前有小序，每节于正文内夹注夹释，节后加按语，多是自出机杼，独出心裁，每有创意，甚便初学。

1927年（民国16年） 66岁。编成《温疹溯源》。

高愈明编成《温疹溯源》，全书两册四卷，张之汉、李心曾、单有珍作序。高愈明高度重视斑疹在温病中的辨证诊断价值，自述“是集总以疹疾为本，至痱与斑痧，乃疹疾之并比者。又疹疾春日偏多，春之气温，故以温疹命名”。本书“多补前贤之未备，亦有证其谬妄者”。高愈明叮嘱，凡观是书者，“须于前贤不同处着眼，反背处加意”，其书“毫无臆度，尽是《内经》精华，余心之自得。后学者能曲畅旁通，则近岐黄之道矣”。

1929年（民国18年） 68岁。已著有《脉理溯源》《伤寒注解》等。

其时，李心曾“司榷辰州（盖平）”，与高愈明“时相过从”，知高氏所学“皆胚胎《灵》《素》，浸润长沙”，并已著有《脉理溯源》《伤寒注解》等书。

1930年（民国19年） 69岁。《盖平县志》著录多种著作。

据本年成书之《盖平县志》著录，高愈明还撰有《妇科维新》《鼠疫问答》《温病革弊》《温病说略》《神农本草经大观详解》《六淫溯源》《温病溯源问答》《秋疫答问》《时灾预言》《咳症论》《头痛分类》。高愈明的著作，多是温病著作，这与营口当时瘟疫流行大有关系。高愈明的一生，主要是致力于瘟疫病的防治。此前不久，我国著名流行病专家伍连德先生刚刚在营口设立“营口海口检疫医院”，并坐镇营口，也是出于同样的目的。

1931年（民国20年） 70岁。《温疹溯源》《温疹溯源问答》刊行。

《温疹溯源》刊行，沈阳东记印刷所印刷，“盖平莩萝铺（博洛铺）卫生堂药号”发行。在书后版权页特意表示“版权所有，翻印必究”，作为一位老中医，高愈明有很强的版权意识。周年，《温疹溯源问答》刊行，营口商报社铅印。

9月18日，“九一八”事变发生。9月19日，营口沦陷。高愈明时在营口咸春堂药店坐堂，倍感压抑。

1936 年（民国 25 年） 75 岁。高氏医学讲习所停办。

高愈明已届垂暮之年，精力大减，乃将“高氏医学讲习所”停办。前后20年间，高愈明为办学可谓历尽艰辛，时断时续，勉力撑持，共培养学生百余名。学生中著名者，有徐向春、魏沚洲、聂伯策、尹继莘、高万宾、李秉元、孟繁恒等，皆为辽沈地区一代名医。

1937 年（民国 26 年） 76 岁。抱病为患者诊病。

7月7日，“卢沟桥事变”发生。高愈明病患缠身，患咳喘疾多年，然仍抱病为患者诊病。

1938 年（民国 27 年） 77 岁。辞世。

高愈明辞世。其曾孙女高士梅同年出生，故其家人对先生去世之年记忆甚清。

子振翰、振德。高振德学医，克绍家学，然英年早逝，先于乃父离世。高振德无子嗣，逝后由高先生代其过继高成法为其继子，是为继孙。高成法女高士华，继承祖业，在营口行医，已退休。

（伊广谦）

裘吉生

1873年（清同治十二年） 出生。

6月22日出生于浙江绍兴。〔《近代名医裘吉生医文集》〕

1880年（清光绪六年） 8岁，进私塾读书。

1887年（清光绪十三年） 15岁，学铜器手工艺。

去余姚学习铜器手工业。

1888年（清光绪十四年） 16岁，当学徒。

回绍兴随父学钱业，进乾泰钱庄当学徒。〔《近代名医裘吉生医文集》〕

1890年（清光绪十六年） 18岁，患肺痨，自学自疗。

患肺痨病至三期，群医束手。购了《本草纲目》等医药书籍自学自疗。依靠中药和灸治所患肺痨病有了好转。开始为亲友诊治疾病。娶妻陈涵。〔《近代名医裘吉生医文集》〕

1891年（清光绪十七年） 19岁，自学成医。

乾泰钱庄店员。自疗肺病已痊愈。自学成了医生，并在居处绍兴城水澄巷正式行医。〔《近代名医裘吉生医文集》〕

1897年（清光绪二十三年） 25岁，接办杭州大有利电灯公司。

8月，接办杭州大有利电灯公司，登报招股集资，委托上海信义洋行购办德国西门子发电设备。〔《近代名医裘吉生医文集》〕

1898年（清光绪二十五年） 27岁，办公司亏损。

杭州大有利电灯公司因亏损、欠资、经营困难，由俞丹平接收。

1902年（清光绪二十八年） 30岁，创办绍兴印刷厂。

热心民族革命，与秋瑾、蔡元培、陶成章等革命志士交往。创办绍兴印刷厂。〔《近代名医裘吉生医文集》〕

1904年（清光绪三十年） 32岁，加入光复会。

蔡元培、陶成章组织光复会。裘吉生由蔡元培、蔡元康兄弟介绍参加了光复会（后又加入同盟会）。〔《近代名医裘吉生医文集》〕

1905年（清光绪三十一年） 33岁，创办教育馆，任绍兴劝学所所长。

与秋瑾、徐锡麟、陶成章、王金发、孙德卿等密谋反清光复革命。创

办“教育馆”宣传革命思想。热心教育事业，任绍兴劝学所所长。〔《近代名医裘吉生医文集》〕

1906年（清光绪三十二年） 34岁，任绍兴医药研究社副社长。

绍兴医药研究社成立，由何廉臣任社长，裘吉生任副社长。医药研究社酝酿编辑《绍兴医药学报》。秋瑾等建议设立绍兴学务公所。学务公所成立后由蔡元培任总理，裘吉生和杜海生任助理。〔《近代名医裘吉生医文集》〕

1907年（清光绪三十三年） 35岁，避居上海。

1月，秋瑾在上海创办《中国女报》。裘吉生所办的“教育馆”内设立《中国女报》绍兴特约代派处，负责宣传和发行。7月，革命起义失败，徐锡麟、秋瑾相继被害。裘吉生在通缉名单内，避居上海。〔《近代名医裘吉生医文集》〕

1908年（清光绪三十四年） 36岁，购汉医书籍和皇汉医药书籍。奉天行医。

年初，奉同盟会组织安排去东北从事洋务。在奉天（沈阳）住兴仁胡同内。设立清和公司，由俞英崖任总理，日本代理人原口文一任副理，裘吉生任襄理。在奉天创办电力和煤矿，通过兴办实业为同盟会筹集活动基金。结识日本知名人士，委托代购汉医书籍和皇汉医药书籍。在奉天行医。在奉天设立“仁济药局”。〔《近代名医裘吉生医文集》〕

1910年（清宣统二年） 38岁，在铁岭开中药店。

到铁岭发展，主办铁岭电厂和煤矿。创办铁岭县电灯公司。在铁岭开设了一家规模较大的中药店，内养有梅花鹿等。〔《近代名医裘吉生医文集》〕

1912年（民国元年） 40岁，去北京。

1月1日南京临时政府成立，孙中山任临时大总统。2月12日清帝宣布退位。2月14日孙中山辞职。3月10日袁世凯在北京宣布任临时大总统，革命受挫。张作霖在东北称兵作乱，疯狂追捕革命党人。裘吉生得俄人密报，连夜单骑入关至北京。8月，王金发邀谢飞麟、姚勇忱、裘吉生至北京呈请大总统暨陆军部，愿意出洋考察，未得答复。10月，王金发庇谢飞生麟、姚勇忱、裘吉生及谛闲法师在北京上书袁世凯，陈根本大计。〔《近代名医裘吉生医文集》〕

1913 年（民国 2 年） 41 岁，拒绝为官。

袁世凯嘱当时的内阁总理熊希龄委裘吉生以汉阳新关监督，裘吉生拂然不受。

1914 年（民国 3 年） 42 岁，回绍兴行医。

返回绍兴，在大木桥挂牌行医。

1915 年（民国 4 年） 43 岁，创办北海桥“绍兴裘氏医院”。

1916 年（民国 5 年） 44 岁，刊印《重刻存存斋医话稿》《绍兴之医俗》及《医士道》。

刊印《星期增刊》。刊印《重刻存存斋医话稿》。撰写刊印《绍兴之医俗》及《医士道》。兼职任杭州中医专门学校教员。孙中山莅绍凭吊辛亥革命先烈遗迹。邀裘吉生叙话，叙话间曾相邀从政，裘吉生婉辞。适随行的胡汉民患病，经裘吉生诊治，很快康复。孙中山临别，题“救民疾苦”相赠。〔《近代名医裘吉生医文集》〕

1918 年（民国 7 年） 46 岁，刊印《医药从书》二集 12 种。

1919 年（民国 8 年） 47 岁，重刻刊印清·叶霖著《伏气解》。

1920 年（民国 9 年） 48 岁，刊印《国医百家》《医药杂著》《医药论文》。

刊印《国医百家》七种，《医药杂著》三集，《医药论文》三集。绍兴县同善局大施医，“活人无数”。裘吉生为主要临诊医生之一。

1921 年（民国 10 年） 49 岁，刊印《溪医述》《医药从书》《绍兴县同善局医方汇选》。

刊印《溪医述》15 种，《医药从书》3 集。绍兴县同善局再次大施医，裘吉生为主要临诊医生之一。同善局特选近两年施医中效验显著的医案编印了《绍兴县同善局医方汇选》。〔《近代名医裘吉生医文集》〕

1923 年（民国 12 年） 51 岁，赴杭州，创三三医社、《三三医报》。

刊印《医话集腋》《古今医学评论》《杏林医苑》《医药丛书》第四集等。夏，迁移至杭州四牌楼 39 号，开设“三三医院”，设病床数十张，聘请中西医师十数人。创立“三三医社”，创办《三三医报》。〔《近代名医裘吉生医文集》〕

1924 年（民国 13 年） 52 岁，《三三医书》出版。

《三三医书》出版发行，共三集，每集各三十三种，每书各撰提要。

1926年（民国15年） 54岁，刊印《温热类编》。

刊印《读有用书楼医书选刊》第一种《温热类编》6卷。

娶妻胡淑英。〔《近代名医裘吉生医文集》〕

1928年（民国17年） 56岁，在上海新闸路设立三三医院分诊所。

1929年（民国18年） 57岁，为抗争废止中医案，赴上海参加全国中医药团体代表大会。

国民党中央卫生委员会悍然通过所谓"废止旧医以扫除卫生事业障碍案"。以何廉臣、裘吉生、曹炳章为代表的越医闻之挺身而出，特别是裘吉生，联合群英奔走呼号，为捍卫千年中医做出了历史性贡献。裘吉生听闻"废止旧医案"一事后，拍案而起，迅即联络同人发文表示坚决反对。作为浙江代表，他赴上海参加全国中医药团体代表大会。会上，裘吉生第一个站出来自荐赴南京请愿继承发展中医。他还提议会议当天为"中医药界大团结纪念日"，这就是后来"3·17国医节"的由来。〔《近代名医裘吉生医文集》〕

1930年（民国19年） 58岁，与蒋文芳等人提议设立中央国医馆。

1930年1月，裘吉生、蒋文芳等人提议设立中央国医馆，得到通过。筹备会议推举陈郁、焦易堂、施今墨等七人为筹委，陈郁为主任，并决定于翌年3月17日举行成立大会。迁三三医院至湖滨将军路柳营巷口。同时迁住家至崇英里。赠送杭州鼓楼流通图书馆以自藏医学善本五百余册，该图书馆特编缉《国医国书专号》以示纪念。〔《近代名医裘吉生医文集》〕

1931年（民国20年） 59岁，任中央国医馆理事。

中央国医馆成立，推裘吉生为理事。

1932年（民国21年） 60岁，迁住家至将军路柳营巷口三三医院内。

1933年（民国22年） 61岁，在杭行医。

夏，迁三三医院至开元路46号，下午在此应诊，上午去庆春路上一药店内坐堂行医。〔《近代名医裘吉生医文集》〕

1935年（民国24年） 63岁，校勘珍本医书。

1936年（民国25年） 64岁，刊行《珍本医书集成》第一集。

与世界书局商定刊行《珍本医书集成》第一集。其二、三集书籍编目虽已确定，未及付稿，抗战爆发，被迫中止。〔《近代名医裘吉生医文集》〕

1937年（民国26年） 65岁，随战事迁徙。

校勘编辑《珍本医书集成续编》《皇汉医学丛书续编》《四库全书·普

济方全集》《古今医书集成》，送上海世界书局排版。已定11月份发行，因沪战爆发未能印行。

抗日战争全面爆发。杭州危急，为应变战事，举家迁移浙西。

8月，迁至市郊迴龙庙友人赵宅，中医典籍藏书两万余册分装四十大箱搬至赵宅寄放。

10月，携弱小家眷十余人离杭迁至诸暨兰田金家，住友人金在治家。（长子诗新等人去江西、湖南等地从事抗日救护）

年底，迁至绍兴东乡车家浦妻舅家。〔《近代名医裘吉生医文集》〕

1938年（民国27年） 66岁，回绍兴。

2月，迁至绍兴孙端镇，住友人孙德卿之子家，并在孙端公园附近设诊所行医。

1940年（民国29年） 68岁，迁至龙游，行医著述。

夏，迁龙游东阁桥下。下半年又迁至龙游城内运动场东巷11号，在此设立诊所为贫民治病。撰写《肺病证状及其治疗法》《白喉证状及其治疗法》等。

因劳累过度，胃大出血，后自疗愈。〔《近代名医裘吉生医文集》〕

1941年（民国30年） 69岁，龙游行医。

6月，迁龙游东门外范家巷39号，在此设诊所为贫民治病。撰写《痢疾证状及其治疗法》等。〔《近代名医裘吉生医文集》〕

1942年（民国31年） 70岁，龙游、寿昌行医。

6月，迁龙游杨家。日本鬼子逼裘吉生为他们去找“花姑娘”，拒绝后被打伤头面额部致出血甚多。

7月，迁龙游石佛乡叶村，被日本鬼子追赶，几经风险，幸免于难。

8月，迁寿昌县寺堪头乡毛家村。

10月，迁寿昌东村，住门生甘澍家。〔《近代名医裘吉生医文集》〕

1943年（民国32年） 71岁，上半年寿昌航头镇，设诊疗所。

1944年（民国33年） 72岁，5月，迁寿昌大同镇，设诊疗所。

1945年（民国34年） 73岁，迁回龙游县城，重设诊疗所。

1946年（民国35年） 74岁，迁至杭州，行医，编印医书。

1月，举家迁回杭州。暂住劳动路159号王家。该处兼作诊疗处所。将原有实习班及遥从部扩充学额。编印了三三医社讲义多种，有《学医方针》

《药物学初阶便读》《诊断学》等。编写《女科治疗学》和《儿科治疗学》。〔《近代名医裘吉生医文集》〕

下半年，迁居藩司前桂林里12号。

1947年（民国36年） 75岁，病故。

患病，虽经治疗，痼疾难愈。突发肝脓疡，病剧。6月11日晚在桂林里寓所病逝，仅由家人及门生送葬，葬于杭州赤山埠。〔《近代名医裘吉生医文集》〕

（曹丽娟）

曹炳章

1878年（清光绪四年） 出生。

8月11日，曹炳章出生。世居浙江鄞县泮港乡，即今天的鄞县曹隘村。〔《曹炳章先生治学侧记》〕

1892年（清光绪十八年） 16岁，学徒。

十四岁时跟随父亲曹显卿到绍兴，进入太乙堂药店为徒。沉静好学，焚膏继晷，手不释卷。〔《曹炳章先生治学侧记》〕

1896年（清光绪二十二年） 20岁，泛读古籍。

先生辞去药铺职业，先投方晓安门下，专攻《内经》《难经》《伤寒论》《金匮要略》及大家医著，历时七载。后又问业于何廉臣，收益良多。〔《曹炳章先生治学侧记》〕

1897年（清光绪二十三年） 21岁，开始撰稿。

撰《药宗别名》。〔《曹炳章先生治学侧记》〕

1898年（清光绪二十五年） 22岁，师从方晓安。

开始受业于越中名医方晓安，专攻"内""难""伤寒""金匮"及诸大家书，共七年，颇有心得，从此开始了与中医药事业的不解之缘。他与何廉臣、裘吉生一起是我国"绍派伤寒"理论的重要代表人物。曹炳章增评《吴鞠通先生医案》八卷，抄本。曹炳章编《药易指南》，现存稿本〔《曹炳章先生治学侧记》〕

1901年（清光绪二十七年） 25岁，开设诊所。

在绍兴春成堂药店附设诊所，开始施医，自此开始了他一边悬壶济世，一边聚书藏书、着书立说的生涯。曹炳章集注《伪药条辨》，四卷，原书由（清）郑奋扬（肖岩）撰。现存1927及1928年绍兴和济药局铅印本。〔《曹炳章先生治学侧记》〕

1903年（清光绪二十九年） 27岁，搜集古籍。

受绍兴同义施医局之聘，担任义诊职务，日诊八九十人。同时还被"春成"和"致大"药栈聘请打理兼行。此时财力较为充裕，开始广为搜集医药书籍，至1914年所藏中医书籍达5800余种。当时夏秋霍乱时病流行，

经治多效。辑《霍乱急救法》一卷，刊行分送推广求治经验。治愈其他疑难危症，集编医案四卷。〔《曹炳章先生治学侧记》〕

1906 年（清光绪三十二年） 30 岁，担任评议员。

为抗议汪大燮等提议《废除中医药》的提案，全国中医药界同人在上海成立“神州医药总会”绍兴成立支会，被推为评议员。同年协助何廉臣先生创组绍兴医药学会”并任《绍光医药学报》编辑。〔《曹炳章先生治学侧记》〕

1908 年（清光绪三十四年） 32 岁，编辑《绍兴医药学报》。

与老一辈名医何廉臣等创立“绍郡医药学研究所”，编辑《绍兴医药学报》。〔《曹炳章先生治学侧记》〕

1911 年（清宣统三年） 35 岁，编《鸦片瘾戒除法》。

当时鸦片为害甚烈，国贫民弱，不忍坐视。而因戒鸦片烟不得其法，致伤生者时有所闻，出于爱国爱民之心，遂编《鸦片瘾戒除法》二卷，于1911 年（宣统三年）出版。俾烟民能因人制宜，如法戒瘾。〔《曹炳章先生治学侧记》〕

1912 年（民国元年） 36 岁，撰写《预察婴儿寿夭》等。

曹炳章已藏有 5000 余册书籍，存放在绍兴至大药店。但同年 3 月，他正在宁波老家料理他父亲的丧事时，至大药店突遭火灾，5000 余册藏书被付之一炬，其中包括他多年来批注的历代名医著作，以及他撰写的《预察婴儿寿夭》《药物炮制实验》等稿本。面对这一灭顶之灾，曹炳章毫不灰心，反而更加坚定以收藏中国医药学文献为己任的志向。他从零开始，四出访购医书，在宁波、绍兴地区搜得 3500 种，又向北平、南京、苏州、上海、日本等地选购。实在选购不到的，即想办法抄录。〔《曹炳章先生治学侧记》〕

1913 年（民国 2 年） 37 岁，联合创办和济药局，刊行《药学卫生报》。

与何廉臣等在绍兴发起创设和济药局（今绍兴市区利济桥直街），刊行《药学卫生报》，倡导药品改良，改革不良炮制，订正丸散方书。〔《曹炳章先生治学侧记》〕

1914 年（民国 3 年） 38 岁，撰《喉痧症治要略》。

撰《喉痧症治要略》一卷。撰《痰症要药说明书》，1914 年和济药局

铅印本。〔《曹炳章先生治学侧记》〕

1915年（民国4年） 39岁，任神州医药会绍兴分会评议员。

3月，在曹炳章、裘吉生、何廉臣等推动下，绍郡医药学研究社改组成为神州医药会绍兴分会，分会设有执行部、调查部、评议部。在第一次会议上曹炳章被选为评议员。补注《医医病书》二卷。评陆氏《三世医验》五卷。〔《曹炳章先生治学侧记》〕

1916年（民国5年） 40岁，任《绍兴医药学报》编辑。

裘吉生回绍续刊《绍兴医药学报》，曹炳章继任编辑。撰述《痰症膏丸说明书》一卷、《规定药品之商标》二卷、《医界新智囊》一卷、《瘟痧症治要略》一卷，以上各篇均先刊于获报，另印单本发行。又撰《尤齿考》及《治痢之研究》刊于次年九月二十三日原《越铎日报》。〔《曹炳章先生治学侧记》〕

1917年（民国6年） 41岁，撰《中华药物源流考》等。

选辑圈点王士雄《潜斋医学丛书十四种》翌年出版。撰《中华药物源流考》《冬虫夏草种类及效用》刊《绍兴医药学报》。撰《植物志异》。绍兴育新书店印行《辨舌指南》。撰《瘟痧证治要略》。〔《曹炳章先生治学侧记》〕

1918年（民国7年） 42岁，撰《秋瘟证治要略》。

曹炳章撰《秋瘟证治要略》，徐友成（友丞）校，由绍兴和济药局铅印。出版之后，广受欢迎，又于1919年及1929年印刷。〔《曹炳章先生治学侧记》〕

1919年（民国8年） 43岁，撰《霍乱寒热辨正》。

时疫霍乱流行，参加县立防疫医院，积极投入救治工作，并撰《霍乱寒热辨正》一文刊于《越铎日报》，普及霍乱预防、救治方法。后有慈善人士刊印万余份，要杭绍一带分赠，以推广救治经验。同年，批校缪仲醇《医学广笔记》四卷。〔《曹炳章先生治学侧记》〕

1920年（民国9年） 44岁，编成《同善施医局医案选编》。

从1920年，受绍兴同善局附设施医局之聘，担任义诊至1928年，编成《同善施医局医案选编》。

《辨舌指南》出版（五编六卷，附舌苔彩色图119幅）。

由于图文并茂，通俗易懂，受到普遍欢迎。当时西言医界人十，看了

此书，认为中医对舌诊有如此的研究，因而购去《辨舌指南》作参考的颇多。〔《曹炳章先生治学侧记》〕

1921 年（民国 10 年） 45 岁，撰《医学杂说》。

撰《医学杂说》，养性庐藏本及抄本。圈点校印吴渭泉《临证医案笔记》六卷。〔《曹炳章先生治学侧记》〕

1922 年（民国 11 年） 46 岁，批校周慎斋《慎斋遗书》。

批校周慎斋《慎斋遗书》十卷。撰《药谭随录》二卷，《草药效用考》二卷。〔《曹炳章先生治学侧记》〕

1923 年（民国 12 年） 47 岁，曹炳章被选为副会长。

神州医学会绍兴分会改选，曹炳章被选为副会长。曹氏一生致力于对中医药文献的收藏整理和著述，是我国有史可查的藏书最多的传统医家。〔《曹炳章先生治学侧记》〕

1924 年（民国 13 年） 48 岁，担任神州医药会绍兴分会绍兴县中医公会主任委员。

此年开始，担任神州医药会绍兴分会绍兴县中医公会主任委员、国药业同业公会执行委员。〔《曹炳章先生治学侧记》〕

1925 年（民国 14 年） 49 岁，《增订伪药条辨》发行。

《增订伪药条辨》发行。〔《曹炳章先生治学侧记》〕

1926 年（民国 15 年） 50 岁，撰《杂证摘要》。

曹炳章撰《杂证摘要》。〔《曹炳章先生治学侧记》〕

1928 年（民国 17 年） 52 岁，印行《辨舌指南》。

汪伪政权及西医余云岫等提出要“消灭中医”。次年春，汪伪政权颁布了“取缔中医案”，曹炳章被推派为绍兴中医界代表，赴沪参加全国中医药团体总联合会的抗议活动，反对“取缔中医案”。集古阁印行《辨舌指南》。〔《曹炳章先生治学侧记》〕

1929 年（民国 18 年），53 岁 提出八条建议

被推为绍兴中医药界代表，赴上海出席全国医药总会成立大会，返绍后成立支会，并被推任为支会主席。在曹炳章及何幼廉等主持下，神州医药会绍兴分会率先向浙江省政府提出，中西医都各有长处，要求政府统筹全局，中西医互补共进，以利国计民生。为发展中医药事业共提出八条建议：1、设立中国医药书编辑社；2、开设医院，中西医并重；3、设立中医专门学校；4、规定诊察手段及方案程序；5、删补丸散膏丹；6、设立医药藏书楼；7、设立药品代检所；8、编辑医药报。《秋瘟证治要略》，绍兴和剂药局印行。撰《医学杂说》，性庐藏本及抄本。同年为如皋《医学报汇刊》撰序。〔《曹炳章先生治学侧记》〕

1930年（民国19年） 54岁，撰《药学问答》。

为上海《中国药报》撰《药学问答》，介绍葡萄、金果榄、九制胆星、缅茄、天竺黄等近二十种。〔《曹炳章先生治学侧记》〕

1931年（民国20年） 55岁，担任中医公会常务主席。

南京成立“中央国医馆”，以浙江中医界代表身份参加成立大会。并被推为名誉理事。同年，“绍兴医药支会”改为“中医公会”父被推选为常务主席。办公地点设在市区下大路药业会馆。公会宗旨：改进医学、交换知识、讲求卫生、保障人民健康。公会分设总务、研究、编辑、调查四股。其中编辑股负责办理医报及一切出版物事宜，调查股主持调查事宜，具有代行卫生行政的意思。〔《曹炳章先生治学侧记》〕

1932年（民国21年） 56岁，改订何廉臣修订的《通俗伤寒论》。

浙江国医分馆成立，被推任为董事。是年应上海六也堂书局之商请，改订何廉臣修订的《通俗伤寒论》。补何氏存稿三分之一，增加《伤寒书目考》一卷。又应承澹盒先生所著《中国针灸治疗学》撰序一文。〔《曹炳章先生治学侧记》〕

1933年（民国22年） 57岁，撰《辨舌指南》。

曹炳章撰《辨舌指南》。绍兴育新书店印行。〔《曹炳章先生治学侧记》〕

1934年（民国23年） 58岁，藏书又达5000余种。

藏书又达5000余种。《集古阁藏书简目》显示藏书共有明清刻本480种。其中明刻本40种，清刻本290种，其余均为曹氏亲自抄录的历代珍本、善本。同年，应上海大东书局邀请编辑《中国医学大成》，从个人所藏医籍精选上自先秦、下至近代的各类医籍365种，共2082卷、1000册交由上海大东书局出版。全部医籍均经过曹炳章精心校勘。他将所选医籍分为13类，每书均写作提要。《中国医学集成》的编辑出版是曹氏藏书事业的高峰。《中国医学大成》列有曹氏自着医书五种：《曹氏医药论文集》四卷、《浙江名医传略》二卷、《历代名医传略补编》二卷、《对山医话补编》一卷、《巢氏导引法续遍》一卷。1936年，全稿交齐。原定再编续集三百六十五种，因受日本侵略战争影响，初集刊印只半，即遭停印、编续集受时局影响才成泡影。同年整理藏书，分门别类编出书目计六千八百余种，共十一卷，名曰《曹氏医藏类目》。1937年，因上海沦陷被迫停印，原稿散佚。撰《惊痫》，抄本。〔《曹炳章先生治学侧记》〕

1935年（民国24年） 59岁，撰《内科病方选》。

撰《内科病方选》，抄本。撰《医学哲理》，抄本。〔《曹炳章先生治学侧记》〕

1936年（民国25年） 60岁，撰《霍乱寒热辨正》。

撰《霍乱寒热辨正》。撰《痰火证治要略》，现存稿本。撰《喉痧证治要略》，和济药局印行。撰《年谱》，未印行。〔《曹炳章先生治学侧记》〕

1937年（民国26年） 61岁，《邵兰荪医案》四卷出版。

从1937年起，原拟将四十余年阅览《经史》《说部》，名人《笔记》《游记》，各省《县志》报刊杂志摘录，参考及动植物、矿物学为纂修《本草》作资料准备，因受战争影响，且此举又非一人之力所能为。欲为不成，又不愿半途而废，只得先将珍贵及有特殊效能之药物，逐年写成专考。1937年1月，《邵兰荪医案》四卷出版，上海大东书局印行。〔《曹炳章先生治学侧记》〕

1940年（民国29年） 64岁，编辑《家庭卫生饮食常识》。

编辑《家庭卫生饮食常识》，宣传有关食物中毒的防治方法。〔《曹炳章先生治学侧记》〕

1941年（民国30年） 65岁，编辑《人身体用通考》。

编辑《人身体用通考》，见原书序，〔《曹炳章先生治学侧记》〕

1942年（民国31年） 66岁，辑成《奇病通考》。

辑成《奇病通考》一百卷，见原书序。〔《曹炳章先生治学侧记》〕

1943年（民国32年） 67岁，撰《医学新识》。

撰《医学新识》（上、下），养性庐藏本、抄本。〔《曹炳章先生治学侧记》〕

1944年（民国33年），68岁 辑成《真珠谱》

辑成《真珠谱》四卷（集珠品一百四十余种）、《鼠谱》四卷（集鼠类二百二十种）、《竹谱》八卷（集竹品四百九十六种）。〔《曹炳章先生治学侧记》〕

1945年（民国34年） 69岁，撰《犀角考》。

撰《犀角考》，见本书序。〔《曹炳章先生治学侧记》〕

1946年（民国35年） 70岁，辑成《人参通考》。

辑成《人参通考》十八卷，被中国中医科学院图书馆列为善本。

撰《医药杂著》。撰《中风记》，现存抄本。撰《臌胀证治秘方》，现存稿本。《痔漏证治全书》八卷、《痔潜心漏三书》三卷、《积聚证治要略》六卷。〔《曹炳章先生治学侧记》〕

1947年（民国36年） 71岁，辑成《龙涎香考》。

撰《医门异闻杂记》。辑成《龙涎香考》二卷、《鹿茸考》六卷、《物理学》二卷、《燕窝考》一卷，见本书的序。〔《曹炳章先生治学侧记》〕

1949年 72岁，撰《曹氏养性庐医藏目录》。

编写《曹氏养性庐医藏目录》，现存稿本。撰《喉科秘录》，稿本。撰《痰火证治要略》，稿本。述录《病理学要论》，稿本。分别见原书序。

曹炳章家藏《外科名方》及《外科良方》，著者皆佚名，皆是抄本。〔《曹炳章先生治学侧记》〕

1951年 74岁，撰《霍乱证治要略》。

撰《肾病与肾气丸广义》四卷、《霍乱证治要略》一卷、《暑病证治要略》一卷，分别见原书序。〔《曹炳章先生治学侧记》〕

1952年 75岁，增订《犀角考》

主动自愿将所藏3400余种医籍捐献华东军政委员会卫生部，部分藏书由中国中医科学院收藏。

增订《犀角考》三卷、《化龙骨考》三卷（附龙齿考一卷）、《国产桂考》三卷、《白木耳考》一卷。〔《曹炳章先生治学侧记》〕

1953年 76岁，补订《沉香考》。

补订《沉香考》二卷(附《伽南香考》一卷)，辑补《哈士蟆考》一卷、《冬虫夏草考》一卷，分别见原书序。〔《曹炳章先生治学侧记》〕

1954年 77岁，补辑《琥珀考》。

补辑《琥珀考》一卷、《三焦体用通考》三卷，分别见原书序。〔《曹炳章先生治学侧记》〕

1956年 逝世，享年79岁。

春，被浙江省卫生厅聘为《浙江中医月报》名誉总编辑，被推选为政协绍兴市第一届委员会委员。3 月 5 日下午 7 时，因旧病复发，在绍兴家中病逝。其遗著及遗藏由浙江省卫生厅接收，后由浙江省中医药研究院收藏。〔《曹炳章先生治学侧记》〕

（曹丽娟）

汪 逢 春

谱前

祖上系吴门望族。父亲名香生，经商，在苏沪两地开有绸缎庄，1919年去世。汪逢春共有兄弟姐妹11人，其本人行六〔汪德贞. 思想回忆材料. 1950. 北京章怡藏手稿〕。另据汪逢春的外孙女所藏材料，有一信件内称："凤椿六哥：报名费……弟已付过……" 并云"回呈汪六老爷"；又有民国37年8月22日"北平复泰参茸庄具"所开药材清单一纸，内称"汪六老爷"〔汪逢春的外孙女章怡所藏材料〕，可见，汪逢春确系行六。

汪逢春的大姐、二姐、三姐均早夭，四兄凤梧、五兄凤石在本庄学习生意，1950年时均已去世；七弟凤岗毕业于北京实业学堂，1917年去世；八妹、九妹婚后于1950前相继去世；十妹汪瑛毕业于北京女子师范学校，嫁于常州蒋氏，后居于上海；十一弟耐寒1950年前先后在上海盲童学校、上海工会工作〔汪德贞. 思想回忆材料. 1950. 北京章怡藏手稿〕.

汪逢春，名朝甲，悬壶北京时多用"逢春"并以此名行世。据民国警方户籍档案，汪逢春正式登记用名为"朝甲"，"逢春"系其别名。据北京市档案馆所藏《北平市警察局外二分局西河沿户口调查表》所示：2月3日调查，"住户地址：西河沿一九一号，公产。""户主：汪朝申。别名：逢春。男，六十三岁。出生年月日：民前廿八年五月二日。已婚，有子女。籍贯：吴县；教育程度：私塾；职业：医生；宗教：儒；是否服兵役：无。""妻：顾氏，六十二岁，民前廿七年二月二日生。"〔北平市警察局户口调查表. 外二分局西河沿户口调查表. 年份不详. 北京市档案馆藏. 北平市政府J181-6-1563号档案〕此处"汪朝申"之"申"字应为"甲"字之误。据北京市档案馆所藏《北京特别市警察局外二区分局关于侯填东与房东汪逢春纠分甫解又行偷卖炕砖的呈》，内有1941年10月汪逢春给警察局的呈文，记述其经同乡公举管理吴县会馆馆务，与租户侯填东发生纠纷之事，文中自称"朝甲"，文末落款亦为"具呈人汪朝甲"〔汪逢春给北京特别市警察局外二区分局的呈文. 为租客侯填东自行违约经法院执行收房反捏辞妄诉请鉴核事. 1941年10月. 北京市档案馆藏. 北平市政府J191-26-

17753 号档案〕。又，据北京特别市公署卫生局内部呈文，内有各调查委员名单，其中有“北京市国医分会会长汪朝甲”〔北京特别市公署卫生局第二科内部呈文. 各调查委员名单. 1941 年 6 月 25 日. 北京市档案馆藏. 北京特别市公署卫生局 J5-1-630 号档案〕，上引户籍信息系民国后期（字迹模糊，似应为 1947 年）调查，在汪逢春去世的前几年，登记用名仍为“汪朝甲”。同时，在与卫生局等部门的官方呈文及日常交往中，多用“汪逢春”，可见，“朝甲”应系其本名和正式用名，“逢春”应为他自己改用的名字。

汪逢春表字凤椿。据汪逢春的女儿汪德贞的回忆材料称，她的“四伯父、五伯父凤梧、凤石”“七叔父凤岗”云云，又称“父亲凤椿行六”，均有“凤”字，此处以下称上皆当为字〔汪德贞. 思想回忆材料，1950. 北京章怡藏手稿〕。另据汪逢春的外孙女所藏材料，有一信件内称：“凤椿六哥：报名费……弟已付过……”以弟称兄亦当言字，“凤椿”应为字。还有民国时期寄自“苏州西白塔子巷四十二半”的信函，信封上收信地址为“北平前门外西河沿中间路南一九一号”，“汪凤椿先生启”，寄信人署“汪绂”。此应系汪逢春苏州老家人封绒所寄，称其为“凤椿”，似亦应为字，〔汪逢春的外孙女章怡所藏材料〕，可见“凤椿”应为汪逢春的字。“逢春”与“凤椿”谐音，不排除后来汪逢春因字而起名的可能。

汪逢春似有一别号泊庐。据汪逢春的女儿汪德贞 1950 年所写材料称：“泊庐乃父亲之别名，表示淡泊自守，无变化□遇之意。”〔汪德贞. 思想回忆材料，1950. 北京章怡藏手稿〕

汪逢春与夫人顾坤仪生有四女二男，其中三女夭折，只育二子一女成人。长子绍楹，字孟涵，毕业于北京大学中国语文系，精于文史，新中国成立后曾为中华书局等点校出版过《搜神记》等，无子女。（长）女德贞，字允怡，毕业于燕京大学研究院，新中国成立后先后就职于邮电部、国企等单位，现存一女章怡。次子绍奎，字辰叔，毕业于交通大学北平铁道管理学院，新中国成立前曾供职于银行界，现存一女汪润生〔汪德贞. 思想回忆材料，1950. 北京章怡藏手稿；汪绍奎. 思想回忆材料，1971. 北京汪润生藏手稿；章怡. 汪逢春的相关信息. 王体. 北京：2010-6-3〕。

另，汪逢春尚有一外室，1943 年后与汪生有子女三人〔汪德贞. 思想回忆材料，1950. 北京章怡藏手稿〕，现其外室子女及后人情况不详。

1884年（清光绪十年）出生。

汪逢春于5月2日（农历四月初八）（暂定）出生。据北京市档案馆所藏《北平市警察局外二分局西河沿户口调查表》民国后期某年2月3日调查所示，汪逢春系民前廿八年五月二日出生。民国元年系1912年，民前廿八年即为1884年，亦即汪逢春的出生年应系1884年，其具体出生日期为阳历五月二日，即阴历四月初八〔北平市警察局户口调查表．外二分局西河沿户口调查表．年份不详．北京市档案馆藏．北平市政府J181-6-1563号档案〕。又据，北京市档案馆所藏汪逢春因出租房屋纠纷上呈给警察局的档案材料，内称："具呈人汪逢春，年五十八岁，江苏吴县，医，现在西河沿一九一号。"〔汪逢春给北京特别市警察局外二区分局的呈文．关于与侯填东纠分事宜的呈．1941年10月8日．北京市档案馆藏．北平市政府J181-26-17753号档案〕时间为1941年，年龄58岁为虚岁，周岁应为57岁，如此推算汪逢春的出生年应为1884年。另据北京市档案馆所藏档案《国医分会关于恳请究传崔殿林严缉乜奉真的呈》显示：民国廿九年（1940）七月，具呈人：国医分会会长汪逢春，年龄：五十七岁，籍贯：苏州，职业：医，现在住址：天安门内国医分会。落款人署"北京市总会国医分会会长汪逢春（印）谨呈"〔国医分会给北京特别市公署警察局的呈文．呈为恳请究传崔殿林严缉乜奉真以便追缴欠款由．1940年7月．北京市档案馆藏．北京特别市公署警察局J181-22-10894号档案〕。1940年周岁56岁，则出生年应为1884年。以上两个材料均为汪逢春自己上呈文件，其自述年龄应为可信，可印证户口调查表的出生年份。又，1946年3月1日，北平市国医公会向社会局呈报更名为北平市中医师公会敬请备案由，附"北平市国医公会职员名册"，其中有："汪逢春，年六十三岁，江苏吴县，住和外西河沿一九一号。"即1946年系62周岁〔北平市国医公会呈文（给社会局）．更名为北平市中医师公会敬请备案由．1946年3月1日．北京市档案馆藏．北平市社会局J2-2-237号档案〕。这样，根据上述材料，可以确定汪逢春出生于1884年，具体日期可暂视为5月2日（清光绪十年甲申四月初八），以待后考。

汪逢春生于江苏省吴县（今苏州市）城内洪桥村。据北京市档案馆所藏民国档案及汪逢春女儿汪德贞、次子汪绍奎所写的回忆材料等，汪逢春的籍贯确系江苏省吴县（今苏州市），其具体地址应为吴县城内洪桥村。据北京市公安局宣武分局户籍档案，汪逢春的夫人汪顾坤仪系苏州城内洪桥生人，1908年由苏州城内洪桥迁入本市。长子汪绍楹的籍贯亦系江苏省吴县城内洪桥村，出生地为北京〔北京市公安局宣武分局户籍档案〕。另，据汪逢春次子汪绍奎所写材料称“父亲汪逢春系江苏吴县人”，旁有小字“住城内”；并云“我母姓顾，亦是江苏吴县人”〔汪绍奎. 思想回忆材料，1971. 北京汪润生藏手稿〕。汪逢春的义子兼弟子张绍重亦称，汪逢春与其夫人同里〔张绍重，刘晖桢. 汪逢春［M］. 北京：中国中医药出版社，2002：5〕。据上推断，汪逢春的出生地应为江苏省吴县（今苏州）城内洪桥村。

1890年（清光绪十六年）　6岁。入私塾，读四子书

入私塾，读四子书〔张绍重，刘晖桢. 汪逢春［M］. 北京：中国中医药出版社，2002：177-178〕。

1893年（清光绪十九年）　9岁。读五经，兼及书法、诗词。

读五经。兼及书法、诗词〔张绍重，刘晖桢. 汪逢春［M］. 北京：中国中医药出版社，2002：177-178〕。

1895年（清光绪二十一年）　11岁。随吴中名医艾步蟾习医。

读儒书之余，随当地名医艾步蟾学习中医〔张绍重，刘晖桢. 汪逢春［M］. 北京：中国中医药出版社，2002：177-178. 谢子衡，李建昌，秦厚生，等. 泊庐医案·序［M］. 中国中医科学院图书馆藏本，1941〕。

1897年（清光绪二十三年）　13岁。儒书与医籍同修。

儒书与医籍同修，除《内经》、《难经》外，读《伤寒论》、《金匮要略》等，焚膏继晷，三更不辍〔张绍重，刘晖桢. 汪逢春［M］. 北京：中国中医药出版社，2002：177-178. 谢子衡，李建昌，秦厚生，等. 泊庐医案·序［M］. 中国中医科学院图书馆藏本，1941〕。

1898年（清光绪二十四年）　14岁。初应童子试。

初应童子试〔张绍重，刘晖桢. 汪逢春［M］. 北京：中国中医药出版社，2002：178〕。

1899年（清光绪二十五年）　15岁。涉猎中医各家学说。

博览群籍，虚怀深求，涉猎中医各家学说〔张绍重，刘晖桢. 汪逢春［M］. 北京：中国中医药出版社，2002：177-178. 谢子衡，李建昌，秦厚生，等. 泊庐医案·序［M］. 中国中医科学院图书馆藏本，1941〕。据汪逢春的弟子在《泊庐医案》序中称：“吾夫子儒而医者也，功受业于吴中名医艾步蟾太夫子之门，精究医学，焚膏继晷，三更不辍。洎卒业，复博览群籍，虚怀深求。”〔谢子衡，李建昌，秦厚生，等. 泊庐医案·序［M］. 中国中医科学院图书馆藏本，1941〕

1900 年（清光绪二十六年） 16 岁。随艾步蟾侍诊。

随艾步蟾侍诊，开始为人诊断、处方〔张绍重，刘晖桢. 汪逢春［M］. 北京：中国中医药出版社，2002：177-178〕。

之后，兼研法学〔汪德贞. 思想回忆材料，1950. 北京章怡藏手稿〕。

1907 年（清光绪三十三年） 23 岁。加入禁烟会。

大约此时，因父兄深受吸食鸦片之害，对吸鸦片痛恶至深，认为鸦片之害不但隳人心志，且贻害终身，即毅然加入苏地之禁烟会〔汪德贞. 思想回忆材料，1950. 北京章怡藏手稿〕。

1908 年（清光绪三十四年） 24 岁。供职法部，师从商部主事力钧习医。

因加入禁烟会，为父兄等不满，遂乘七弟凤岗来京求学之便，相偕北上。适逢法部招考，被录取为甲案，任审判厅检察官兼医官〔汪德贞. 思想回忆材料，1950. 北京章怡藏手稿〕。

其间，师从商部主事力钧（字轩举），学习中医，经常去先生处请益〔张绍重，刘晖桢. 汪逢春［M］. 北京：中国中医药出版社，2002：1-2. 谢子衡，李建昌，秦厚生，等. 泊庐医案·序［M］. 中国中医科学院图书馆藏本，1941〕。力钧系福建名医，曾赴新加坡等南洋诸国、日本行医，并游历西欧各国考察医院和医学院校，兼通中西医学，主张中西医结合，曾被举荐入宫为光绪、慈禧治病。汪逢春弟子称：汪逢春“壮岁游京，述职法曹，又奉手于力轩举太夫子门下，学教相资，益洞一方，故诊疾论病循规前哲，而应乎气候方土体质，诚所谓法于古而不泥于古者也”〔谢子衡，李建昌，秦厚生，等. 泊庐医案·序［M］. 中国中医科学院图书馆藏本，1941〕。另据汪逢春在为《崇陵医案》所写的序中，自称受业于力公轩举〔张绍重所藏《崇陵医案》未刊稿，转引自张绍重，刘晖桢. 汪逢春［M］. 北京：中国中医药出版社，2002：151-152〕。

奉父命在京与吴县同里顾坤仪成婚。汪逢春的父亲并未来京主持婚礼，仅汇款若干用作婚费。顾氏由其母亲携京就亲，其母亲也寄居于京，由汪逢春奉养终身，1920 年卒于北京〔汪德贞. 思想回忆材料，1950. 北京章怡藏手稿〕。北京市公安局宣武分局户籍档案显示，1908 年顾坤仪户口由苏州城内洪桥迁入北京〔北京市公安局宣武分局户籍档案〕，故汪逢春的结婚年份应为 1908 年。汪逢春女儿汪德贞回忆材料称汪逢春于 1909 年结婚，似有误〔汪德贞. 思想回忆材料，1950. 北京章怡藏手稿〕。

1909 年（清宣统元年） 25 岁。长子出生。

长子绍楹（字孟涵）出生于北京。

1910 年（清宣统二年） 26 岁。辞职，在京行医。

女德贞（字允怡）出生于北京。

汪逢春因官场多变，且秉性淡泊，无意于仕途，遂辞职，于北京前门外大耳胡同赁屋行医，后迁至大耳胡同一号〔汪德贞. 思想回忆材料，1950. 北京章怡藏手稿〕。另据汪逢春的次子汪绍奎 1971 年所写材料，称其父亲于 1912 年民国成立、清旧机构解散时被解职〔汪绍奎. 思想回忆材料，1971. 北京汪润生藏手稿〕张绍重所编汪逢春“年谱”则称，汪逢春于 1911 年辞去法部职务，在京行医〔张绍重，刘晖桢. 汪逢春［M］. 北京：中国中医药出版社，2002：179-180〕。此处暂据汪逢春的女儿汪德贞之说。

此段时期，生活甚苦。苏州老家庄业因两位兄长经营不善，任意挥霍，相继倒闭，家境逐渐衰落〔汪德贞. 思想回忆材料，1950. 北京章怡藏手稿〕。

1912 年（民国元年） 28 岁。次子出生。

5 月 20 日，次子绍奎（字辰叔）出生。

1914 年（民国 3 年） 30 岁。行医。

规定每日前 5 名患者不收诊费，并向赤贫者施送药剂〔汪德贞. 思想回忆材料，1950；张绍重，刘晖桢. 汪逢春［M］. 北京：中国中医药出版社，2002：2〕。

1917 年（民国 6 年） 33 岁。母亲去世。

6 月，因母亲病重，回乡省亲。母亲再三嘱咐汪逢春要善视、提携幼弟，后幼弟耐寒毕业后由汪逢春推荐于实业公司任中英文秘。其后，常接济幼弟子女的教育等费用。汪逢春去世后，幼弟函称：“闻悉噩耗，为之顿足失措，泣不成声。追忆三十余年来，友于肫挚之情，关注提挈之德，名为手足，恩同父子。”〔汪德贞. 思想回忆材料，1950. 北京章怡藏手稿〕

同年，母亲与七弟凤岗相继去世〔汪德贞. 思想回忆材料，1950. 北京章怡藏手稿〕。

1918年（民国7年） 34岁。与名流交往。

每日上午门诊，下午出诊，时与当地名流诗酒往还〔张绍重，刘晖桢. 汪逢春［M］. 北京：中国中医药出版社，2002：180〕。

1919年（民国8年） 35岁。父亲去世。

7月，父亲去世〔汪德贞. 思想回忆材料，1950. 北京章怡藏手稿〕。

行医声誉越来越大，收入亦逐渐增加，生活可以无虞。从大耳胡同一号迁至附近五斗斋六号〔汪绍奎. 思想回忆材料，1971. 北京汪润生藏手稿〕。

偶尔应邀去天津出诊〔张绍重，刘晖桢. 汪逢春［M］. 北京：中国中医药出版社，2002：181〕。

次子绍奎入附近的三眼井私立学校上小学〔汪绍奎. 思想回忆材料，1971. 北京汪润生藏手稿〕。

1922年（民国11年） 38岁。三女儿夭折。

三女儿夭折（二女儿亦于童年早夭）〔汪德贞. 思想回忆材料，1950. 北京章怡藏手稿〕。

长女德贞考入师大第一附小，因未及时交费未能入学，后就读于英国教会所办培华女子学校〔汪德贞. 思想回忆材料，1950. 北京章怡藏手稿〕。

1925年（民国14年） 41岁。次子入商业学校读书。

长女德贞因了解“五卅惨案”之经过，欲转学他校。但汪逢春夫妇认为抵制英货与读书无关，不允转学〔汪德贞. 思想回忆材料，1950. 北京章怡藏手稿〕。

次子绍奎小学毕业。夫人由于次子学习不太好，想让他找个地方做学徒。汪逢春鉴于自己声誉较大，认为这样做有辱名声，坚持让次子继续求学。绍奎遂入一商业学校尚志中学校，学习簿记、英语、速记等课程〔汪绍奎. 思想回忆材料，1971. 北京汪润生藏手稿〕。

1927年（民国16年） 43岁。租赁江苏会馆作医寓，尔后长居于此。

迁至附近西河沿191号，属于江苏会馆苏太谊园的一处院落（位于正乙祠东侧）〔汪绍奎. 思想回忆材料，1971. 北京汪润生藏手稿〕。门旁钉一小木牌，上书“汪逢春医寓”〔张绍重，刘晖桢. 汪逢春［M］. 北京：中国中医药出版社，2002：2〕。

北京市档案馆所藏民国34年1月的《新民会北京市总会国医分会会员名册》载有：汪逢春，住址为西河沿一九一号〔北京国医分会呈文. 新民会北京市总会国医分会会员名册. 1945年1月. 北京市档案馆藏. 北平市卫生局J5-3-441号档案〕。

当时的西河沿191号属于江苏会馆的财产。据“北京市江苏省会馆财产管理委员会一九五四年度房屋修缮工料统计表”（表二-3）（1954年10月6日制）：内有“馆别”栏为“苏太谊园”，“地址”有4处，其中之一为“西河沿191”；其余3处分别为“南新华街32”“五道庙20”“永定门外石榴庄”〔北京市江苏省会馆财产管理委员会报表. 北京市江苏省会馆财产管理委员会一九五四年度房屋修缮工料统计表. 1954年10月6日. 北京市档案馆藏. 会馆J19-1-188号档案. P35〕。另据北京档案馆所藏“江苏省会馆财产管理委员会财产目录（1953年3月）”载，“西河沿一九一号，房屋三十五间”〔北京市档案馆编. 北京会馆档案史料. 北京：北京出版社，1997：736〕。“江苏省会馆城区房地产坐落地址门牌一览表（1951年11月14日）”载，“西河沿一九一号”，“房三十三间半”，备注为“苏太谊园附产”〔北京市档案馆编. 北京会馆档案史料. 北京：北京出版社，1997：730〕。另据汪逢春外孙女章怡所藏1950年汪家与邮电部所签转租房屋合同，该院房产权属于苏太谊园，汪逢春系租用，因尚未到期，故汪家代表苏太谊园转租。合同注明一式三份，苏太谊园留存一份。因此，西河沿191号确属于江苏会馆的苏太谊园。

汪逢春自1927后一直居住于此。据1938年4月21日，北京特别市公署卫生局的聘函，其中，中医考试委员会委员名单及住址，“汪逢春，住前门外西河沿一九一号。”〔北京特别市公署卫生局聘函. 聘请为中医考试委员会委员. 1938年4月21日. 北京市档案馆藏. 北京特别市公署卫生局J5-2-272号档案. P207-210〕另据1938年10月，北京特别市公署卫生局给市公署的函，第二次中医考询聘请审查委员名单，其中，“汪逢春，前外西河沿一九一号。”〔北京特别市公署卫生局给市公署的函. 第二次中医考询聘请审查委员名单. 1938年10月. 北京市卫生局J5-2-256号档案. P93〕

1972年左右，门牌号由西河沿191号改为西河沿216号。经查北京市公安局宣武分局1960—1972年户籍档案，当时汪逢春的长子媳高淑芬尚在世，住在江苏会馆医寓老院内，其户籍档案显示门牌号由西河沿191号变更为西河沿216号，即现在的门牌号〔北京市公安局宣武分局户籍档案〕。

院子系三进院，坐南朝北，原大门在院子西北角，大门东侧原系两间车库。二道门东侧连着三间房，原系汪逢春的挂号室和诊室。二进院的正房前出廊后出檐，紧接正房两侧各有一间配房，东侧配房为厨房、卫生间，卫生间带抽水马桶，正房中间一间为客厅。二进院两侧带有厢房。三进院正房住家眷，西侧厢房存放药材、杂物。最后面是一个花园，内有假山、树、花之类的。"文革"时，假山石被拉到中山公园，在原花园处又建了一排房，院外南侧即是北京师范大学附属中学。汪逢春原住二进院正房西间。目前，原大门已不存，原二道门转作大门，车库处修成公共厕所。除此之外，其他房屋基本尚在，但院内已建满房子。

据汪逢春孙女汪润生、外孙女章怡介绍，汪逢春的两个儿子成家后，均在外边另住，未住医寓院内，其女儿随父母住此院。长子汪绍楹婚后住西城前京畿道。新中国成立初期汪逢春的女儿汪德贞结婚后搬出老院，汪逢春的夫人也随女儿搬出同住。汪绍楹夫妇则回老院居住，直到上世纪七八十年代先后去世。次子汪绍奎婚后一直住在南城兴隆街其岳家〔章怡，汪润生. 汪逢春的相关信息. 王体. 北京：2010-6-3，2010-6-8〕。

1928年（民国17年） 44岁。幼女夭折。

幼女夭折〔汪德贞. 思想回忆材料，1950. 北京章怡藏手稿〕。

长女德贞因之伤心过度，亦患伤寒症，病愈后身体常有大便不通之后遗症〔汪德贞. 思想回忆材料，1950. 北京章怡藏手稿〕。

1929年（民国18年） 45岁。跻入名医之列。

国民政府提出废止中医药，先生曾著文驳斥，原稿已失〔张绍重，刘晖桢. 汪逢春[M]. 北京：中国中医药出版社，2002：181〕。

汪逢春的弟子张绍重先生称，此后，凡有中医考试汪逢春均被聘为考试委员〔张绍重，刘晖桢. 汪逢春[M]. 北京：中国中医药出版社，2002：181〕。此为张绍重所编汪逢春年谱中所言，但未给出证据材料。据笔者所查资料，汪逢春最迟自1935年起即历年被聘为北京市（北平）中医医士考试委员。

跻入名医之列，由坐马车出诊改租汽车〔汪德贞. 思想回忆材料，1950. 北京章怡藏手稿；汪绍奎. 思想回忆材料，1971. 北京汪润生藏手稿〕。

次子补习几何、代数、物理、化学等普通中学课程〔汪绍奎. 思想回忆材料，1971. 北京汪润生藏手稿〕。

1930 年（民国 19 年） 46 岁。长女中学毕业，次子入高中。

长女中学毕业。汪逢春主张长女在家学习国画，认为无继续升学之必要。而长女抱负颇大，欲升学专攻社会学，以期改造社会、富强中国，乃报考燕京大学并被录取。汪逢春遂不坚持己见，让长女入燕京大学读书〔汪德贞. 思想回忆材料，1950. 北京章怡藏手稿〕。

夏，次子考入英国公理会主办的教会学校崇德中学高中〔汪绍奎. 思想回忆材料，1971. 北京汪润生藏手稿〕。

1933 年（民国 22 年） 49 岁。次子入交通大学北平铁道管理学院读书。

夏，次子入交通大学北平铁道管理学院读书〔汪绍奎. 思想回忆材料，1971. 北京汪润生藏手稿〕。

1934 年（民国23 年） 50 岁。长子自北京大学毕业，长女考入燕京大学研究院。

长子绍楹自北京大学中国语文系毕业，后曾在北平市营业税处总务科任办事员、北平市公安局三科任科员、北京中国大学中国文学系任讲师〔汪德贞. 思想回忆材料，1950. 北京章怡藏手稿〕。

长女考入燕京大学研究院政治系，因对中日事件、国际形势的关心，选修外交关系、国际法、满州问题等课程〔汪德贞. 思想回忆材料，1950. 北京章怡藏手稿〕。

1935 年（民国 24 年） 51 岁。被聘为北平市中医考试委员。

3 月，北平市卫生局向市政府呈文，呈请将中医士考试由每年两次改为一次，4 月，市政府指令批准。1935 年 3 月 21 日卫生局的呈文："案查本市考试中医士暂行规则第四条内载'中医士考试每年举行二次，四月及十月各一次'等因，兹因已将届四月考试之期，仍应照章举行，惟查前卫生处及本局各次考试甚为严重，成绩佳良而被录取者尚不及报名报考者十分之二，究其原因，概多为学识浅陋毫无临症经验者，前来应考，设不幸未被录取，转瞬考期又届，尚可再考，区区数月，学术经验当然不能深造，是考试次数愈多愈难慎选人才，反兴以侥幸尝试之机会。……"市政府指令："所请为顾全开业医士之业务及限制学识浅陋之医士起见，核无不合，应予照准。"并将该项考试暂行规则，修正为"中医士考试每年九月举行一次"

〔北平市政府指令. 令卫生局呈一件呈请将本届医士考试暂行停止嗣后改为每年举行考试一次. 1935 年 4 月 2 日. 北京市档案馆藏. 北平市卫生局 J5-3-21〕。

4 月 2 日，“北平市政府卫生局考试医士（中医）暂行规则”经市政府修正公布。“第一条，在未奉中央颁发中医士考试法规以前北平市卫生局考试中医士暂行适用本规则。第二条，考试中医士应由本局组织考试委员会，委员若干人由局延聘本市中医界品学兼优、经验宏富者充任之，前项考试委员会简章另定。第三条，凡投考者须曾在中学毕业或有同等之程度。第四条，中医士考试每年九月举行一次。……第八条，考试分笔试、口试、实习三种。笔试及格始准口试，口试及格再送医院实习，实习及格方准注册给照。”〔北平市卫生局规则. 北平市政府卫生局考试医士（中医）暂行规则. 1935 年 4 月 2 日. 北京市档案馆藏. 北平市卫生局 J5-3-121 号档案，P118-119〕“第十条，各科平均分数在六十分以上者为及格。”〔同上，P121〕

9 月，被北平市卫生局聘请为中医考试委员。

9 月 27 日举行中医考试，其中，医士考试委员：萧龙友、孔伯华、汪逢春、方行维、徐右丞；针灸考试委员：高凤桐、焦会元；正骨考试委员：刘福安（化南）、于恒（月如）；按摩考试委员：唐仲三、沈景范〔北平市卫生局内部呈文. 中华民国二十四年九月二十七日考试医士及针灸正骨按摩各生录取名单. 1935 年 9 月 28 日. 北京市档案馆藏. 北平市卫生局 J5-3-21；北平市卫生局内部呈文. 谨将本年考试委员缮具名单恭呈钧鉴. 1935 年 9 月 21 日. 北京市档案馆藏. 北平市卫生局 J5-3-21〕。

10 月 7 日，北平市卫生局给中医考试委员孔（伯华）、汪（逢春）、徐（右丞）的便函，称：“敬启者，本年考试医士变更实习办法业经呈奉市政府核准并与台端接洽在案。所有本年考取医士及上届实习不及格各医士业经通知按照规定日期前往尊处实习，即希于门诊时令各医士实地试诊，候期满后希将各该实习医士实习方案加具考语、评定分数，封交本局，以凭核发开业执照，除制定实习轮流表发交”〔同上，P94〕“各该医士按表前往实习外，相应检送实习办法及此次考取并二次实习各医士名单、实习轮流表、实习方案单及各该医士志愿书、相片一并函请查照办理。”〔同上 P95）（北平市卫生局给中医考试委员孔（伯华）、汪（逢春）、徐（右丞）的便函. 本年考取医士及上届实习不及格医士派往尊处实习函请查照办理由. 1935年10月7日. 北京市档案馆藏. 北平市卫生局J5-3-21号档案. P94-95〕"实习办法":"各实习医士分为三组;每组实习两个星期,三处轮流,共实习六个星期;每人每日以拟两个方案为限;每一个方案须书写二张,一张由考试委员掣下保存,一张毋庸掣下,由考试委员在方案外皮上加具考语评定分数封送卫生局。"〔同上,P97〕"北平市政府卫生局考取医士分期实习轮流表":共11人,其中本届考取医士8人,上届考取实习不及格者3人,分为3组,徐、孔、汪三委员处轮流;实习时间:每日自上午八时起至十二时止。〔同上,P98〕

10月12日,北平市卫生局给市政府的呈文,呈报9月27日考试情形,称:"计此次报名报考者一百八十三名,内有善文民等七名临时未到,实在与考者共一百七十六名。"〔北平市卫生局给市政府的呈文. 呈报九月二十七日医士针灸正骨按摩等考试经过情形附呈录取名单等件请鉴核备案由. 1935年10月12日. 北京市档案馆藏. 北平市卫生局J5-3-21号档案. P103〕"计录取及格医士郭默如等八名,针灸康子耕一名,按摩刘濬川等十名,共计十九名。"〔同上,P104〕

1936年(民国25年) 52岁。被聘为北平市中医考询委员;谢子衡等人拜师。

2月15日,北平市政府修正公布"北平市政府卫生局考试医士(中医)暂行规则",其中第四条由"中医士考试每年九月举行一次"修改为"中医士考试每年四月及十月举行二次",公布日期由"中华民国二十四年四月二日市政府修正公布"改为"中华民国二十五年二月十五日市政府修正公布"〔北平市卫生局规则. 北平市政府卫生局考试医士(中医)暂行规则. 1936年2月15日. 北京市档案馆藏. 北平市卫生局J5-3-121号档案,P119〕。

4月被北平市卫生局聘为中医考试委员。

据北平市卫生局内部呈文,中医士考试委员5人:萧龙友、汪逢春、陈钟义、杨叔澄、孔伯华〔北平市政府内部呈文. 二十五年四月六日考试医士录取名单. 1936年4月7日. 北京市档案馆藏. 北平市卫生局J5-3-121号档案. P2-16〕。

4月7日榜示:"计报名投考者一百八十四名,除王嗜古等三名临时未到外实在与考者一百八十一名，业经……复经本局详核，计录取及格医士王缉光等四十三名、针灸孙振寰等二名、正骨萨仁山等四名、按摩赵润甫等六名，共计五十五名。”〔北平市卫生局榜示．为二十五年四月六日考试医士录取王缉光等共五十五名榜示周知由．1936 年 4 月 7 日．北京市档案馆藏．北平市卫生局 J5-3-121 号档案．P17-26〕

4 月 9 日北平市卫生局给市政府呈文：“除针灸、正骨、按摩各生于考取后即行发照以凭执业外，所有此次考取医士王缉光等四十三名，遵照考试医士暂行规则第八条分组派往市立医院，轮流实习，每人一星期，以观其临症之经验，实习期满”“由市立医院将实习方案，加具考语呈局，再行审核给照，以资开业。”〔北平市卫生局给市政府呈文．呈报四月六日考试医士经过情形．1936 年 7 月 9 日．北京市档案馆藏．北平市卫生局 J5-3-121 号档案．P108-116〕

5 月，被北平市卫生局聘为中医考询委员。

5 月份，北京国医学院、华北国医学院等中医团体奉北平市卫生局指令，均推举学识卓著之专家。汪逢春未在二校任职〔北京市档案馆藏．北平市卫生局 J5-1-128 号档案〕。

5 月 14 日北平市卫生局内部呈文“拟聘中医考询委员人选”，内科：汪逢春、萧龙友、赵树屏、张菊人、韩一斋，汪逢春居首；针灸：高凤桐、孙祥麟；正骨：夏锡五、刘化南；按摩：唐仲三、沈景范〔北平市政府卫生局内部呈文．拟聘中医考询委员人选．1936 年 5 月 14 日．北京市档案馆藏．北平市卫生局 J5-1-128 号档案．P41〕。

5 月 28 日中医考试，实际所聘考试委员为：萧龙友、汪逢春、赵树屏、张菊人、范更生、高凤桐、孙祥麟、刘化南、夏锡五、唐仲三〔北平市政府卫生局内部呈文．本年五月二十八日第四次考询中医计及格者共七十九名开呈钧阅．1936 年 5 月 30 日．北京市档案馆藏．北平市卫生局 J5-1-128 号档案．P1-25〕。

10 月，被北平市卫生局聘为中医考试委员。

1936 年 10 月北平市政府卫生局内部呈文：“案查中医条例及本市中医注册给照规则业经公布施行，又本市管理按摩术营业章程已奉令废止，所有本市考试医士暂行规则及本市医士考试委员会简章亟应加以修正，兹谨依照中医条例，修正考试医士暂行规则及医士考试委员会简章草案。”并于民国25年10月23日经市政府核准备案，同月28日开考〔北平市政府卫生局内部呈文. 依照中医条例修正考试医士暂行规则及医士考试委员会简章草案. 1936年10月29日. 北京市档案馆藏. 北平市政府卫生J5-3-128号档案. P1-16〕。

10月7日，北平市政府公布“修正北平市政府卫生局中医考试委员会简章”：“二、本会委员定为十一人，以本市学识卓越、资深望重之内外科中医五人、针灸科中医二人、正骨科中医二人、按摩科中医二人，由本局聘任组织之，并呈报市政府备案。三、中医考试每年四月及十月各举行一次，每次委员由局聘定后即将试期通知各委员到期来局校阅试卷，并由局先期呈请市长派员监试。四、考试时由委员拟定笔试题，内科每一委员每科五题，专科委员每科三题，考试时由投考人掣出内科试题五题，专科试题每科三题，即为本日试题，其口试题由各委员临时会商拟定。五、试卷皆用弥封由局派员办理。”“六、试卷收齐后由各委员在本局分室轮流阅看评定分数，以平均分数之多寡定列名次。七、考试及实习及格者由局发给及格证书，其证书存根由各委员签名盖章。”〔北平市政府令. 修正北平市政府卫生局中医考试委员会简章. 1936年10月7日. 北平市卫生局J5-3-180号档案. P28-30〕

10月23日，北平市卫生局给市政府呈文，呈请本届中医考试聘请考试委员备案并请届时派员监试，拟定于十月二十八日举行中医考试，考试委员：内外眼喉科考试委员：孔繁棣（伯华）、范更生、汪逢春、杨叔澄、陈钟义；针灸科：高凤桐、焦会元；正骨科：刘福安、于恒；按摩科：唐仲三、沈景范。注：萧龙友原排在首位，在上报名单中被划掉，改为范更生〔北平市卫生局给市政府呈文. 呈请本届中医考试聘请考试委员备案并请届时派员监试由. 1936年10月23日. 北京市档案馆藏. 北平市卫生局J5-2-45号档案. P63-68〕。后增聘萧龙友评定口试〔北平市卫生局给市政府呈文. 呈报十月二十八日考试中医经过情形. 1936年11月3日. 北京市档案馆藏. 北平市卫生局J5-2-45号档案. P5〕。

“中华民国二十五年十月报考中医名册”，共一百九十二名〔北平市卫生局给市政府呈文. 呈请本届中医考试聘请考试委员备案并请届时派员监试由. 1936年10月23日. 北京市档案馆藏. 北平市卫生局J5-2-45号档案. P42-62〕。

10月中医考试委员名单：内外科：萧龙友、孔伯华、汪逢春、杨叔澄、范更生、陈钟义；针灸：焦会元、高凤桐；正骨：刘化南、于恒；按摩：唐仲三、沈景范〔北京特别市公署卫生局内部呈文. 曾任中医考询委员之中医姓名单. 1938年4月29日. 北京市档案馆藏. 北平市卫生局J5-2-272号档案. P205-206〕。

10月28日中医考试，录取戢耀先等36名，其中，内科、外科、喉科共录取31名，考试委员：汪逢春、孔伯华、范更生、杨叔澄、萧龙友、陈钟义。另有针灸科、正骨科、按摩科共录取5名，考试委员：沈景范、唐仲三、高凤桐、焦会元、刘化南、于月如〔北平市政府卫生局榜示. 为二十五年十月二十八日考试中医录取戢耀先等三十六名榜示周知由. 1936年10月29日. 北京市档案馆藏. 北平市政府卫生J5-3-128号档案. P75-92〕。

11月3日，北平市卫生局给市政府呈文，呈报十月二十八日考试中医经过情形，称："此次报名报考者一百九十二名，内有张永峰等四名临时未到，实在与考者共一百八十八名，所有外科、眼科、喉科、针灸科、正骨科、按摩科等试题，均系照章另行拟定，其内科考试科目分为内、难、伤寒、温病（疫症附)、儿科（妇科附)、本草（古方概要附）五门，一切弥封、试卷、命题、口试、阅卷等办法，委"〔P3〕"照向例，审慎办理，复于十月二十九日，由钧府监试员眼同各考试委员，拆开弥封，计录取及格中医戢耀先等三十六名，除针灸、正骨、按摩等科考取各生免予实习即行填发考试及格证书以便请领中医证书及开业执照外——所有此次考取之内、外、眼、喉科中医戢耀先等三十一名及上届考取实习不及格之中医张瑞英等二名，一并分组派往市立医院，轮流实习，每人一星期，以觇其临症之经验，实习期满，由市立"〔P4〕"医院将实习方案加具评语，标明分数呈局，再行审核填发考试及格证书，以资请领中医证书及开业执照。……再此次考试，内科、外科、眼科、喉科笔试各卷，任由聘定之考试委员孔繁棣等评阅，复经本局增聘中医萧龙友评定口试分数，以昭慎重，谨此合并陈明。"〔P5〕〔北平市卫生局给市政府呈文. 呈报十月二十八日考试中医经过情形. 1936年11月3日. 北京市档案馆藏. 北平市卫生局J5-2-45号档案. P2-5〕

冬，命弟子组织"同砚小集"，受课之余，互相研讨，凡《内经》《难经》《伤寒》《金匮要略》等书，次第理董〔谢子衡，李建昌，秦厚生，等. 泊庐医案·序［M］. 中国中医科学院图书馆藏本，1941］。

谢子衡、李建昌、吴子祯、张百塘、赵绍琴、秦厚生、刘明言等拜师并侍诊〔张绍重，刘晖桢. 汪逢春［M］. 北京：中国中医药出版社，2002：181］。

长女自燕京大学研究院毕业，在家学国画自娱，并为汪逢春抄写医书〔汪德贞. 思想回忆材料，1950. 北京章怡藏手稿］。

1937 年（民国 26 年） 53 岁。被聘为北平市中医考试委员、医学讨论会常务委员。

4 月中医考试委员，内外科：萧龙友、孔伯华、汪逢春、杨叔澄、赵树屏；针灸：孙秉彝、高凤桐；正骨：刘化南、于恒；按摩：唐仲三、沈景范〔北京特别市公署卫生局内部呈文. 曾任中医考询委员之中医姓名单. 1938 年 4 月 29 日. 北京市档案馆藏. 北平市卫生局 J5-2-272 号档案. P205-206］。

9 月 29 日，案查关于本市医学讨论会委员一案，前由钧府令委谢振平为主席委员，王郁骙为副主席委员，并依照该会简章第二条之规定，由会函聘费均、赵树勋、方石珊、汪逢春等分任常务委员，复嗣以本局第四科主管医药事务，为便利事务进行起见，爰经加聘本局第四科科长邱倬为常委，业经一并呈报在案。兹查前项委员中，仅副主席委员王郁骙及常委方石珊、汪逢春均仍在职，余均离职，亟应补充，俾利会务进行。谨依会章规定，拟由职担任主席委员，并拟请……〔北平市卫生局呈文（给市政府）. 呈医学讨论会各当然委员多已离职亟应依章补充等由. 1937 年 9 月 29 日. 北京市档案馆藏. 北平市卫生局 J5-2-134 号档案. P26-32］同年 10 月 9 日，市政府指令卫生局，"除另派该局局长为主席委员外，余准备案"〔北平市政府指令（给卫生局）. 据呈医学讨论会多已离职分别函聘补充准备案由. 1937 年 10 月 9 日. 北京市档案馆藏. 北平市卫生局 J5-2-134 号档案. P24］。

5 月至 7 月，受聘任《国医砥柱》月刊第 5 期至第 7 期撰述主任。〔启事［J］. 国医砥柱月刊，1937（5，6，7）］

岳中谦等拜师并侍诊〔张绍重，刘晖桢. 汪逢春［M］. 北京：中国中医药出版社，2002：181］。

次子自交通大学北平铁道管理学院毕业，后曾在陇海铁路、北京中南银行等处工作〔汪绍奎. 思想回忆材料，1971. 北京汪润生藏手稿〕。

“七七事变”后，因受物价波动，家中经济渐感不支，女佣减为一人。长女帮助操持家务，照顾汪逢春起居事宜〔汪德贞. 思想回忆材料，1950. 北京章怡藏手稿〕。

汪逢春已有一外室〔汪德贞. 思想回忆材料，1950. 北京章怡藏手稿〕。

1938 年（民国 27 年） 54 岁。任国医职业分会会长，北平市中医考试、考询委员。

春，于例假之日，携诸弟子登北海琼岛，假揽翠轩，杯酒言欢，讲授诸书，或共载一舟，荡漾太液池中，师生同游，其乐何如〔谢子衡，李建昌，秦厚生，等. 泊庐医案·序［M］. 中国中医科学院图书馆藏本，1941〕。

3 月，被聘为中医考询委员。

3 月 23 日，据北京特别市公署卫生局内部呈文“本年三月二十三日第一次考询中医及格者名单”，3 月份中医考询委员：萧龙友、汪逢春、杨叔澄、张菊人、范更生、王泽。本次考询只录取内科 16 人、外科 2 人、针灸科 3 人，无其他科，共 21 人，“窃查本年三月二十三日第一次考询中医经将各报考人员笔试卷及口试评定分数，计及格者共二十一名。谨将考询及格各中医姓名开呈钧阅。”〔北京特别市公署卫生局内部呈文. 本年三月二十三日第一次考询中医及格者名单. 1938 年 3 月 23 日. 北京市档案馆藏. 北京特别市公署卫生局 J5-2-272 号档案. P160-166〕

3 月 24 日，北京特别市公署卫生局榜示称，报考者 40 名，3 名临时未到，实到与考者 37 名，经笔试、口试、考询委员评定，本局核复，及格者 21 名〔北京特别市公署卫生局榜示. 三月二十三日第一次考询中医榜示. 1938 年 3 月 24 日. 北京市档案馆藏. 北京特别市公署卫生局 J5-2-272 号档案. P153-158〕。

4 月，被聘为中医考试委员。

4 月份中医考试所聘委员名单，内外科：萧龙友、孔伯华、汪逢春、杨叔澄、范更生；针灸科：焦会元、高凤桐；正骨科：刘化南、于恒；按摩科：唐仲三、沈景范。上述名单由北京特别市公署卫生局于 4 月 21 日呈文上报市公署，4 月 30 日市公署指令准予备案〔北京特别市公署卫生局呈文. 为聘定中医考试委员会委员请予备案由. 1938 年 4 月 21 日. 北京市档案馆藏. 北京特别市公署卫生局 J5-2-272 号档案. P211-216；北京特别市公署指令. 准为聘定中医考试委员会委员备案. 1938 年 4 月 30 日. 北京市档案馆藏. 北京特别市公署卫生局 J5-2-272 号档案. P217-220〕。

4 月 21 日，北京特别市公署卫生局的聘函，其中，中医考试委员会委员名单及住址，“汪逢春，住前门外西河沿一九一号。”〔北京特别市公署卫生局聘函. 聘请为中医考试委员会委员. 1938 年 4 月 21 日. 北京市档案馆藏. 北京特别市公署卫生局 J5-2-272 号档案. P207-210〕

4 月 29 日，实贴于北京特别市公署卫生局门首的榜示称，4 月 28 日举行中医考试，计报考者 167 名，除 7 人临时未到外，实到者 160 名，业经分别笔试、口试，由考试委员评定分数，并经卫生局复核，计录取及格者 33 名，其中含汪逢春的弟子张百塘、秦厚生〔北京特别市公署卫生局榜示. 为二十七年四月二十八日考试中医录取苏恭则等三十三名榜示周知由. 1938 年 4 月 29 日. 北京市档案馆藏. 北京特别市公署卫生局 J5-2-272 号档案. P221-223〕。

11 月，被聘为中医考询委员。

10 月，北京特别市公署卫生局给市公署的函，第二次中医考询聘请审查委员名单，其中，“汪逢春，前外西河沿一九一号。”〔北京特别市公署卫生局给市公署的函. 第二次中医考询聘请审查委员名单. 1938 年 10 月. 北京市卫生局 J5-2-256 号档案. P93〕

11 月 5 日，北京特别市公署给卫生局指令称，准予聘定中医审查委员会委员备案。卫生局的呈文：“窃本局现拟举行第二次中医考询，遵章先行组织中医审查委员会，遴聘本市各中医团体学识卓越各专家为中医审查委员会委员，兹经本局就本市中医团体及中医界知名医士聘定汪逢春等十一人。”审查委员名单，包括内外科：汪逢春、萧龙友、孔伯华、杨叔澄、韩一斋；针灸科：孙祥麟、高凤桐；正骨科：刘化南、夏锡五；按摩科：唐仲三、沈景范〔北京特别市公署给卫生局的指令. 为聘定中医审查委员会委员等情准予备案由. 1938 年 11 月 5 日. 北京市档案馆藏. 北平市卫生局 J5-2-256 号档案. P82-89〕。

11 月 9 日，北京特别市公署卫生局第二次中医考询榜示：“本局于本月八日举行第二次中医考询，计报考者一百零五名，除杨国亨等六名临时未到外实到与考者共九十九名，业经分别笔试、口试，由考询委员评定分数，给本局复核无异，计考询及格中医马友伯等五十名。”〔北京特别市公署卫生局榜示（实贴卫生局门首）. 二十七年十一月八日举行第二次中医考询榜示. 1938 年 11 月 9 日. 北京市卫生局 J5-2-256 号档案〕

7 月 31 日，国医职业分会正式成立，汪逢春被公推为会长。

分会全称新民会首都指导部国医职业分会，隶属于日伪新民会首都指导部。据北京市档案馆编《日伪北京新民会》，内有《首都指导部国医职业分会成立宣言》全文，该文标题下日期为 1938 年 7 月 31 日〔北京市档案馆编. 日伪北京新民会［M］. 北京：光明日报出版社，1989：60-61〕。另据 1938 年 7 月 11 日新民会首都指导部给市卫生局的公函，称："查本部国医职业分会形将成立，关于本市国医登记名册，特此函请贵局检寄一份，以资考核。"〔新民会首都指导部公函. 请检寄本市国医登记名册. 1938 年 7 月 11 日. 北京市档案馆藏. 北平市卫生局 5-3-177 号档案. P62-65〕也就是说，1938 年 7 月 11 日之时，国医职业分会尚在筹备阶段，还未正式成立。又据，1939 年 7 月汪逢春作为会长代表国医职业分会给市卫生局的呈，云："本月卅一日为职业分会成立一周年纪念大会，是日下午五时（新时间）拟假中南海怀仁堂举行典礼。"〔国医职业分会呈文. 成立一周年纪念大会. 1939 年 7 月. 北京市档案馆藏. 北平市卫生局 J5-3-255 号档案. P25〕因此，国医职业分会应成立于 1938 年 7 月 31 日。

8 月 3 日，落款为"新民会首都指导部国医职业分会筹备会"（印章）给警察局内四区公署的公函，称："前承贵公署代送医生入场标识并令其写申请书盖章，至今想已齐备，将原申请书二十九份并原医生住址交来人代回是荷。"信纸上端印刷有"中华民国新民会首都指导部国医职业分会筹备会用笺"字样，下端印刷有"会址：北京地安门外烟袋斜街十七号"。另有"仉即吾"的名片，标"新民会首都指导部国医职业分会筹备员"〔新民会首都指导部国医职业分会筹备会公函. 交医生申请书并住址表交来人代回. 1938 年 8 月 3 日. 北京市档案馆藏. 北京市警察局 J183-2-25962 号档案〕。

国医职业分会会址原在天安门内西朝房，1943 年 8 月 11 日迁至崇外东兴隆街 11 号。据北京市档案馆所藏档案，1943 年 8 月 12 日"新民会北京市总会国医分会"给警察局的呈文称："敝会现已由天安门内西朝房迁至崇外东兴隆街十一号，定于八月十一日起开始在新址办公。"另有警察局的回复训令〔新民会北京市总会国医分会给市警察局的呈文. 会址迁移. 1943 年

8月12日．北京市档案馆藏．北平市卫生局J189-2-804号档案〕。1943年8月14日，北京国医职业分会迁至崇外东兴隆街十一号。“敝会现已由天安门内西朝房迁至崇外东兴隆街十一号，定于八月十一日开始在新址办公。”〔新民会北京市总会国医分会给市卫生局的呈文．会址迁移．1943年8月14日．北京市档案馆藏．北平市卫生局J5-1-707号档案．P21-25〕

分会主要负责人：会长汪逢春，副会长、总务组组长仉即吾，常务员、指导组组长、组织股股长杨叔澄，常务员、医务股股长韩一斋，常务员、救济股股长杨浩如，常务员、学术组干事张菊人，学术组干事赵树屏、安幹青；还有萧龙友任常务员、学术组长、编纂股股长，孔伯华任常务员、医务股股长〔各组股长、干事名单［J］．北京医药月刊，1939（3）：66〕。

4月4日，北京中药讲习所给市卫生局的呈文：“兹遵照钧局药剂生注册给照规则，检同第一班刘学道等毕业证书肆拾张及履历肆拾张、执照费肆拾元、清册费肆拾元、相片捌拾张呈送钧局，俯赐注册，发给药剂生开业执照，实为公便。”〔北京中药讲习所呈文．呈请发给药剂生开业执照由．1938年4月4日．北京市档案馆藏．北平市卫生局J5-3-181号档案．P6〕

6月28日，“北京特别市公署卫生局中药药剂生注册给照暂行规则”：“第二条　请求注册给照之中药药剂生以曾在立案之中药专科学校、中药讲习所或传习所毕业领有证书者为合格。”〔北京特别市公署卫生局呈文．为遵令缮正中药药剂生注册给照暂行规则并开业执照等情准予备案由．1938年6月28日．北京市档案馆藏．北平市卫生局J5-3-181号档案．P38〕7月14日，市公署指令准予备案。〔同上，P46-49〕

9月1日，北京中药讲习所所长雷震远呈文附教员履历表，含：寿鑈、杨叔澄、顾膺陀、森川纯吉、张慎翼、陶容海〔北京中药讲习所的呈文（给北京特别市公署卫生局）．呈报本所遵令改善并第二班开课情形检附各件请鉴核由．1938年9月1日．北京市档案馆藏．北平市卫生局J5-3-181号档案〕。

10月15日，北京中药讲习所所长雷震远的呈文：“本所第二班开课已来倏已月余，所有受训学生一百一十三人，兹谨造具学生名册呈送钧局，伏乞鉴核准予备案，实为公便。”〔北京中药讲习所呈文．呈报本所第二班受训学生名册由．1938年10月15日．北京市档案局藏．北京市卫生局J5-3-181号档案．P97-114〕

11月19日，北京中药讲习所所长雷震远的呈文："窃查本月十一日夜间，国药业公会发生火警，职所教室及办公室全部被焚。俯念职所成立以来，历尽艰辛，仰蒙钧局指导维护，始有今日，现虽骤遭变故，绝不敢因噎废食，致药学教育半途中辍，兹经暂借西城大麻线胡同华北国医学院教室，已于十一月十八日继续照常上课，并将新刊钤记样式。"〔北京中药讲习所呈文．呈报本所教室及办公室全部被焚兹经暂借西城华北国医学院教室继续上课等由．1938年11月19日．北京市档案馆藏．北平市卫生局J5-3-181号档案．P141〕"一纸呈送钧局，伏乞鉴核备案，实为公便。"〔同上，P142〕

王录坤、吴拱贤、李君楚、李鼎铭等拜师并侍诊〔张绍重，刘晖桢．汪逢春［M］．北京：中国中医药出版社，2002：181〕。

1939年（民国28年） 55岁。创办医学讲习会、《北京医药月刊》。

6月，被卫生局聘为中医考询委员。

5月26日，北京特别市公署卫生局给市公署的呈文，呈报遴聘中医审查委员会委员事宜。第三次中医考询，审查委员会名单，内外妇科：汪逢春、孔伯华、萧龙友、韩一斋、赵树屏；针灸科：王恩普、高凤桐；正骨科：刘化南、夏锡五；按摩科：唐仲三、沈景范〔北京特别市公署卫生局给市公署的呈文．呈报遴聘中医审查委员会委员请予备案由．1939年5月26日．北京市档案馆藏．北平市卫生局J5-2-304号档案．P88-93〕。

6月9日，北京特别市公署卫生局内部呈文，六月八日第三次考询中医及格者58名名单，P13-15有委员名单：萧龙友、孔伯华、汪逢春、赵树屏、韩一斋、高凤桐、王泽、刘化南、夏锡五、唐仲三、沈景范〔北京特别市公署卫生局内部呈文．六月八日第三次考询中医及格者58名名单．1939年6月9日．北京市档案馆藏．北平市卫生局J5-2-306号档案．P2-19〕。

6月9日，北京特别市公署卫生局榜示，6月8日第三次中医考询报考者一百三十八名，四名临时未到，实到与考者共一百三十四名，考询及格者共五十八名〔北京特别市公署卫生局榜示．为二十八年六月八日举行第三次中医考询计及格金受申等五十八名榜示周知由．1939年6月9日．北京市档案馆藏．北平市卫生局J5-2-304号档案．P39-40〕。

10月，在天安门内西朝房，创办北京医学讲习会，隶属于北京国医职业分会，自任讲习会会长。

9月，汪逢春积极筹备创设“国医讲习会”，以为中医界同仁业余求知之机关〔段梦兰. 医药月刊出版志感［J］. 北京医药月刊，1939（1）：10-11〕，后因市卫生局当局批令应讲授新医学内容，遂将“国医讲习会”改名为“医学讲习会”〔北京国医职业分会呈文. 拟组织国医讲习会。1939年9月. 北京市档案馆藏. 北平市卫生局J5-3-255号档案. P51-55〕1939年9月汪逢春代表国医职业分会给市卫生局呈文，称：“职分会为研究医药学术以期进展，俾有利于社会，拟组织‘国医讲习会’，业奉新民会首都指导部指令在案，兹经职分会第十一次常务会议将讲习会章程通过，并筹备定期开办，以资进行。”〔同上；国医分会北平医学讲习会通告［J］. 北京医药月刊，1939（7）〕刊前通告称：“国医职业分会前为筹办‘国医讲习会’曾经呈请新民会及北京市公署卫生局立案，当奉局令以所有开业医士均应讲习新医学识，遵即改为‘医学讲习会’，另行筹备。”〔国医分会北平医学讲习会通告［J］. 北京医药月刊，1939（7）〕

10月，医学讲习会成立，由汪逢春任会长。据汪逢春为第二期第四班同学毕业录作序称：“本会成立，逢春忝长会务，与同人等整理会务之余，深感维护同道职业达成仁术目的，当以增进同道执业技能、改善医疗学术为第一要义，乃于民国二十八年十月创设北平市医学讲习会。”〔汪逢春. 序［M］. 北平市医学讲习会第四班毕业同仁录. 1942.（资料未出版）转引自董泽宏. 第七章. 中医教育［M］. 谢阳谷主编. 百年北京中医. 北京：化学工业出版社，2007：242-243；247〕

11月，讲习会正式开学〔北京市国医职业分会呈文. 关于医学讲习会补行开学典礼、请派员莅临指导及增加讲义费的呈. 1939年11月. 北京市档案馆藏. 北平市卫生局J5-2-403号档案. P17-19〕，并得北京市公署当局指令准予备案〔北京市国医职业分会呈文. 筹设国医讲习会请予备案的呈. 1939年11月. 北京市档案馆藏. 北平市卫生局J5-3-255号档案. P75-80〕。

在讲习会创办之初，曾有人写匿名信上告卫生局，称近有些无耻之徒以国医分会名义成立国医讲习会，以官府为傀儡，欺骗众人，饱一己之私囊。汪逢春于1939年11月20日代表国医职业分会呈文答复，称：“窃查职会此次办理医学讲习会其主旨系在增进同人学识，故虽会款万分支绌，一切开办费用均由逢春出资垫办（另呈开支单一纸），共垫用四百四十余元。至于听讲人所纳费用仅每学期缴讲义杂费四元五角，较之应支数目相差甚巨，不足之款亦由逢春个人填补。一切开支亦均有帐目可凭，会中讲师均系义务职，并不支丝毫薪金，更无所谓太平俸。”〔北京国医职业分会呈文．国医职业分会答复有关医学讲习会事项的呈．1939年11月20日．北京市档案馆藏．北京市卫生局J5-3-255号档案〕

据《北京市医学讲习会章程》规定：该会附设于国医职业分会内，以讲习新医学识及中国医药为宗旨，经费由国医职业分会拨付；设会长一人，由国医职业分会会员中公选之会长总理会中一切事务，其总务、教务各项需要员司由会长就国医职业分会会员中分别聘委，其新医教授得呈由北京市卫生局聘任之；各科主讲教授须预备讲义，其底稿由该会缮印之；教授均为义务职，但有必要须酌给车马费；国医职业分会会员均有入会讲习之资格与义务，非本会会员及无行医执照者概不能入会，但有医药知识者可作为旁听生〔北京市国医职业分会呈文．筹设国医讲习会请予备案的呈．1939年11月．北京市档案馆藏．北平市卫生局J5-3-255号档案．P73〕。

医学讲习会的考试较为规范，各门课的试卷、应到及实到考试学员名册均报市卫生局备案〔北京市国医职业分会呈文．关于医学讲习会补行开学典礼、请派员莅临指导及增加讲义费的呈．1939年11月．北京市档案馆藏．北平市卫生局J5-2-403号档案．P39-86〕。学员毕业证书样式也要呈报卫生局审批，并转呈市公署备案〔北京市国医职业分会呈文．关于医学讲习会补行开学典礼、请派员莅临指导及增加讲义费的呈．1939年11月．北京市档案馆藏．北平市卫生局J5-2-403号档案．P97-108〕。

由汪逢春主持的医学讲习会聘请了一批中西医知名医生、教授担任教员，包括赵树屏（北京国医学院教授，教务主任，系统学）、石锡祜（曾任国立京师大学校医科主任、教授，时任第二传染病医院院长，解剖学）、仉即吾（前国医公会会长，时任国医职业分会副会长，药物学）、张菊人（病理学）、安幹青（北京国医教授，诊断学）、瞿文楼（病理学）、王石清（曾任宛平县小学校长，民国十三年悬壶行医，病理学）等。汪逢春还亲自讲授中医病理学，留有《痰饮论》讲义存世〔北京市国医职业分会呈文．呈报医学讲习会学员、教职员名册．1940年3月19日．北京市档案馆藏．北平市卫生局J5-2-403号档案．P173-181〕。

医学讲习会每期学习时间为一年，分为甲、乙两班，即星期一、三、五及二、四、六两班。每班全年授课时间为四十二个星期，每星期授课六小时，每日以两小时为限，共二百五十二个小时，新医学识和中国医药各占一半学时，开设课程有：中医病理学、传染病学、解剖学、组织胎生学、生理卫生学、中医诊断学、中医药物学、中医处方学、中医系统学、病理解剖学、病理诊断学等〔北京市国医职业分会呈文. 筹设国医讲习会请予备案的呈. 1939 年 11 月. 北京市档案馆藏. 北平市卫生局 J5-3-255 号档案. P56-57, 73〕。

北京市卫生局要求国医职业分会会员和所有领照行医中医均须入医学讲习会学习〔国医分会北平医学讲习会通告 [J]. 北京医药月刊, 1939 (7): 刊前〕。50 岁以上者由于年龄过高，夜间往来不便，可随意自便〔北京市国医职业分会呈文. 筹设国医讲习会请予备案的呈. 1939 年 11 月. 北京市档案馆藏. 北平市卫生局 J5-3-255 号档案. P45-50, 73〕。但凡是因超龄不参加讲习会学习以及因病等其他事由延期入会的，均须书面申请呈报市卫生局审批〔北京市国医职业分会呈文. 呈报医学讲习会学员、教职员名册. 1940 年 3 月 19 日. 北京市档案馆藏. 北平市卫生局 J5-2-403 号档案. P161-172〕。如，民国 29 年 1 月 19 日医生李仙根的呈文，称："为呈请免予入会讲习事。窃查医生接家信，内称兹准国医分会北京医学讲习会通知内开兹准钧局令筹设医学讲习会，令医生于十二月三十日以前到该会报名，以便分班讲习等由，准此本应遵照办理，惟查医生前赴上海应诊，不意患病，至今未愈，现正在上海医治中，一时不能回京，奈虽遵令届期入会讲习，以上情形除径函该会外，理合具文呈请局长大人施恩，格外准予免入该会讲习，并予备案，则感德矣。谨呈北京市卫生局。"〔同上〕

1 月，主持创办《北京医药月刊》，并为创刊号题写刊名。《北京医药月刊》出版 10 期后，大概因经费不继停刊。

汪逢春在国医职业分会尚未正式成立之时，即酝酿发行医学刊物。他认为"学术之交替，必赖文字之绍介，俾审辨是非，共谋进展"，因此，发行月刊为不可稍缓须臾之事〔汪逢春. 国医职业分会成立之历略 [J]. 北京医药月刊, 1939 (1): 5-6〕。1938 年 7 月 11 日，汪逢春代表国医分会给北京特别市公署卫生局呈文，称："案查分会常务会议议决编辑医刊并定名为《北京医药月刊》，每月出版一次，兹凡组成编辑部聘定赵树屏等分任编审，各项单程门类亦已规定妥协，现正赶办编辑创刊号，拟定于二十八年一月出版，由会长负责发行。"〔新民会国医职业分会. 关于发行北京医药月刊请备案的呈. 1938 年 7 月 11 日. 北京市档案馆藏. 北平市卫生局 J5-3-177 号档案. P156〕1939 年 1 月，在汪逢春的倡导、主持下，《北京医药月刊》创刊号问世。

《北京医药月刊》编辑审查人员汇集了当时北京中医界的精英。赵树屏任编辑主任，安幹青任副主任，编辑有杨叔澄、杨浩如、吴秀川、钱愚如、段梦兰、张菊人、孙祥麟、张宾文、王石清、仉即吾、山国庆、王绳光，审查为孔伯华、萧龙友〔医药月刊编辑审查人员名表［J］. 北京医药月刊，1939（3）：65〕。汪逢春虽未在其中任职，但刊物的发起、运作及总体规划均系汪逢春主持，刊物的发行经费也由汪逢春承担〔新民会国医职业分会. 关于发行北京医药月刊请备案的呈. 1938 年 7 月 11 日. 北京市档案馆藏. 北平市卫生局 J5-3-177 号档案. P156〕。另张绍重先生所撰《汪逢春·医家小传》称："1938 年，北京成立国医职业分会，先生被选为会长，即积极筹备《北京医药月刊》，于 1939 年创刊，先生自筹经费……"〔张绍重，刘晖桢. 汪逢春［M］. 北京：中国中医药出版社，2006：4〕月刊虽没有指定主编，但从所起作用来看，汪逢春实际上担当了《北京医药月刊》的总领、主编角色。

《北京医药月刊》发行了 10 期共 9 本。第 1-7 期系每月 15 日出版；第 8 期延迟，仅标示"中华民国二十八年出版"〔版权页［J］. 北京医药月刊，1939 年第 8 期〕，月份不详；第 9、10 期因经费不敷合刊发行，标示"中华民国二十九年出版"，月份亦不详。其刊前启事云："迩来印刷工料飞涨，原定价格已难维持，原有定户又未便追加定费，不得已将两期合刊。对于新订户并另定价目，以维成本，一俟纸价低落，即当恢复原状。"〔刊前启事［J］. 北京医药月刊，1940 年第 9、10 期〕之后，大概因经费不继而停刊。

《北京医药月刊》创刊之始，即有众多社会名流为之题词，从第 1 期到第 5 期均有刊载。第 1 期，王克敏题"探秘灵枢"，汤尔和题"玄之又玄"，董康题"洞垣一方"，王揖唐题"苦口婆心"，宋介题"发医学之光辉，跻人民于康乐"，傅增湘题"上药养命，六芝延年"，另有祝书元、刘家骧、南阳、吴承湜、侯毓汶、高凌霨、潘毓桂、余晋和等，计 18 人。第 2 期，张燕卿、冷家骥、祝瑞霖、宋企懿、袁乃宽、殷同、沈允昌、周肇祥、陈景泰、天津特别市社会局局长祝惺元等，计 14 人。第三期，萧龙友、孔伯华、舒壮怀、柯昌泗、李栋、杨彦文“医药之光”、王润贞、吕习恒“国医之光”、凌抚元等，计10人。第四期，杨浩如、吴燕绍、陶洙、吴锡永、卢席卿、刘文嵩、治安部警政局局长王桂林等，计9人。第五期，郭立志、王永泉、陈元魁、王养怡，计4人。第1至5期，刊前题词共55人。

月刊刊载中医学术论文约88篇，包括“论议”“医学研究”“药学研究”“正骨研究”等栏目。其中，第1期10篇，瞿文楼的《论人群健康当自不治已病治未病作起》，另有安幹青、仉即吾、赵树屏等名家的文章。第2期10篇，有李建昌、安幹青、汪逢春等的文章。第3期14篇，有张菊人、段梦兰等。第4期12篇，有杨叔澄、王恩普等。第5期12篇，有寇孟杰、安幹青、赵树屏等。第6期8篇，有王少兰等。第7期8篇，有张百塘等。第8期6篇。第9、10合刊8篇，有韩一斋等。

汪逢春为《北京医药月刊》撰文发表数篇，计有《国医职业分会成立之历略》（第一期）、《今冬风湿症之我见，愿与诸同人商榷之》（第二期）、《婴儿保养法》（第三期）、《张冰若所遇之吐血奇方》（第三期）、《猩红热与痧疹之分辨》（第四期）、《为本市小儿科专家谨陈刍言，希鉴纳之》（第五期）、《痰饮论》（第八、九、十期，连载大部分，尚余“痰饮治法”小部分未载完。第八期至“附痰饮脉象与舌苔”部分之“兹略举一二，参以平日之所得以供研讨也”；第九、十期合刊载至“痰饮治法”之“内诸药，煎取三升，去渣，温服一升”）。

弟子编辑之《泊庐医案》亦在《北京医药月刊》连载刊出一部分。

1939年2月，汪逢春提议《北京医药月刊》举办特别征文，以鼓励中医学理研讨，相互切磋，以求进步。征文得到中医界同道的响应，经评定择优录取前三名，由汪逢春出资奖励，分赠酬洋。《北京医药月刊》第二期有“本刊特别征文启事”：“国医陵替，学理不彰，自非从事切磋，不足以求进步。本会会长汪君，提议举行特别征文，并捐助奖金，以便引起读者兴趣。”〔特别征文启事. 北京医药月刊，1939（2）〕第五期有“本刊征文披露”：“本刊前次时症征文，蒙同道不弃，惠以佳作，兹特评定完毕，择优录取钝人君、寇孟杰君、张光宇君等三名，并由汪会长略具薄赠……本刊征文酬金：第一名酬洋十元，第二元酬洋六元，第三名酬洋四元。以上酬金已由汪会长交到本会，乞即携带图章来会领取为盼。”〔启事［J］. 北京医药月刊，1939（5）〕

汪逢春认为医道贵乎品德，然后再孜孜于学问、勤求临诊经验，才能应世活人而立名，尤其反对不研求学问只专事宣传获利的江湖做法。1939年5月，汪逢春曾针对北京市小儿科中存在的不良现象发文批驳，说："本市为小儿专家荟萃之区，不乏高明俊彦之士，或承家学，或受师传，论病处方，固堪钦佩，而江湖术士之流亦复不少，此辈未尝学问，专事宣传，或自制药品为独得之秘传，不论何症，非将此药强令病家购而服之，佥谓此药可治小儿百病也。此等奇特之法，为古今所罕有，士大夫所不取。"他倡导小儿科医生荟萃一堂，袪除旧日之恶习，蠲除己见，成立"小儿专家研究会"，进行专门的学术探究〔汪逢春. 为本市小儿科专家谨陈刍言，希鉴纳之［J］. 北京医药月刊，1939（5）：1〕。

汪逢春较为擅长治疗儿科疾病，《泊庐医案》共收医案约139例，其中，编入儿科类的有16例，另有收入其他类的儿科医案12例（按14岁以下患者计），则《泊庐医案》共收儿科类医案28例，占全部医案的五分之一。

相对于他科，汪逢春认为儿科更为深邃，更应谨慎用心。他说："医学之道至精且微，而于幼科（小儿科）一门尤极深邃，非有专门通达博学、经验宏富者，不足以胜其任而措置裕如也。"他强调由于小儿不能言语，脏腑尤其脆薄，故于小儿科更须兢兢业业，如临深渊，如履薄冰，凝神体会〔汪逢春. 为本市小儿科专家谨陈刍言，希鉴纳之［J］. 北京医药月刊，1939（5）：1〕。

汪逢春于儿科的造诣颇受病家赞誉。评价一名医生的医术高低，最有发言权的是病家。《北京医药月刊》第二期刊前有署名"陈景焘"于1938年仲冬的题词，云"拜题医学会经验良方之汇刊兼志逢春先生圣手，以申感谢"，"我有男婴，未满二龄，生而缺乳，适遇搆兵，奔驰南北，寒暑交并，时时感冒，缠绵未清。迨及今夏，大病相凌。初百日咳，三月已经，既满百日，咳嗽频仍；复患痢疾，热度高腾，乳浆不入，时退时蒸，五色俱下，昼夜不停，肛脱后重，质多气腥，啼哭无泪，手足如冰，摇头谵语，已成慢惊；且右颏下结核上升，业经溃烂，痛尤不胜。西医诊治，药不效灵，坐是牵延，病日加增"，不得已，"于焉变计，求诊逢春。投以七帖，诸病离身；共廿一剂，体壮面盈。小子有造，得庆更生"〔刊前题词［J］. 北京医药月刊，1939（2）〕。

冯仰曾、刘琪拜师并侍诊〔张绍重，刘晖桢. 汪逢春［M］. 北京：中国中医药出版社，2002：181-182〕。

1940年（民国29年） 56岁。被聘为中医考询委员。

3月21日，北平市政府卫生局内部呈文，由本市各中医团体推举考试委员，附“本市中医团体清单”，共5个：新民会国医职业分会、中医学术研究会（此社不健全）、北京国医学院、华北国医学院、华北大学中医科（现已变更）。“新民会国医职业分会，天安门内前营造学社”〔北京市政府卫生局内部呈文. 由本市各中医团体推举考试委员的呈. 1940年3月21日. 北京市档案馆藏. 北平市卫生局J5-1-128号档案. P63-64〕。

5月，被市卫生局聘为中医考询委员。

5月14日，北平市政府卫生局内部呈文，拟聘中医考询委员人选，内科：汪逢春、萧龙友、赵树屏、张菊人、韩一斋；针灸：高凤桐、孙祥麟；正骨：夏锡五、刘化南；按摩：唐仲三、沈景范〔北京市政府卫生局内部呈文. 拟聘中医考询委员人选. 1940年5月14日. 北京市档案馆藏. 北平市卫生局J5-1-128号档案. P41-44〕。5月27日，北京特别市公署指令备案，后因韩一斋患病，经市公署批准，改由国医职业分会常务员范更生顶替担任内科考试委员〔同上，P65-96〕。

5月30日，北平市卫生局内部呈文，呈报本年五月二十八日第四次考询中医计及格者共七十九，内有考试委员名单：萧龙友、汪逢春、赵树屏、张菊人、范更生、高凤桐、孙祥麟、刘化南、夏锡五、唐仲三〔北京市政府卫生局内部呈文. 呈报本年五月二十八日第四次考询中医计及格者共七十九开呈钧阅. 1940年5月30日. 北京市档案馆藏. 北平市卫生局J5-1-128号档案. P10-25〕。

“中华民国二十九年五月二十八日第四次考询中医评定分数表”，委员：萧委员、汪委员、赵委员、张委员、范委员〔北京市政府卫生局. 中华民国二十九年五月二十八日第四次考询中医评定分数表. 1940年5月28日. 北京市档案馆藏. 北平市卫生局J5-1-193号档案. P101〕。“中医考询内科口试分数册”中，“汪委员”私章为“凤春”〔同上，P29-33〕。

7月15日，北京中药讲习所所长雷震远代表北京中药讲习所给市卫生局的呈文，上报所址迁移，称：“本所原址不敷应用，现已迁至宣外西砖胡同三十六号。”〔北京中药讲习所. 为上报所址迁移请备案由. 1940年7月15

日. 北京市档案馆藏. 北平市卫生局 J5-2-374 号档案. P37-40〕

7月15日，北京中药讲习所所长雷震远代表北京中药讲习所给市卫生局的呈文，呈送第二班毕业学生清册，称："查本所第二班学生已于本年一月修业期满，曾呈请钧局派员监考在案。兹谨将及格毕业学生刘启贤等六十八名以及不及格者刘广德等三名，并因病未予考试者雷鸿涛等四名均应留所补习一学期再行考试，一并造册，呈送钧局。"〔北京中药讲习所. 为呈送第二班毕业学生清册备案由. 1940 年 7 月 15 日. 北京市档案馆藏. 北平市卫生局 J5-2-374 号档案. P54-57〕

10月29日，北京中药讲习所所长雷震远代表北京中药讲习所给市卫生局的呈文，呈送第三班学生清册，称："查职所第三班学生于十月一日正式授课，已经呈报在案。兹将第一次考取学生陈开运等三十六名、第二次续考学生詹学岐等八十八名共计一百二十四名均经入所受训，理合造具清册，呈送俯予备案，实为公便。"〔北京中药讲习所给卫生局的呈文. 为呈送第三班学生清册备案由. 1940 年 10 月 29 日. 北京市档案馆藏. 北平市卫生局 J5-2-374 号档案. P220-223〕

汪逢春积极组织医学研究会（研医会），讨论临床疑似之症，开展学术研究。汪逢春在《国医职业分会成立之历略》一文中说："明春将组织医学研究班，临床疑似之症，或学术研究，皆可召集讨论，以广见闻，亦可补刊物之不足也。"〔汪逢春. 国医职业分会成立之历略［J］. 北京医药月刊, 1939（1）: 5-6〕汪逢春和赵树屏于 1941 年为《中国医学初探》所写弁言，称："逢春谬荷同人推举，忝长京市医会，惧国粹之泯灭，谋斯道之发扬，职责所在，无敢怠荒，并以教育专责，委之树屏，三载以来，无不各就力之所及，以期稍尽棉薄。举凡医学讲习会、中药讲习所、研医会、医药刊物等，悉次第举办，尽衔石填海之愚，作抛砖引玉之倡。"署"辛巳六月吴门汪逢春毗陵赵树屏同拜识于北京市医学讲习会"〔汪逢春，赵树屏. 中国医学初探·序言［M］. 北京：汪逢春医室，北京国医职业分会，1941〕。汪逢春的弟子赵绍琴亦称：汪逢春曾"在天安门西朝房设有中医临床讨论会，为当时开业医师共同进行临床讨论。"〔赵绍琴. 京都名医汪逢春医案［J］. 北京中医，1984，（2）：11〕

1939 年 1 月，汪逢春提议创办施诊处。汪逢春《国医职业分会成立之历略》："同人感于此次军事之后，药价骤增，贫者无力求医，良可憾也。

本会将于来春创办施诊处，医药兼施，为利济之旨。”〔汪逢春. 国医职业分会成立之历略［J］. 北京医药月刊，1939（1）：5-6〕1939年中，汪逢春以国医职业分会的名义设立了“施诊所”，其弟子岳中谦、张百塘、秦厚生等兼职义务应诊〔北京国医职业分会给卫生局的呈文. 关于医学讲习会学员、教职员名册. 1939年. 北京市档案馆藏. 北平市卫生局J5-2-403号档案. P173-181；北京国医职业分会给卫生局的呈文. 呈为填报施诊所就诊人数表医员一览表请鉴核由. 1940年12月16日. 北京市档案馆藏. 北平市卫生局J5-2-406号档案. P71-72〕。12月16日，汪逢春代表国医职业分会给北京特别市公署卫生局的呈文，填报施诊所就诊人数表。“施诊所二十九年度就诊人数表”（1940年度）：内科：就诊，男七四五三人，女六二四〇人；外科：就诊，男三一五八人，女二一三四人。附，外科接种牛痘一〇〇九人，霍乱预防注射九八七二人〔参见P71〕。“施诊所二十八年度就诊人数表”（1939年度）：内科：男二五三六人，女二四一〇人；外科：男五九七人，女三二五人〔北京国医职业分会给北京特别市公署卫生局的呈文. 呈为填报施诊所就诊人数表医员一览表请鉴核由. 1940年12月16日. 北京市档案馆藏. 北平市卫生局J5-2-406号档案. P71-72〕。

汪逢春亲自圈阅批点学生的处方。赵绍琴曾于1937至1940年侍师于汪逢春，其回忆称：“先生论病处方，每多撮录，兼参以己见，次日先生必亲自圈阅批点。关键之处，多浓笔重点。如一次治一妇人妊娠三月，患痰喘咳，首方以苏子、莱菔子、杏仁、贝母、枇杷叶等宣肺化痰降逆之品。汪老看后批之曰：‘苏子降逆力强，胎儿受伤，甚则引起胎坠。莱菔子味辛性烈，弱人尚不可用，况孕妇乎？’又一次，一猩红热病人，我处方中用了薄荷，汪老批之曰：‘温疹乃热郁于内，一涌即发，发则无以制止，方中何以还用薄荷？恐其不速耶？’并告诫道：‘脉数有力，斑出深紫，高热心烦，咽红肿痛，皆是发出之极矣，切不可再行发之，只宜清气凉营，以缓其速。’”〔赵绍琴. 勤奋读书　不断实践——兼忆瞿文楼、韩一斋、汪逢春先生［J］. 山东中医药大学学报，1982（4）：7〕

1941年（民国30年）　57岁。受聘任北京中药讲习所所长；《泊庐医案》印行。

1月7日，汪逢春代表北京市医学讲习会呈文（给卫生局），称：“窃查医学讲习会第五、第六班杨文晋等八十九名业已登记入学听讲，除先将各学员名册呈请鉴核备案外，惟尚有余额俟补齐后依次另行补报。”〔北京市医学讲习会呈文（给卫生局）. 呈报医学讲习会第三期五、第六班登记入学各学员名册. 1941 年 1 月 7 日. 北京市档案馆藏. 北平市卫生局 J5-1-625 号档案. P103-105〕

1 月 13 日，汪逢春代表北京市医学讲习会呈文（给卫生局），称：“属会第二期学员鲁大钧等一二七名自民国二十九年一月入会讲习，至三十年一月受训期满，应即举行毕业考试，除届时敬请派员监试外，谨先检同考试科目、时间表两份呈请鉴核。谨呈北京特别市公署卫生局侯。”落款“北京市医学讲习会会长汪逢春谨呈”〔北京市医学讲习会呈文（给卫生局）. 呈为北京医学讲习会举行毕业考试敬请派员监试事. 1941 年 1 月 13 日. 北京市档案馆藏. 北平市卫生局 J5-1-625 号档案. P58-60〕。

1 月 21、22、23 日，医学讲习会第三、第四班学员毕业考试。北京特别市公署卫生局内部呈文称：职等奉派“届期分别前往，计二十一日考试病理学，二十二日考试解剖学，二十三日考试传染病学，试场秩序尚佳”〔北京特别市公署卫生局内部呈文. 奉派赴医学讲习会监视该会第三、第四班学员毕业考试. 1941 年 1 月 25 日. 北京市档案馆藏. 北平市卫生局 J5-1-625 号档案. P49〕。

3 月 22 日，汪逢春代表北京国医分会呈文（给卫生局），称：“分会附设北京市医学讲习会拟定于四月一日下午四时（新时间），假中央公园新民堂，一二班举行颁发证书典礼，三四班举行毕业典礼，七八班举行开学典礼，除分知各学员出席外，理合具文呈请鉴核，届时派员莅临指导，实为德便。”〔北京市国医职业分会呈文（给卫生局）. 呈为北京市医学讲习会举行各项典礼呈请鉴核派员莅临指导由. 1941 年 3 月 22 日. 北京市档案馆藏. 北平市卫生局 J5-1-625 号档案. P119-122〕

4 月 2 日，北京市卫生局内部呈文（第二科科长赵万毅呈），称：“奉派代表出席医学讲习举行各项典礼等因，奉此遵于四月一日午后新三时半前往，四时行礼如仪，至六时散会。参加典礼者计有新民会、教育局及社会局各代表，除代致祝词外，别无事。故奉派前因理合呈报鉴核。此呈局长。”〔北京市卫生局内部呈文（第二科科长赵万毅呈）. 出席医学讲习会各项典礼的情况汇报. 1941 年 4 月 2 日. 北京市档案馆藏. 北平市卫生局 J5-1-625 号档案. P118〕

5月13日，汪逢春代表北京医学讲习会呈文（给卫生局），称："查属会第四期第七八班学员上课业已月余，相应造具学员名册送请鉴核备案为荷。"附第八班学员名册，计45名〔北京医学讲习会呈文（给卫生局）. 为呈报第四期第七八班学员上课造具名册送请鉴核备案由. 1941年5月13日. 北京市档案馆藏. 北平市卫生局J5-1-625号档案. P123-136〕。

10月14日，汪逢春代表北京医学讲习会呈文（给卫生局），称："呈为属会第二期毕业证明书业经制齐备文，呈请盖印事。窃属会第二期毕业学员冯仰曾等一百零三名于三十年三月考试毕业，并蒙钧局派员监试，业经呈报在案。除旁听生薛继宗等十九人保留资格，由属会发给临时证明书，俟取得中医资格后再行换发正式证明书外，谨先将冯仰曾等八十四名证明书呈请钧局盖印。"〔北京医学讲习会呈文（给卫生局）. 为呈送第二期毕业证明书请盖印由. 1941年10月14日. 北京市档案馆藏. 北平市卫生局J5-1-625号档案. P154-157〕

受聘任北京市国药业公会中药讲习所所长。

中药讲习所成立于1935年8月21日，隶属于北平市国药业公会，当时定名为中央国医馆北平药学讲习所，系为了教育各药商店员而设，以提高其药业学识、增进药业技能。所长原为雷震远，后校址被焚毁，于1941年恢复时聘请汪逢春任所长，为证明纯属商业团队私立，更名为北京市国药业公会中药讲习所。

1936年6月4日中央国医馆给北平市政府公函"为北平药学讲习所提倡药物之研究函请北平市政府通饬所属各局一体知照由"，称："本馆以药界之提倡，纠合同志讲求药物而创公开研究之新纪元，因之特委雷震远为北平药学讲习所长，进行一切。兹据该所长先后呈报，所址设于北平崇文门外兴隆街路北十一号国药公会内，已于二月八日开学授课。相应函请贵市政府查照，并请通饬所属各局一体知照，实纫公谊。"〔中央国医馆函. 为北平药学讲习所提倡药物之研究函请北平市政府通饬所属各局一体知照由. 1936年6月4日. 北京市档案馆藏. 北平市政府J1-3-20号档案〕

北京市档案馆所藏档案中有民国三十六年（1947）7月12日汪逢春给卫生局的呈文，云："呈为属所第六届学生肄业期满，举行毕业考试，援案恳请钧局派员监试事。窃属所成立于民国二十四年八月二十一日，定名为中央国医馆北平药学讲习所，当经呈报钧局及中央国医馆在案。其主旨在提高药业学识，增进药业技能，继因校址焚毁，于民国三十年再行开学，更名为国药公会中药讲习所，以表示纯为商业团体所设立，先后毕业已有五期，历经呈明多钧局派员监试，现在第六届学生肄业期满，定于七月二十一日至二十六日举行毕业考试，谨援案呈报，祈届时派员莅临监试指导，实为公便。”〔北京中药讲习所给卫生局的呈文. 中药讲习所第六届学生考试呈请派员监试的呈. 1947 年 7 月 12 日. 北京市档案馆藏. 北平市卫生局 J5-3-984 号档案〕“中药讲习所第六期毕业学生名册”，计 18 人〔同上，P8-12〕。同一档案，另有时任“北平市国药业同业公会理事长”刘一峰的呈文，称：“乃于民国二十四年筹设北平药学讲习所，招收国药界优秀店员加以深造。第一班于二十五年二月八日开学授课，二十六年曾经呈送第一班第一期学生影印毕业证书清册，并蒙前市政府于二十五年六月十二日及二十六年六月九日先后知照钧局在案。二十九年秋校址焚毁，档案无存。三十年筹划恢复，由国药业公会聘任汪逢春为所长，当时为证明纯属私立乃更名为国药业公会中药讲习所，招收第三届新生于是年四月二十一日开学上课，连同以前两届至三十六年七月先后受训者已有六届，不下二百余名，俱经发给毕业证书及药剂生执照……”〔同上〕。

1938 年 11 月 11 日，中药讲习所发生火灾。北京市档案馆所藏档案中有民国二十七年（1938）11 月“北京中药讲习所所长雷震远”给卫生局的呈文，称：“窃查本月十一日夜间，国药业公会发生火警，职所教室及办公室全部被焚。俯念职所成立以来，历尽艰辛……兹经暂借西城大麻线胡同华北国医学院教室，已于十一月十八日继续照常上课……”〔北京中药讲习所给卫生局的呈文. 中药讲习所报送教授经历讲义表学生名册的呈. 1938 年 11 月. 北京市档案馆藏. 北平市卫生局 J5-3-181 号档案〕北京市档案馆所藏档案内有 1938 年 11 月 15 日落款为“北京中药讲习所”给警察署的呈文称，“本所前外东兴隆街十一号所址日前被焚，十一月十五日本所常务董事教职员联席会议决，商请华北国医学院暂借教室继续上课，业经该院同意定于十一月十八日起照常上课。”〔北京中药讲习所给警察署的呈文. 关于所址被焚暂借教室上课的呈. 1938 年 11 月 15 日. 北京市档案馆藏. 档案号北平市警察局 J183-2-20150 号档案〕因此，中药讲习所被焚之事应发生于民国二十七年秋，刘一峰称“二十九年秋校址焚毁”，可能有误。

另有警察署公文显示，1938 年 11 月之时，中药讲习所的所长系雷震远、副所长为杨周臣、赵建侯，有教职员12人（各六人），学生共118人，均系各药店、铺伙，每日自16点至21点为授课时间〔北京中药讲习所给警察署的呈文．关于所址被焚暂借教室上课的呈．1938年11月15日．北京市档案馆藏．北平市警察局J183-2-20150号档案〕。

北京市档案馆所藏档案号J181-22-12727，《北京特别市警察局关于中药讲习所职员学生佩带徽章的训令》，内有警察局1941年6月9日所发训令称："案据国药业公会中药讲习所所长汪逢春呈称，窃敝所为教育本市各药商店员而设，因事势之便利每日上课时间为下午新七时半至十时半，兹值治安强化之际为避免街市通行发生误会起见，由敝所制备徽章及身份证明书发给各职教员及学生分别佩用携带，以资识别。"讲习所名称为"国药业公会中药讲习所"，所长为汪逢春〔北京特别市警察局训令．关于中药讲习所职员学生佩带徽章的训令．1941年6月9日．北京市档案馆藏．北京特别市公署J181-22-12727号档案〕。

《泊庐医案》自费印行，赠送医学讲习会同人，以供研究，并资纪念。

《泊庐医案》由汪逢春的弟子集体编辑，收集了汪逢春普通门诊中有效的方案，不包括出诊的重症医案，先在《北京医药月刊》分期连载一部分，后于1941年医学讲习会第一班学员毕业典礼之时完整刊印〔谢子衡，李建昌，秦厚生，等．泊庐医案·凡例［M］．中国中医科学院图书馆藏本，1941〕。

1941年12月，汪逢春为中医教育搜检教材，与赵树屏共同作序，自行出版了陈祖同译自日文的《中国医学初探》，赠送同道及学生等作为研究医学参考之用〔参见《中国医学初探》版权页：中华民国三十年（1941）12月初版发行，初版发行者：汪逢春；发行所：汪逢春医室（前门外西河沿）、国医职业分会（天安门内路西）〕。另据汪逢春女儿汪德贞所写材料，称《泊庐医案》及《中国医学初探》（由陈祖同译自日文），均系汪逢春自行出版发行，"此等医书之印行，为父亲赠送同道及学生等作为研究医学参考之用。"〔参见汪德贞．思想回忆材料．1950〕

此时，汪逢春的弟子已有谢子衡、于传岩、冯仰曾、李建昌、王植楷、吴拱贤、吴子祯、秦厚生、孙云生、刘琪、赵志权、赵绍琴、刘鸿诂、李鼎铭、王录坤、张百塘、岳中谦、李辰生〔汪逢春．泊庐医案［M］．中国中医科学院图书馆藏本，1941〕以及刘明言、李君楚等。

6月25日，北京特别市公署卫生局第二科内部呈文，内有各调查委员名单，“北京市国医分会会长汪朝甲”〔北京特别市公署卫生局第二科内部呈文. 各调查委员名单. 1941年6月25日. 北京市档案馆藏. 北京特别市公署卫生局J5-1-630号档案. P19-20〕。

9月，受聘任“国医求是月刊社”指导主任。“国医求是月刊社”社长陈书贤，指导主任：王石青、孔伯华、左季云、安干青、汪逢春、施今墨、范更生、徐右丞、陈宜诚、曹锡珍、赵树屏、萧龙友。撰述主任138人〔启事. 国医求是. 1941（1）：封二〕。“国医求是月刊社”创办于1941年9月，刊物每月一期，仅出两期。

1942年（民国31年） 58岁。被聘为中医考询委员。

1月10日，汪逢春代表北京国医职业分会呈文（给北京特别市公署卫生局），呈报第五期第九、第十班讲习学员名册，称：“属会第五期学员自三十年十二月五日上课，迄今已满一月，请遵章将该学员履历名册呈请钧局鉴核备案，惟各该班尚有缺额，俟补齐后再行备文呈报。”附第五期第九班名册，共31人；第十班名册，共23人；合计54人〔北京国医职业分会呈文. 为呈报第五期第九、十班讲习学员名册敬请鉴核由. 1942年1月10日. 北京市档案馆藏. 北京特别市公署卫生局J5-2-507号档案. P7-16〕。

1月10日，汪逢春代表北京国医职业分会呈文，呈报第九、第十班讲习学员屡次催传不到谨缮具各该医生名册敬请核办，称：“属会前奉钧局令饬办理讲习事项，业经遵令分别通知各医生按期入会听讲，本届照例传知会员入会讲习，乃册载各该医生既不到会又不申明理由，长此以往恐于讲习会前途殊多防碍，应如何催传各该医生之处，谨缮具名册呈请钧局查核办理，以维学业而重钧局威信。”附：“第五期第九班已传知各会员尚未到会者”，计8人；“第五期第十班已传知各会员尚未到会者”，计18人〔北京国医职业分会给北京特别市公署卫生局的呈文. 为第九、第十班讲习学员屡次催传不到谨缮具各该医生名册敬请核办事. 1942年1月10日. 北京市档案馆藏. 北京特别市公署卫生局J5-2-507号档案. P21-27〕。

3月8日，汪逢春代表医学讲习会给卫生局呈文，呈报第四期毕业学员名册，称：“属会第四期学员黄继武等八十二名自三十年四月一日入会讲习，至三十一年三月三十一日受训期满，应即举行毕业考试，除届时另文呈请派员监试外，谨遵章检同各该毕业学员名册先期呈请钧局备案。”〔新民会北京市总会国医分会医学讲习会给北京特别市公署卫生局的呈文. 呈为遵章呈报第四期毕业学员名册请备案由. 1942 年 3 月 8 日. 北京市档案馆藏. 北京特别市公署卫生局 J5-2-507 号档案. P61-75〕

3 月 14 日，汪逢春代表医学讲习会给卫生局呈文，将第五期第九、十班续入学员缮具名册呈报，计 6 人。“属会第五期第九、十班学员名册前经备文呈报并附陈各班尚有缺额拟俟补齐后再行备文呈报在案，旋复奉钧局本年一月廿一日第一三七号批开‘呈件均悉，准予备案，此册存’等因，奉此现查各班缺额均已补齐，理合将续入学员到会日期缮具名册，敬请鉴核备案。”〔北京市医学讲习会呈文. 为呈报医学讲习会第五期续入学员名册敬请鉴核由. 1942 年 3 月 14 日. 北京市档案馆藏. 北京特别市公署卫生局 J5-2-507 号档案. P163-168〕

4 月 3 日，汪逢春代表医学讲习会呈文，医学讲习会第三期毕业证明书业经制齐备文请盖印，称：“属会第三期毕业学员杨文晋等五十九名于三十年十一月考试毕业，并蒙钧局派员监试，业经呈报在案。除旁听生赵树钧等五人保留资格由属会发给临时证明书俟取得中医资格后再行换发正式证明书外，谨将杨文晋等五十九名证明书呈请钧局盖印发还……”〔北京医学讲习会呈文. 为医学讲习会第三期毕业证明书业经制齐备文请盖印. 1942 年 4 月 3 日. 北京市档案馆藏. 北京特别市公署卫生局 J5-2-507 号档案. P170-183〕

5 月 12 日，汪逢春代表医学讲习会呈文，呈送第四期毕业及第三期补考毕业各证明书请盖印，称：“属会第四期毕业学员黄继武等八十一名及第三期补考毕业学员王化南、齐德光等二名于三十一年三月考试毕业，并蒙钧局派员监试，业经呈报在案。谨将黄继武等八十一名及王化南等二名各证明书呈请钧局盖印（局长印、局印钢戳）发还，以便转发，实为公便。”〔北京医学讲习会呈文. 为呈送第四期毕业及第三期补考毕业各证明书请盖印由. 1942 年 5 月 12 日. 北京市档案馆藏. 北京特别市公署卫生局 J5-2-507 号档案. P80-85〕

5 月 15 日，汪逢春代表医学讲习会呈文，北京市医学讲习会学员第五、六、七、八班毕业及第十一、十二班开学举行典礼呈请鉴核派员指导，称：“属会北京市医学讲习会谨定于五月二十一日为第五、六、七、八班学员毕业及第十一、十二班学员开学之期，是日下午准于新四时假中南海怀仁堂合并举行典礼。”〔新民会北京市部会国医分会给北京特别市公署卫生局的呈文. 呈为北京市医学讲习会学员第五、六、七、八班毕业及第十一、十二班开学举行典礼呈请鉴核派员指导由. 1942 年 5 月 15 日. 北京市档案馆藏. 北京特别市公署卫生局 J5-2-507 号档案. P208-215〕

10 月 29 日，汪逢春代表医学讲习会呈文，呈报第五期参加毕业考试学员名册，称：“属会第五期学员张浩如、刘辅臣等六十名自三十年十二月一日入学讲习，至三十一年十一月三十日受训期满，应即举行毕业考试。”附：第五期第九班毕业学员名册，计 35 人；第十班毕业学员名册，计 25 人；合计 60 人〔新民会北京市部会国医分会给北京特别市公署卫生局的呈文. 呈为遵章呈报第五期参加毕业考试学员名册请备案由. 1942 年 10 月 29 日. 北京市档案馆藏. 北京特别市公署卫生局 J5-2-507 号档案. P228-238〕。

4 月 11 日，汪逢春代表北京市中药讲习所给卫生局呈文，呈送第三学期自第五周至第十二周所授讲义，称“敝所第三学期自第五周至第十二周所授讲义制药学等共一百零二页”，包括：制药学、中国药物学、处方学、中医病理学、商业道德、国文、公共卫生〔北京市中药讲习所给卫生局呈文. 为呈送第三学期自第五周至第十二周所授讲义请鉴核备案由. 1942 年 4 月 11 日. 北京市档案馆藏. 北京特别市公署卫生局 J5－2－570 号档案. P77-80〕。

1942 年 5 月 23 日，“中药讲习所所长汪逢春”给卫生局呈送“修正国药业商号资送中药讲习所学生规约”，该规约由卫生局审核并转呈市公署备案，市公署于 1942 年 7 月签发指令准予备案〔北京市中药讲习所给卫生局呈文. 资送中药讲习所学生规药的呈. 1942 年 5 月 23 日. 北京市档案馆藏. 北平市卫生局 J5-2-499 号档案〕。规约称：“北京市国药业商号为造就药剂生人材，特在各商号遴选优秀店员资送中药讲习所。入学所有该生在学中一切学杂费、讲义费暨食宿、书籍、笔墨纸张以及其他应需费用概由资送商号全部负担。”〔同上〕要求“凡被选送学生毕业后应继续在原送商号内服务三年，在此服务期间该商号应考核学生服务成绩酌量提高待遇，以示鼓励，但学生不得藉学识增高，任意要求经理提高薪金”，并称“本规约除关系人外，其效力并及于北京市国药业公会会员商号全体，凡毕业学生在服务期间中途出号者，公会接得该资送商号报告后应即通知各会员商号知照对于该生三年内不得雇佣，如有违反，除解雇该生外并科雇佣商号以五百元以上一千元以下之罚金，以维公益”〔同前〕。

查1942年9月中药讲习所第三、第四班的课程表，上课时间为晚上7：30-8：20，8：30-9：20，9：30-10：20。周一至周六均有课。计有病理学、中药新说、制药学、药物学、处方学、公共卫生、诊断学、商业道德、国文、作文，共10门课程。其间因防空演习期间灯火管制，晚间上课诸多不便，上课时间自民国31年10月29日起暂改为下午1时至4时，俟防空演习终了再行恢复原状〔北京市中药讲习所给卫生局呈文. 报送学生名册、讲义的呈. 1942年9月. 北京市档案馆藏. 北平市卫生局J5-2-499号档案〕。

1942年10月8日，落款“北京市国药业公会中药讲习所所长汪逢春谨呈”，向卫生局上报新生名册。另有教授名单、功课表：安幹青（病理学）、杨叔澄（制药学、药物学）、仉即吾（诊断学）、瞿文楼（处方学）、赵体乾（中药新说）、王佑之（商业道德）、韩汝忠（国文）、张子明（公共卫生）〔北京市中药讲习所给卫生局呈文. 报送新生名册、教授名单、功课表的呈. 1942年10月8日. 北京市档案馆藏. 北平市卫生局J5-2-499号档案〕1946年7月1日上报的第四期“北平市国药业公会中药讲习所职教员名册”载，所长汪逢春，教务主任兼处方学教授赵树屏，训育主任兼商业道德勋义教授王佑之，会计主任李君楚，文牍事务员刘明言，中药新说教授赵体乾，病理教授陆石如，公共卫生教授韩天佑，国文教授韩汝愚，制药诊断学教授仉即吾，药物学教授石慰萱〔北京市中药讲习所给卫生局呈文. 关于举行旧生毕业、新生开典礼请派员指导的呈（附第四期学生和职教员名册）. 1946年7月1日. 北京市档案馆藏. 北平市卫生局J5-3-909号档案〕。其中李君楚、刘明言系汪逢春的弟子。同时上报有第四期学员名册，王英华、周志成、张殿忠、王治荣、隋嘉禄、刘兆新、蒙洪文、吕庆恩、张全成、王昌猷、王敏、赵昆、郭乃斌、曹文友、宋棠、王绍曾、高寿山、蔡锡滨、张仁文、吴振明、董耀明、袁景泉、邓熠岩，共23人。

6月，被市卫生局聘为中医考询委员。

6月8日，北京特别市公署卫生局给市公署的呈文，为遴聘中医考询委员请予备案，中医考询委员：汪逢春、安幹青、赵树屏、杨叔澄、萧龙友为内外科考询委员；高凤桐、焦会元为针灸科，唐仲三、沈景范为按摩科，夏锡五为正骨科，另选聘前曾任本局考试委员之于恒为正骨科委员〔北京特别市公署卫生局给市公署的呈文. 为聘中医考询委员请予备案由. 1942年4

月8日. 北京市档案馆藏. 北京特别市公署卫生局 J5-2-508 号档案. P117-122〕。

6月12日，北京特别市公署卫生局榜示："本局于本月十一日举行第六次中医考询，计报考者二百六十八人，除……等九名临时未到外，实到者共二百五十九名，业经由考询委会分别笔试、口试、评定分数，经本局复核无异，计考询及格中医何甫泉等五十四名。"计内科二十七名〔P105〕，针灸科十一名〔P106〕，正骨科三名，按摩科十名〔P107〕。〔北京特别市公署卫生局榜示. 三十一年六月十一日第六次中医考询计及格何甫泉等五十四名榜示周知由. 1942年6月12日. 北京市档案馆藏. 北京特别市公署卫生局 J5-2-508 号档案. P104-109〕

10月17日，北京特别市公署指令（给卫生局），准发给第六次考询中医及格证书，称："查中医何甫泉等五十四名业经该局考询及格，核与中医审查规则之规定相符，应准发给甲字第一号至五十四号证书共五十四张，即由该局长副署分别转发具领，除抄同名单并检同履历表转咨内务总署备案处，仰即遵照此令。"〔北京特别市公署指令（给卫生局）. 关于本市第六次考询中医一案兹据呈请发给何甫泉等及格证书等情准发证书除咨内署外仰遵照由. 1942年10月17日. 北京市档案馆藏. 北京特别市公署卫生局 J5-2-508 号档案. P1-73〕

1943年（民国32年） 59岁。外室始生子女。

8月14日，北京国医职业分会迁至崇外东兴隆街十一号，"敝会现已由天安门内西朝房迁至崇外东兴隆街十一号，定于八月十一日开始在新址办公。"〔新民会北京市总会国医分会给市卫生局的呈文. 会址迁移. 1943年8月14日. 北京市档案馆藏. 北平市卫生局 J5-1-707 号档案. P21-25〕

外室始生子女，共育三人〔汪德贞. 思想回忆材料，1950. 北京章怡藏手稿〕。

1944年（民国33年） 60岁。仍主持北京医学讲习会。

1月，患类似中风之病。

1月15日，代表北京医学讲习会给卫生局呈文，呈送医学讲习会第六期第十一二班学员毕业证明书请予加盖印戳发还以转发，称："属会第六期第十一二两班学员自三十一年六月一日入学迄三十二年五月底止讲习期满，前经照章举行毕业考试，准予毕业并造册呈报有案，所有应发该员之毕业证明书共六十二张，现已填齐，理合检呈钧局鉴核，请予照章各别加盖局印（年月上）、局长印（名誉会长上）、钢戳（相片上）发还以凭转发，实为公便。”〔北京医学讲习会给市卫生局的呈文. 呈送医学讲习会第六期第十一二班学员毕业证明书请予加盖印戳发还以转发由. 1944 年 1 月 15 日. 北京市档案馆藏. 北平市卫生局 J5-2-568 号档案. P216-219〕

3 月 11 日，代表北京医学讲习会给卫生局呈文，呈报举行第七期第十三四班学员毕业考试日期及考试课程表，称：“属会第七期第十三四班学员石鹤生等三十九名，现已讲习期满，照章应予考试毕业，除参加考试学员名册另文呈报外，兹定于本月二十日起至二十二日止，举行毕业考试。”〔北京医学讲习会给市卫生局的呈文. 为呈报举行第七期第十三四班学员毕业考试日期及考试课程表请备案并请派员监试由. 1944 年 3 月 11 日. 北京市档案馆藏. 北平市卫生局 J5-2-568 号档案. P189-215〕

4 月 11 日，代表北京医学讲习会给卫生局呈文，呈报医学讲习会历届中途退学名册请予设法通令再行入学以资造就，称：“属会第七届讲习会员现已将近毕业，第八届讲习亟待开班，惟中医考试去年既未举行而已开业之应传人员多已传齐或住址不明尚待调查，关于新学员之搜集殊多困难，兹查历届讲习班讲习圆满者固属多数，而中途因故退学者亦属不少，此项人员虽有入学之名究无入学之实，自应重行入学以副贵局重视民命之旨，除届属会直接通传并将未传者查明另行呈报外，理合缮具历届退”〔P182〕“学学员名册，呈报鉴核，恳予设法通令各该员等遵期报到再行入学，毋得规避，以资造就，实为公便。”〔P183〕附“历届退学学员名册”，共计 78 人〔北京医学讲习会给市卫生局的呈文. 为呈报医学讲习会历届中途退学名册请予设法通令再行入学以资造就由. 1944 年 4 月 11 日. 北京市档案馆藏. 北平市卫生局 J5-2-568 号档案. P179-188〕。

6 月 17 日，代表北京医学讲习会给卫生局呈文，呈报第十三四班毕业学员第十一二班补试毕业学员学期及毕业各成绩，称：“属会第七期第十三四班学员曹秉章等三十名业已修业期满，曾于本年三月二十二日呈报照章举行毕业考试，并蒙钧局派员到场监试。又第六期第十一二班因故未参加毕业考试保留资格学员李霈霖等二名于本期随同补行毕业考试，亦经陈明各在案。现该学员等学期毕业两次成绩”〔P221〕“均已核算完讫，理合造具名册备文呈报。”〔P222〕〔北京医学讲习会给市卫生局的呈文. 为呈报第十三四班毕业学员第十一、二班补试毕业学员学期及毕业各成绩请鉴核备案由. 1944 年 6 月 17 日. 北京市档案馆藏. 北平市卫生局 J5－2－568 号档案. P216-219〕

1 月 6 日，汪逢春代表北京市中药讲习所给卫生局呈文，呈报三十二年度第三、第四班参加毕业考试名册，称："窃属所三十二年度第三班学生李庆义等四十三名、第四班学生王振英等四十三名，总共八十六名，自三十一年九月七日入所讲习，至三十三年一月十五日修业期满，应即举行毕业考试，除届时另文呈请派员监视外，谨遵章检同各该参加此次毕业考试学生名册先期呈请"〔P121〕"钧局鉴核，恳予备案，实为公便。"〔北京市中药讲习所给卫生局呈文. 为呈报三十二年度第三、第四班参加毕业考试名册敬乞鉴核备案由. 1944 年 1 月 6 日. 北京市档案馆藏. 北平市卫生局 J5-2-568 号档案. P120-137〕

3 月 18 日，汪逢春代表北京市中药讲习所给卫生局呈文，呈报中药讲习所三十二年度第三、第四班学生毕业考试成绩表，称："属所三十二年度第三、四班学生毕业考试业经于一月十日考试完竣并经呈报暨蒙钧局派员监视在案，所有学生除汪德广等十八名因故未能参加外，与考者共有李庆义等六十八人，兹将试卷分数核算完竣，……"〔北京市中药讲习所给卫生局呈文. 为呈报中药讲习所三十二年度第三、四班学生毕业考试成绩表请予备案由. 1944 年 3 月 18 日. 北京市档案馆藏. 北平市卫生局 J5-2-568 号档案. P154-159〕

1945 年（民国 34 年） 61 岁。仍担任北京中药讲习所所长之职。

3 月 9 日，汪逢春代表北京市中药讲习所给卫生局呈文，呈送属会第七期第十三四班毕业证明书等，称："兹查第七期第十三四班毕业学员曹秉章等之毕业证明书三十张及补发第六期第十一二班补试毕业学员李霈霖、徐络韩二名之毕业证明书二张，均已制就填讫，理合循例呈送钧局鉴核……"〔北京市中药讲习所给卫生局呈文. 为呈送属会第七期第十三四班毕业证明书等由. 1945 年 3 月 9 日. 北京市档案馆藏. 北京特别市公署卫生局 J5-2-570 号档案. P136-139〕

6 月 25 日，汪逢春代表北京市中药讲习所给卫生局呈文，呈报中药讲习所三十三年度第五六班参加毕业考试各学生名册乞鉴核备案，称："属所三十三年度第五六班学生包元等二十九名自三十三年五月二十四日入所讲习，至三十四年六月修业期满，应即举行毕业考试。”〔北京市中药讲习所给卫生局呈文. 为呈报中药讲习所三十三年度第五六班参加毕业考试各学生名册乞鉴核备案由. 1945 年 6 月 25 日. 北京市档案馆藏. 北京特别市公署卫生局 J5-2-570 号档案. P83-86〕

6 月 25 日，汪逢春代表北京市中药讲习所给卫生局呈文，呈报中药讲习所三十三年度第五六班参加毕业考试日期请派员监试，称：“兹定于七月二日至五日每日三时至五时五十分举行毕业考试。”〔北京市中药讲习所给卫生局呈文. 为呈报中药讲习所三十三年度第五六班参加毕业考试日期请派员监试由. 1945 年 6 月 25 日. 北京市档案馆藏. 北京特别市公署卫生局 J5-2-570 号档案. P117-121〕

患黄疸病。

1946 年（民国 35 年） 62 岁。落选北平市国医公会理事。

2 月、3 月，北平市国医公会申请复会，汪逢春系公会理事。

2 月 23 日，北平市国医公会常务理事仉即吾代表国医公会向社会局呈报迁移会址及举办董事会的事宜：“窃属会复会业经筹备就绪，现觅妥前门外兴隆街十一号国药业公会外院会址，即日迁入办公，并定于二月二十五日星期一下午五时假中山公园董事会开全体职员大会，商讨进行会务一切事项。务恳俯赐派员莅会指导，俾有遵循。”〔北平市国医公会给社会局的呈文. 为呈报迁移会址敬请备案并恳于开会日派员莅会指导由. 1946 年 2 月 23 日. 北京市档案馆藏. 北平市社会局 J2-2-237 号档案. P1-3〕

3 月 1 日，北平市国医公会向社会局呈报，更名为北平市中医师公会敬请备案由，称：“呈为遵照中央公布医师法更名为北平市中医师公会敬请备案事。窃查三十四年十月二十五日中央组织部曾召开第一次中医师全国代表大会，当蒙钧局令传中央酉枚电到会，命属会遵照，并蒙转属会追认中央所指定代表呈电在案，适值属会正在恢复会务工作，三十四年十月，属会第一次理监事联席会议并蒙市党部马委员到会指导，刻下属会复会竣事，业经于三十五年二月三日呈请备案，二十五日属会全体职员大会议决遵照中央公布医师法更名为北平市中医师公会，所有会章仍遵用市党部核定旧章办理，一俟奉到钧局核准备案命令，即从事会员登记呈请改选。”〔北平市国医公会给社会局的呈文. 更名为北平市中医师公会敬请备案由. 1946 年 3 月 1 日. 北京市档案馆藏. 北平市社会局 J2-2-237 号档案. P8-11〕附“北平市国医公会职员名册”，无会长、理事长，常务理事：仉即吾、赵树屏、申芝塘、赵炳南、张宾文。理事：萧龙友、张菊人、汪逢春、安幹青、王子仲、王恩普、李子余、施今墨、孔伯华、杨叔澄。侯补理事：吴焕臣、夏锡五。监事：吴秀川等7人。侯补监事：王玉亭、赵瑞麟。其中有，“汪逢春，年六十三岁，江苏吴县，住和外西河沿一九一号”〔同上，P18-21〕。

10月25日，北平市国医公会董事会召开理监事会，因汪逢春等人曾在日伪组织中任职，在正式选举的理监事会名单中被删掉。新当选的董事长为宗维新，常务理事还有：张汉杰、姚正平、卢治忱、陈申芝〔同前，P51-55〕。

长女任北京交通小学校长〔汪德贞. 思想回忆材料，1950. 北京章怡藏手稿〕。

1947年（民国36年） 63岁。患心脏病；岳龙璞侍诊。

患心脏病〔汪德贞. 思想回忆材料，1950. 北京章怡藏手稿〕。

岳龙璞拜师并侍诊〔张绍重，刘晖桢. 汪逢春［M］. 北京：中国中医药出版社，2002：182〕。

长子就职于天津合盛贸易行〔汪德贞. 思想回忆材料，1950. 北京章怡藏手稿〕。

1948年（民国37年） 64岁。批改《丸散膏方底簿》；张绍重侍诊。

患肺炎〔汪德贞. 思想回忆材料，1950. 北京章怡藏手稿〕。

张绍重侍诊〔张绍重，刘晖桢. 汪逢春［M］. 北京：中国中医药出版社，2002：181〕。

汪逢春批改《丸散膏方底簿》。现存《丸散膏方底簿》是汪逢春指导弟子临床拟定的底稿，由弟子抄写，汪逢春批改，包括1948年和1949年关于丸、散、膏的部分内容。其中，绝大部分只有处方，没有脉证记录。此稿反映了汪逢春人生最后阶段的医术和用药特色〔张绍重，刘晖桢. 汪逢春［M］. 北京：中国中医药出版社，2002：59-112〕。

次子因在北京中南银行工作劳累过度，患结核性肋膜炎，在家休养〔汪绍奎. 思想回忆材料，1971. 北京汪润生藏手稿〕。

1949年（民国38年） 65岁。因心脏病突发坐逝于医寓佛堂。

1月，为福建籍医生李兆年行医写推荐证明信，云：“李兆年，字浚卿，学优而仕，由仕而医，年高望重，永吉世界，品学优长。于医道法宗长沙，潜研灵素，旅平有年，为吾道同人钦仰。无阮此次目睹流离失所之苦，爰应同志之属，出而向世，救度众生。特此证明。”〔据汪逢春外孙女所藏汪逢春的遗物〕另在《丸散膏方底薄》中亦有“李先生证明书”草稿，云：“李兆年，字浚卿，福建人。永吉世界，年高望重，学优而仕，由仕而医。法宗长沙，潜研灵素，旅平有年，为吾道同人所钦企。此次目睹时艰，以割股之心，行救度众生之志。特为证明。中华民国三十八年一月。”〔张绍重，刘晖桢. 汪逢春［M］. 北京：中国中医药出版社，2002：62〕

6月，长女调至北京电信局秘书室工作〔汪德贞. 思想回忆材料，1950. 北京章怡藏手稿〕。

据汪逢春女儿汪德贞1950年所写回忆材料，内称：“父亲是中医，无党派。家族经济来源是依靠父亲医务收入以维持生活，自1949年9月19日父亲去世后……”“1944、1945、1947、1948数年中父亲虽然连续患有类似中风、黄疸、心脏、肺炎等症，需要多加休养，不能劳累，但限于环境，南北负担奇重，有欲罢不能之势。1949年9月19日父亲卒因心脏病复发突然去世。”〔汪德贞. 思想回忆材料，1950. 北京章怡藏手稿〕可见，汪逢春猝死于1949年9月19日，且与心脏病突发有关。

张绍重先生亦称汪逢春卒于1949年9月19日，云：“1949年9月19日（农历己丑年闰7月27日），正值周一休沐日。晨七时绍重趋谒，先生正在记录先一日日记，记毕与绍重娓娓谈家常琐事至八时，谓绍重曰：余入佛堂诵经，彼等（谓诸同学）来时，可呼我！遂入书房套间佛堂。至九时，诸同学陆续至，而先生尚在佛堂内，门内锁，不得开，遂呼挂号员任君桂华至，破窗而入，则已逝于打坐之凳上，享年六十六岁。一周后，9月27日（农历己丑年八月初六日），卜葬于北京西郊福缘门内东北义园。”〔张绍重，刘晖桢. 汪逢春［M］. 北京：中国中医药出版社，2002：5〕文中尚述及1996年汪逢春骨骸被起葬火化之事。汪逢春的骨骸起葬事宜，是由张绍重先生与中国中医科学院的刘晖桢女士于1996年完成的。刘晖桢撰有《名医汪逢春遗骸迁葬记》一文对此做了详细记述，于1999年发表在《家庭中医药》，其中云，“汪老身后萧条，子息零落”，“绍重兄早年曾师从汪先生，又是他的义子，1949年落葬时即参予操办”；并记录了汪逢春的墓穴序号和入葬时间：汪逢春，忠区6列号5，入葬于1949年9月27日；并言汪逢春的墓地“没有坟丘，也没有墓碑，只有几株桃树……”〔刘晖桢. 名医汪逢

春遗骸迁葬记 [J]. 家庭中医药. 1999 (3): 8]

2010 年 6 月 2 日，笔者前往下葬汪逢春的“东北义园”调研。东北义园位于北京市海淀区圆明园西侧，始建于 1935 年，分为忠、孝、节、义四个墓区，汪逢春即葬于忠区。1996 年 6 月，中港合资开发园林式公墓，将原骨骸起葬火化，拟迁入地窖，后因故中断开发，现骨灰存放在平房内，由民政部门管理。汪逢春的骨灰盒现存放于“忠”字室，上面标示：忠区 6 列号 5，籍贯为江苏吴县，入葬时间为 1949 年 9 月 27 日，起葬时间为 1996 年 6 月 12 日。旁有其夫人汪顾坤仪的骨灰盒，标示入葬时间为 1960 年 12 月 11 日。这样，汪逢春的入葬时间可以确定，系 1949 年 9 月 27 日。如果按去世一周后下葬计算，也可推断汪逢春应于 9 月 19 日去世。

综上所述，汪逢春于 9 月 19 日（农历闰 7 月 27 日）上午 8 时许，因心脏病突发坐逝于医寓佛堂。9 月 27 日，葬于北京西苑东北义园。

（王 体）

帝玛尔·丹增彭措

1672年（藏历第十一绕迥水鼠年） 出生。

据其著作《药王须弥山论》中的经历推算，出自辛萨·格桑却吉坚赞为《帝玛·丹增平措医著选集（藏文）》所撰的作者介绍。

有称其出生于公元1667年（藏历第十一绕迥火羊年），出达瓦次仁所著文章《贡觉色嘎帝玛格西丹增彭措的功业收集（藏文）》。

又有称其出生于1725年（藏历第十二个绕迥木蛇年），出格桑陈来的《藏族医学史（藏文）》〔北京：中国藏学出版社，1997年1月〕和张天锁所著《历代著名藏医学家业绩简介（续）》〔《西藏民族学院学报》社会科学版，1997年第1期〕

另有称其出生于18世纪者，出自张怡荪的《藏汉大辞典》〔北京：民族出版社，1985年〕。

1684年（藏历第十一绕迥木鼠年） 12岁，跟随康巴寺阿旺·贡嘎丹增学习唐卡绘画技巧等知识。

据辛萨·格桑却吉坚赞为《帝玛·丹增平措医著选集（藏文）》所撰的作者介绍。

？年 在西藏拉萨色拉寺学习五明，并获得格西。

据辛萨·格桑却吉坚赞为《帝玛·丹增平措医著选集（藏文）》所撰的作者介绍。

另有说其在哲蚌寺获得格西，出自索如·葛玛贡加所撰“著名大学者杜玛·嘎西丹增彭措的生平及历史功绩”一文。〔《中国藏学（藏文版）》，2008年第4期，56页〕

？年 到位于拉萨之西的楚布寺。

据辛萨·格桑却吉坚赞为《帝玛·丹增平措医著选集（藏文）》所撰的作者介绍。

？—1705年 回到色拉寺，但最后还是离开。

据色拉寺古籍整理办公室卓巴先生口述，他曾听师傅提到：帝玛尔·丹增彭措因与第司·桑吉嘉措（1653—1705）的见解不合，故而离开了色拉寺。

1715 年（第十二绕迥木羊年） 43 岁，到峨眉山。

据其著作《美妙田论》中的跋以及辛萨·格桑却吉坚赞为《帝玛·丹增平措医著选集（藏文）》所撰的作者介绍。

1718 年（第十二绕迥土狗年） 到五台山。

据其著作《美妙田论》中的跋。〔《帝玛·丹增平措医著选集（藏文）》〕

？年 在内地治愈汉地寺院方丈的重病，在后者的帮助下，观察和学习了瓷器的制造方法。

据辛萨·格桑却吉坚赞为《帝玛·丹增平措医著选集（藏文）》所撰的作者介绍。

？年 赴印度多杰寺。

据辛萨·格桑却吉坚赞为《帝玛·丹增平措医著选集（藏文）》所撰的作者介绍。

？年 回到家乡，在帝玛山对面建立帝玛寺。

据目前帝玛寺的香灯师阿旺仁增的口述。

1743 年 71 岁，著成《晶珠本草》，1745 年木刻问世。

据蔡景峰主编的《中国藏医学》〔北京：科学出版社，1995 年〕和罗达尚主编《新修晶珠本草》〔成都：四川科学技术出版社，2004 年〕。

又称其于 1835 年完成此著，1840 年木刻问世。据《晶珠本草》〔上海：上海科学技术出版社，1986 年〕罗达尚所撰前言。

？年 卒于云南地区。

据达瓦次仁所著文章《贡觉色嘎帝玛格西丹增彭措的功业收集（藏文）》以及强巴赤列所著的《藏族历代名医略传（藏文）》。

（甄 艳）

引用书目

1. 魏收. 魏书·徐謇［M］. 刻本. 北京：武英殿，1739.
2. 李白药. 北齐书·徐之才传［M］. 刻本. 岭南萜古堂，1869.
3. 赵超. 汉魏南北朝墓志汇编［M］. 天津：天津古籍出版社，1990.
4. 赵万里. 汉魏南北朝墓志集释［M］. 北京：北京科技出版社，1956.
5. 王焘. 外台秘要方［M］. 北京：华夏出版社，2009.
6. 欧阳修等. 新唐书［M］. 北京：中华书局，1975.
7. 刘煦. 旧唐书·韦抗传［M］. 北京：中华书局，1997.
8. 王溥. 唐会要［M］. 北京：中华书局，1985.
9. 张楷. 唐故朝清大夫尚书刑部员外郎蔡公墓志铭并序［M］//周绍良等. 唐代墓志汇编续集. 上海：上海古籍出版社，2001.
10. 赵钺等. 唐御史台精舍题名考［M］. 北京：中华书局，1997.
11. 劳格等. 唐尚书省郎官石柱题名考［M］. 北京：中华书局，1992.
12. 王焘. 大唐睿宗大圣真皇帝贤妃王氏墓志铭并序［M］//周绍良. 全唐文新编：第2部：第3册. 长春：吉林文史出版社，2000.
13. 李廱. 唐故知盐铁福建院事监察御史里行王府君墓志铭并序［M］//周绍良. 全唐文新编：第4部：第1册. 长春：吉林文史出版社，2000.
14. 卢庠. 唐故鄂岳都团练判官将仕郎试大理评事太原王公墓志铭并序［M］//陈长安. 隋唐五代墓志汇编：洛阳卷：第14册. 天津：天津古籍出版社，1991.
15. 令狐峘. 光禄大夫太子太师上柱国鲁郡开国公颜真卿墓志铭［M］//周绍良. 全唐文新编：第2部：第3册. 长春：吉林文史出版社，2000.
16. 司马光. 资治通鉴［M］. 北京：中国文史出版社，2002.
17. 元开. 唐大和上东征传［M］//向达. 中外交通史籍丛刊（14）. 北京：中华书局，2000.
18. 赞宁. 宋高僧传［M］//向达. 中外交通史籍丛刊（14）. 北京：中华书局，2000.
19. 丰安. 鉴真和上三异事［M］//向达. 中外交通史籍丛刊（14）. 北京：中华书局，2000.
20. 郝润华. 鉴真评传［M］. 南京：南京大学出版社，2004.
21. 山东省卫生史志编纂委员会. 山东省卫生志［M］. 济南：山东人民出版社，1992.
22. 成无已. 注解伤寒论［M］. 北京：人民卫生出版社，1963.
23. 成无已. 伤寒明理论［M］. 北京：商务印书馆，1955.

24. 许叔微. 普济本事方［M］. 上海：上海科技出版社，1959.
25. 许叔微. 伤寒九十论［M］. 北京：商务印书馆，1955.
26. 王检心. 重修仪征县志［M］. 刻本. 1850（清道光三十年）.
27. 王有庆. 泰州志［M］. 刻本. 1827（清道光七年）.
28. 陆心源. 宋史翼［M］. 北京：中华书局，1991.
29. 无锡市地方志编撰委员会. 无锡市志 · 马山志［M］. 南京：江苏人民出版社，1995.
30. 宋濂. 元史［M］. 北京：中华书局，1986.
31. 苏天爵. 元朝名臣事略［M］. 北京：中华书局，1996.
32. 窦默. 针经指南［M］//窦桂芳. 针灸四书. 刻本，1311（元至大四年）.
33. 生克中. 藤县续志［M］. 台北：成文出版社，1968.
34. 于慎行. 兖州府志［M］. 济南：齐鲁书社，1985.
35. 新文丰出版公司. 元人文集珍本丛刊［M］. 台北：新文丰出版公司，1985.
36. 耶律有尚. 考岁略续［M］. 刻本，1790（清乾隆五十五年）.
37. 许衡. 鲁斋遗书［M］. 上海：上海辞书出版社，2007.
38. 罗天益. 卫生宝鉴［M］. 北京：人民卫生出版社，1987.
39. 王士元. 秘书监志［M］. 扬州：江苏广陵古籍刻印社，1988.
40. 罗天益. 卫生宝鉴［M］//许敬生. 罗天益医学全书. 北京：中国中医药出版社，2006.
41. 罗天益. 罗天益序//李东垣. 兰室秘藏［M］//张年顺等. 李东垣医学全书. 北京：中国中医药出版社，2006.
42. 砚坚. 东垣老人传［M］//李濂医史. 厦门：厦门大学出版社，1992.
43. 李杲. 东垣试效方［M］//张年顺等. 李东垣医学全书. 北京：中国中医药出版社，2006.
44. 宋濂. 宋文宪公全集［M］. 刻本，1810（清嘉庆十五年）.
45. 方宝观. 中国历代人名大辞典［M］. 北京：商务印书馆，1922.
46. 焦竑. 国朝献征录［M］. 上海：上海书店，1987.
47. 曾廉. 元书［M］. 刻本，1911（清宣统三年）.
48. 方春阳. 中国历代名医碑传集［M］. 北京：人民卫生出版社，2009.
49. 丹波元胤. 中国医籍考［M］. 北京：人民卫生出版社，1956.
50. 倪维德. 原机启微［M］. 北京：科技卫生出版社，1959.
51. 张昶. 吴中人物志［M］//四库全书存目丛书. 济南：齐鲁书社，1996：史 97-796.
52. 朱右. 敕山老人传［M］//李濂医史. 厦门：厦门大学出版社，1992.
53. 张廷玉等. 明史［M］. 刻本. 1739（清乾隆四年）.
54. 董正位. 昆山县志稿［M］. 南京：江苏科学技术出版社，1994.
55. 马一平. 昆山历代医家录（昆山市地方志丛书）［M］. 北京：中医古籍出版社，1997.

56. 王纶［M］//方春阳. 中国历代名医碑传集. 北京：人民卫生出版社，2009：522-523.
57. 王纶. 明医杂著［M］. 北京：人民卫生出版社，2007.
58. 汪机. 外科理例·嘉靖辛丑五月朔旦桷续题［M］. 刻本，1541（明嘉靖二十年）.
59. 陆以湉. 冷庐医话［M］. 上海：千倾堂书局，1916、1934.
60. 祁门县志办公室. 祁门县志［M］. 合肥：安徽人民出版社，1990.
61. 徐春甫. 古今医统大全·历世圣贤名医姓氏［M］. 北京：中医古籍出版，1996.
62. 高尔鑫. 汪石山医学全书［M］. 北京：中国中医药出版社，1999.
63. 永瑢等. 四库全书总目提要［M］. 刻本，1868（清同治七年）.
64. 孙一奎. 赤水玄珠［M］. 明歙邑黄鼎刻本清印本西泠吴氏藏板.
65. 孙一奎. 三吴医案·自序［M］. 明歙邑黄鼎刻清康熙印本.
66. 孙泰来，孙明来. 孙氏医案［M］. 浙江巡抚采进本.
67. 吴坤修. 重修安徽通志［M］//中国地方志集成. 南京：凤凰出版社，2011.
68. 韩学杰等. 孙一奎医学全书［M］. 北京：中国中医药出版社，1999.
69. 薛清录. 中国中医古籍总目［M］. 上海：上海辞书出版社，2007.
70. 缪希雍. 先醒斋医学广笔记［M］. 刻本. 1623（明天启三年）.
71. 高攀龙. 高子遗书·卷九下·缪仲淳六十序［M］. 刻本. 1876（清光绪二年）.
72. 王樵. 方麓集·卷九·与仲男肯堂书［M］. 清文渊阁影印本. 上海：上海古籍出版社，1987.
73. 朱国桢. 涌幢小品·卷二十五·用时文［M］. 上海：上海古籍出版社，2012.
74. 吴崑. 针方六集·自序［M］. 抄本.
75. 吴崑. 医方考·自序［M］. 刻本. 明万历友益斋.
76. 吴崑. 脉语·自序［M］. 刻本. 明.
77. 李经纬等. 中国医学通史·古代卷［M］. 北京：人民卫生出版社，2000.
78. 陈锡麟. 新淦县志［M］. 刊本，1873（清同治十二年）.
79. 江西省清江县志编纂委员会. 清江县志［M］. 上海：上海古籍出版社，1982.
80. 朱孙诒等. 同治临江府志［M］. 南京：江苏古籍出版社，1996.
81. 邓廷辑. 清江县志［M］. 刊本，1780（清乾隆四十五年）.
82. 吴宗慈. 江西通志稿［M］. 南昌：江西省博物馆，1985.
83. 曾灿材. 庐陵县志［M］. 刻本，1920（民国 9 年）.
84. 祝文郁. 宁化县志［M］. 刻本，1684（清康熙二十三年）.
85. 朱纯嘏. 痘疹定论［M］. 刻本. 沈大成，1769（清乾隆三十四年）.
86. 聂尚恒. 痘疹活幼心法［M］. 刻本. 芸生堂，1781（清乾隆四十六年）.
87. 聂尚恒. 奇效医述［M］. 刻本. 松梅轩，1661（日本宽文一年）.
88. 牧斋遗事［M］. 铅印本，1917（民国 6 年）.

89. 赵公辅. 靖安县志［M］. 刻本，1565（明嘉靖四十四年）.
90. 雷学淦. 新建县志［M］. 刻本，1824（清道光四年）.
91. 赵尔巽等. 清史稿［M］. 铅印本，1927（民国 16 年）.
92. 朱栾. 江城旧事［M］. 刻本，1845（清道光二十五年）.
93. 钱谦益. 牧斋有学集［M］. 刻本，1685（清康熙二十四年）.
94. 喻昌. 寓意草［M］. 刻本，1643（明崇祯十六年）.
95. 喻昌. 尚论篇［M］. 刻本，1763（清乾隆二十八年）.
96. 喻昌. 医门法律［M］. 刻本，1658（清顺治十五年）.
97. 张璐. 张氏医通［M］. 北京：中国中医药出版社，1995.
98. 周中孚. 郑堂读书记·卷 43［M］. 刻本. 吴兴刘氏嘉业堂，1869（清同治八年）.
99. 张璐. 千金方衍义［M］. 北京：中国中医药出版社，1995.
100. 祁坤. 外科大成［M］. 首刊本. 崇文堂，1665（清康熙四年）.
101. 柯琴. 伤寒来苏集［M］. 刻本. 昆山：绥福堂，1755（清乾隆二十年）.
102. 冯可镛等. 慈溪县志［M］. 刻本. 宁波：德润书院，1899（清光绪二十五年）.
103. 薛雪. 周易粹义［M］. 稿本，1746（清乾隆十一年）.
104. 徐赤. 伤寒论集注［M］. 刻本. 瓜泾：徐氏家，1752（清乾隆十七年）.
105. 薛雪. 医经原旨［M］. 刻本. 宁郡：简香斋，1754（清乾隆十九年）.
106. 唐大烈. 吴医汇讲［M］. 刻本，1793（清乾隆五十八年）.
107. 冯金伯. 国朝画识［M］. 刻本，1831（清道光十一年）.
108. 彭蕴粲. 画史汇传［M］. 刻本. 苏州：扫叶山房，1883（清光绪八年）.
109. 李铭皖等. 苏州府志［M］. 刻本. 苏州：江苏书局，1883（清光绪八年）.
110. 李念莪. 内经知要［M］. 刻本. 云阳：周氏医室，1891（清光绪十六年）.
111. 李桓. 国朝耆献类征初编［M］. 刻本. 湘阴：李氏，1892（清光绪十七年）.
112. 李浚之. 清画家诗史［M］. 刻本，1930（民国 19 年）.
113. 袁枚. 随园诗话［M］. 北京：人民文学出版社，1982.
114. 袁枚. 小仓山房诗文集［M］. 北京：人民文学出版社，1988.
115. 沈潜德. 沈归愚自订年谱［M］//北京图书馆藏珍本年谱丛刊·91. 北京：北京图书馆出版社，1999.
116. 沈潜德. 归愚文钞［M］//清代诗文集汇编. 上海：上海古籍出版社，2011.
117. 王维德. 外科证治全生集［M］. 北京：人民卫生出版社，2006.
118. 王维德. 林屋民风［M］. 江苏广陵古籍（凤梧楼藏版）刻印社据康熙原刻本 1989 年影印本.
119. 王维德. 永宁通书［M］. 北京：华龄出版社，2007.
120. 王维德. 卜筮正宗［M］. 北京：北京理工大学出版社，2008.

121. 王维德. 外科证治全生集［M］. 刻本. 常州：蒋氏，1869（清同治八年）.
122. 王维德著，潘霨辑. 外科证治全生择要诸方［M］. 刻本. 桂垣书局，1885（清光绪十一年）.
123. 秦文斌. 吴中十大名医［M］. 南京：江苏科学技术出版社，1993.
124. 王维德，竹攸山人辑. 选方拔萃［M］. 刻本，1892（清光绪十八年）.
125. 方溶. 澉水新志·地理［M］. 铅印本，1935.
126. 王德浩. 硖川续志·卷七［M］. 刻本，1812（清嘉庆十七年）.
127. 朱昌燕. 海宁吴氏宗谱［M］. 铅印本，1930.
128. 吴仪洛. 本草从新［M］. 刻本，1757（清乾隆二十二年）.
129. 吴仪洛. 成方切用［M］. 刻本，1761（清乾隆二十六年）.
130. 吴仪洛. 伤寒分经［M］. 刻本，1766（清乾隆三十一年）.
131. 南海市地方志编纂委员会. 南海县志［M］. 北京：中华书局，2000.
132. 何梦瑶. 匊芳园诗钞. 刻本，1752（清乾隆十七年）.
133. 戴肇辰等. 广州府志［M］. 刻本，1879（清光绪五年）.
134. 郭元峰. 脉如［M］. 上海：上海古籍出版社，1981.
135. 季啸风. 中国书院辞典［M］. 杭州：浙江教育出版社，1996.
136. 何梦瑶. 医碥［M］. 刻本，1751（清乾隆十六年）.
137. 黄元御. 素灵微蕴［M］//黄元御. 黄元御医书十一种：下册. 麻瑞亭，孙治熙，徐淑凤，等，点校. 北京：人民卫生出版社，2000.
138. 黄元御. 伤寒悬解［M］//黄元御. 黄元御医书十一种：中册. 麻瑞亭，孙治熙，徐淑凤，等，点校. 北京：人民卫生出版社，2000.
139. 黄元御. 杝元赋［M］//黄元御. 黄元御医书十一种：下册. 麻瑞亭，孙治熙，徐淑凤，等，点校. 北京：人民卫生出版社，2000.
140. 黄元御. 金匮悬解［M］//黄元御. 黄元御医书十一种：中册. 麻瑞亭，孙治熙，徐淑凤，等，点校. 北京：人民卫生出版社，2000.
141. 黄元御. 伤寒说意［M］//黄元御. 黄元御医书十一种：中册. 麻瑞亭，孙治熙，徐淑凤，等，点校. 北京：人民卫生出版社，2000.
142. 黄元御. 四圣悬枢［M］//黄元御. 黄元御医书十一种：下册. 麻瑞亭，孙治熙，徐淑凤，等，点校. 北京：人民卫生出版社，2000.
143. 黄元御. 四圣心源［M］//黄元御. 黄元御医书十一种：下册. 麻瑞亭，孙治熙，徐淑凤，等，点校. 北京：人民卫生出版社，2000.
144. 黄元御. 长沙药解［M］//黄元御. 黄元御医书十一种：下册. 麻瑞亭，孙治熙，徐淑凤，等，点校. 北京：人民卫生出版社，2000.
145. 黄元御. 玉楸药解［M］//黄元御. 黄元御医书十一种：下册. 麻瑞亭，孙治熙，徐淑凤，等，点校. 北京：人民卫生出版社，2000.
146. 黄元御. 素问悬解［M］∥黄元御. 黄元御医书十一种：上册. 麻瑞亭，孙洽熙，徐淑凤，等，点校. 北京：人民卫生出版社，2000.
147. 黄元御. 灵枢悬解［M］∥黄元御. 黄元御医书十一种：上册. 麻瑞亭，孙洽熙，徐淑凤，等，点校. 北京：人民卫生出版社，2000.
148. 黄元御. 难经悬解［M］∥黄元御. 黄元御医书十一种：上册. 麻瑞亭，孙洽熙，徐淑凤，等，点校. 北京：人民卫生出版社，2000.
149. 黄元御. 周易悬象、道德悬解［M］. 北京：中国中医药出版社，2012.
150. 江瓘. 名医类案·明处士郑赤山君克深墓志铭［M］. 刻本，1591 辛卯（明万历十九年）.
151. 郑梅涧. 重楼玉钥·原序［M］. 抄本. 清.
152. 郑承瀚. 重楼玉钥续编·自序［M］∥裘庆元. 三三医书. 杭州：三三医社，1924.
153. 石国柱. 歙县志·卷 10·人物志·方技［M］. 旅沪同乡会印版，1937（民国 26 年）.
154. 李经纬等. 中医大辞典［M］. 北京：人民卫生出版社，1995.
155. 张贵才. 历代新安名医精选［M］. 北京：中国文史出版社，2007.
156. 刘祖贻等. 中国历代名医名术［M］. 北京：中医古籍出版社，2002.
157. 余霖. 疫疹一得［M］. 延庆堂庄宅藏板，1828（清道光八年）.
158. 纪昀. 阅微草堂笔记［M］. 刊本，1833（清道光十三年）.
159. 王士雄. 温热经纬［M］. 北京：中国中医药出版社，1999.
160. 王学权［M］. 重庆堂随笔［M］. 南京：江苏科技出版社，1986.
161. 章楠. 医门棒喝［M］. 北京：中医古籍出版社，1987.
162. 章楠. 灵素节注类编［M］. 稿本，1834（清道光十四年）.
163. 章楠. 伤寒论本旨［M］. 刻本. 清聚文堂.
164. 林珮琴. 类证治裁［M］. 抄本，1862（清同治元年）（林珮琴后人林德斌提供）.
165. 刘会恩. 曲阿诗综［M］. 刻本，1824（清道光四年）.
166. 林珮琴. 类证治裁［M］. 北京：人民卫生出版社，2000.
167. 费伯雄. 医醇賸义［M］. 木刻本. 孟河费氏耕心堂，1863（清同治二年）.
168. 费伯雄. 费氏全集［M］. 铅印本，1912.
169. 洪适. 隶释［M］. 刻本. 皖南洪氏晦木斋，1871（清同治十年）.
170. 张廷玉等. 明史［M］. 北京：中华书局，1974.
171. 庄毓鋐. 武阳志余［M］. 活字本，1888（清光绪十四年）.
172. 翁同龢. 翁同龢日记［M］. 北京：中华书局，1989.
173. 吴大廷. 小酉腴山馆主人自著年谱［M］. 刻本，1879（清光绪五年）.
174. 潘衍桐. 两浙辅轩续录［M］. 影印本. 浙江书局据 1891（清光绪十七年）.

175. 严辰. 桐乡县志［M］. 刻本，1887（清光绪十三年）.
176. 陆以湉. 冷庐杂识［M］. 北京：中华书局，1984.
177. 陆以湉. 冷庐医话［M］. 刻本，1897（清光绪二十三年）.
178. 黄寿南. 七家会诊张越阶方案. 抄本.
179. 陈道谨等. 江苏历代医人志［M］. 南京：江苏科技出版社，1985.
180. 邓铁涛等. 中国医学通史·近代卷［M］. 北京：人民卫生出版社，2000.
181. 李平书. 近代中国史料丛刊续编第5辑·且顽老人七十岁自叙［M］. 台北：文海出版社，1982.
182. 邓铁涛. 中医近代史［M］. 广州：广东高等教育出版社，1995.
183. 朱寿朋. 光绪朝东华录［M］. 北京：中华书局，1958.
184. 李云. 中医人名辞典［M］. 北京：国际文化出版公司，1988.
185. 陈莲舫. 女科秘诀大全［M］. 福州：福建科学技术出版社，2008.
186. 曹颖甫. 经方实验录［M］. 上海：千顷堂书局，1937.
187. 曹颖甫. 曹氏伤寒金匮发微合刊［M］. 上海：上海科学技术出版社，1990.
188. 何时希. 中国历代医家传录［M］. 北京：人民卫生出版社，1991.
189. 徐友春. 民国人物大辞典［M］. 石家庄：河北人民出版社，2007.
190. 杨忠. 丁甘仁传［M］. 上海：上海中医药大学出版社，2008.
191. 新会县地方志编纂委员会. 新会县志［M］. 广州：广东人民出版社，1995.
192. 陈伯坛. 陈伯坛医书合集·简介［M］. 天津：天津科学技术出版社，2009.
193. 广州市地方志编纂委员会办公室. 广州市志·卷十九［M］. 广州：广东人民出版社，1997.
194. 陈伯坛. 读过伤寒论［M］. 天津：天津科学技术出版社，2009.
195. 吴锡璜. 中西温热串解［M］. 石印本. 上海文瑞楼，1920.
196. 同安县卫生局. 同安医药卫生志［M］. 厦门：厦门大学出版社，1995.
197. 同安县地方志编纂委员会. 同安县志·王澄沄序二［M］. 北京：中华书局，2000.
198. 名医摇篮——上海中医学院校史［M］. 上海：上海中医药大学出版社，1998.
199. 严世芸. 中医各家学说［M］. 北京：中国中医药出版社，2003.
200. 文学处士严君家传·四益馆文集·第43册［M］. 成都：存古书局，1921.
201. 祝味菊. 伤寒质难［M］. 上海：大众书局，1950.
202. 杏苑鹤鸣——上海中国医学院院史［M］. 上海：上海中医药大学出版社，2000.
203. 张山雷. 张山雷医集［M］. 北京：人民卫生出版社，1995.
204. 嘉定县志·第七编·人物［M］. 上海：上海人民出版社，1992.
205. 嘉定县续志·卷三十二·人物［M］. 上海：上海人民出版社，1998.
206. 马陆志·人物［M］. 上海：上海社会科学院出版社，1994.

207. 方泰乡志·卷九［M］. 上海：上海社会科学院出版社，1997.
208. 兰溪市志［M］. 杭州：浙江人民出版社，1997.
209. 戴天章. 重订广温热论［M］. 福州：福建科技出版社，2005.
210. 石秀峰修. 王郁云纂. 盖平县志［M］. 铅印本，1930.
211. 高愈明. 温疹溯源［M］. 李心增序. 沈阳东记印刷所，1931.
212. 裘诗庭等. 近代名医裘吉生医文集［M］. 北京：人民卫生出版社，2006.
213. 陈天祥等. 曹炳章先生治学侧记［M］//周凤梧等. 名老中医之路（第三辑）. 济南：山东科学技术出版社，2015.
214. 汪逢春. 中国医学初探［M］. 北京：汪逢春医室，1941（民国30年）.
215. 谢子衡等. 泊庐医案［M］. 北京：中国中医科学院图书馆，1941.
216. 张绍重等. 汪逢春［M］. 北京：中国中医药出版社，2002.
217. 玉树藏族自治州藏医院. 帝玛·丹增平措医著选集［M］. 西宁：青海民族出版社，1994.
218. 蔡景峰. 中国藏医学［M］. 北京：科学出版社，1995.
219. 帝玛尔·丹增彭措. 晶珠本草［M］. 北京：民族出版社，1986.
220. 强巴赤列. 藏族历代名医略传［M］. 拉萨：西藏人民出版社，2011.

后　记

2009年，中国中医科学院中国医史文献研究所正式立项“历代名医传记资料汇编与编纂”，作为中国中医科学院基本科研业务费第二批自主选题的创新团队项目，开始了为期2年的研究工作，《中医名家传略》和《中医名家年谱资料汇编》即为本研究项目的成果。

项目选取魏晋南北朝至民国时期的51位医家为研究对象，在医家的选择上并没有选取像张仲景、孙思邈这些以往研究比较充分的名医，而是将研究的重点放在那些曾在中医发展史中起过重要作用，但目前尚未开展深入研究的医家上。《中医名家传略》一书中收录项目组所撰51位医家的传记，包括徐之才、王焘、鉴真、朱肱、成无己、许叔微、陈言、窦汉卿、罗天益、倪维德、王履、王纶、汪机、孙一奎、缪希雍、吴昆、聂尚恒、喻昌、张璐、祁坤、柯琴、薛雪、王维德、吴仪洛、尤怡、何梦瑶、黄元御、郑梅涧、余霖、章楠、何书田、林珮琴、费伯雄、陆以湉、陆懋修、陈莲舫、柳宝诒、曹颖甫、陈伯坛、吴瑞甫、丁甘仁、祝味菊、张山雷、何廉臣、高愈明、裘吉生、曹炳章、汪逢春，以及藏医医家帝玛尔·丹增彭措和维吾尔医医家贾马力丁·阿克萨拉依、毛拉·阿日甫·和田尼。除朱肱、陈言、尤怡、陆懋修、贾马力丁·阿克萨拉依以及毛拉·阿日甫·和田尼6位医家资料少未收入外，其余医家均对其年谱资料进行了汇编，形成《中医名家年谱资料汇编》。

在研究方法上，将传统的医史文献研究和人类学田野调查的方法结合在一起，强调内史与外史相结合，将医家回归到历史情景之中进行研究和分析。除医学资料外，重视非医学文献，如方志、家谱、医家画像或照片等资料的发掘与利用，并对名医故里或遗迹等实地或实物资料、口述资料以及音像资料等进行调查与研究。

实地调研为本成果中获得新资料、提出新观点打下了基础，尤其是对医家故居、遗迹的寻访和拍摄，为医学史研究留存了宝贵的资料，由于种种原因，如城市化进程加剧、自然灾害等，已有部分医家的故居遭到了破坏。历史愈久远，关于历史的记载和痕迹也愈趋消亡，因此这种抢救与发掘也体现出医史学者的历史使命感。

研究调查的足迹遍及我国北京、上海、辽宁、河北、山东、山西、江苏、浙江、安徽、江西、湖南、广东、福建、四川、新疆、西藏、青海等17个省、市、自治区，推动了当地对本地名医的研究，促进了对当地资料和遗迹的保护，如张山雷、吴瑞甫、许叔微等名医故里纷纷成立“研究会”“宗亲会”，或总结他们的学术成就，如兰溪编辑出版了《张山雷研究集成》，或续写家谱，甚至无锡市政府拨款修缮许叔微的清代故居，显示出本研究带来的较大社会影响，促进了中医药文化的保护与弘扬，产生了积极的社会效益。

综合来看，《中医名家传略》和《中医名家年谱资料汇编》具有以下四个特点和创新点：

一是重视医家生平研究，大视野反映医家精神面貌、性格特点和治学态度。譬如传记《吴仪洛》，对吴仪洛的生平尽可能全方位地进行介绍：吴仪洛家庭（经济宽裕的官商家庭、藏书甚富），教育（幼年跟随张履祥习举子业，曾为乾隆初秀才），学习态度（潜心研究），精神追求（崇尚“程朱理学”，格物致知），实践经历（成年后游历鄂、粤、燕、赵等地，广搜博采，征文考献；又赴“天一阁”苦读科举、史志、医籍，历时五年，学业益精，行医数十年），业有专攻（先旁览医籍，后专研岐黄），成就（著述颇丰，对本草、方药、伤寒温病多有发挥）。力图使医家尽可能地回归到历史的情景之中，真实反映出医家的性格特点和治学态度，成为其日后学术思想和学术地位形成的基础。

二是强调非医学文献的挖掘与利用，通过医案统计分析、非医学文献利用等方法，挖掘出部分以往医家研究中所不掌握的新资料。如利用对罗天益随军医案的分析，勾勒其医术传承轨迹。利用地方志（府志、县志、名镇志），考证出陈莲舫出生于1839年，纠正了以往记载中的错误，还质疑了学界有关聂尚恒生年1572年的成说等。

三是强调对医家医事活动以外社会生活的关注与研究，有利于剖析医家原创思维和原始创新的源泉，提出新观点。如通过分析缪希雍与东林党人的交往，指出缪氏在东林书院的活动中，保持与当时全国最前沿知识分子团体的交流互动，从中获得了开放、自由的思维空间，使其脾阴论等学术思想的提出成为可能。

四是引入人类学田野调查的方法，开展口述史研究，重视实地考察和对实物资料的搜集与考证，强调多重证据，为我国同类研究起到示范作用。

中国中医科学院中国医史文献研究所是国家中医药管理局核定的、全国唯一的中医史学重点学科建设单位，因此，本项目不仅仅是为了出成果，同时是为了出人才，为了学科建设，项目配合中国中医科学院"岐黄、仲景、时珍"三大工程的落实，以储备性、创新性、孵化性为科研目标，在选题上合理地将项目任务与各研究人员，尤其是青年科研人员的研究方向结合起来，使每位研究人员的研究具有延续性和可持续性，对培养青年人才，建立人才梯队有重要的意义。项目秉承项目负责人提出的"依托项目培养人才""通过项目促学科建设"的理念，将人才的培养和学科的建设紧密地结合在一起，为医学史研究的可持续发展提供后备力量。

《中医名家传略》和《中医名家年谱资料汇编》的完成，得到了中国中医科学院中国医史文献研究所领导的支持与关怀，凝聚着几乎是全所科研人员的辛勤工作，没有他们的夜以继日、孜孜不倦，就不会有这两部著作的诞生。学苑出版社的领导和原编辑马红治先生、现责编付国英女士提出了很好的意见与建议，为著作的顺利出版贡献了诸多智慧。在两部书稿付梓印刷之际，在此向他们一并表示衷心的感谢。